好好吃慢慢老

饮食与衰老

金惠铭 编著

U0198487

⑤上海科学技术文献出版社

图书在版编目（CIP）数据

好好吃 慢慢老：饮食与衰老 / 金惠铭编著．上海：
上海科学技术文献出版社，2025.
—ISBN 978-7-5439-9189-7

Ⅰ．R153.3

中国国家版本馆 CIP 数据核字第 2024HM4319 号

责任编辑：王　珺　陈轶妍
封面设计：留白文化

好好吃 慢慢老：饮食与衰老
HAOHAOCHI MANMANLAO: YINSHI YU SHUAILAO
金惠铭　编著
出版发行：上海科学技术文献出版社
地　　址：上海市淮海中路 1329 号 4 楼
邮政编码：200031
经　　销：全国新华书店
印　　刷：商务印书馆上海印刷有限公司
开　　本：720mm×1000mm　1/16
印　　张：19.75
字　　数：281 000
版　　次：2025 年 1 月第 1 版　2025 年 1 月第 1 次印刷
书　　号：ISBN 978-7-5439-9189-7
定　　价：78.00 元
http://www.sstlp.com

前　言

　　衰老是生命过程中的一个必经阶段，它是生命发生发展的必然规律，人人都会经历，较难逆转，但是可以通过多种人为的干涉措施延缓衰老。根据现有的认识，对于衰老没有特异性方法可以对抗，但是它可通过多种途径减慢衰老速度，延缓衰老进程，达到延年益寿的目的。因此延缓衰老实际上是一个"系统工程"，需要从科学合理的饮食、个体化的适量运动、提高睡眠质量、保持开朗愉悦的情绪、坚持有规律的"慢"生活等多方面着手，多管齐下，利用其综合性的协同作用奏效。

　　本书作者是一名高龄老人，退休前曾经长期在医科大学工作。近年来住进老年公寓安度晚年。由于以往工作的医学背景，因此经常有老年朋友前来请教饮食和衰老方面的问题，对此内容作者以前有过接触，但是对其认识和理解有限。深知该领域的内容除了与基础医学、临床医学和老年医学有关外，还涉及不少跨学科、跨专业的知识，如营养学、遗传学、农业科学、食品工业、化学、环境卫生等多个方面。而且有关营养学的很多观点和数据存在不同的看法和争论，在这方面进行写作有一定难度，但是最后在朋友、同事和家人的鼓励下，决定尽自己最大的努力，为中老年朋友们书写一本小册子，取名为"饮食与衰老"。本书写作过程中收集了各方面专家的研究结果和科学论点，经过作者的学习、消化和吸收，再加上个人的分析评论和实践，编写成本书的内容。对于各种取材的出处尽量在文中予以说明，在初稿中我们曾将参考文献列出，但是由于受篇幅限制，最后决定取消付印。在此向所有原创作者致以深切的感谢！书中可能会有某些观点不妥或者内容错误，恳请各位读者、专家教授不吝批评指正！

　　本书写作的初心是为中老年朋友介绍饮食与衰老的关系，既有一些肤浅的理论分析，也有简单易行的实践措施；主观上想既有"阳春白雪"，也有"下里巴人"，希望如此安排能给读者阅读时留有选择余地，但是能否达到目的，尚未肯定。如果未能如愿，只能留待今后继续努力。全书是作者花了3年左右的时间写成，12章20万字左右，读者可以根据各自需要，选择不同的内容阅读，如果暂时没有时间仔细阅读，那就不妨阅读您感兴趣的章节末尾的小结和最后一章的全文，那里浓缩了全书内容的重点与精华，写出了作者的观点与评价。书末加了一个附录，列出了当前老年饮食中的一些热点问题，针对老年人在饮食问题上的几个认识"误区"作了解释，提出了作者的看法和建议，供中老年朋友们参考。

　　在全书定稿、出版之际，感谢大家对作者的关心和厚爱。没有大家的热情鼓励和鼎力支持，作者不可能在86岁高龄时写成此书。特别要感谢上海科技文献出版社对本书出版所做的全方位的鼓励、帮助和支持，感谢他们对本书作的指导以及在文字编排润色和图表加工上的努力。我们的共同目的就是为了能给读者在正确认识"饮食与衰老"的问题上提供有用的参考资料。让大家不仅要吃"好"，而且要吃"对"，同时为我国老年医学做点微博的贡献！愿天下的中老年朋友通过调整饮食等多种措施成功地延缓衰老！好好吃，慢慢老！祝大家晚年健康、快乐、幸福！

金惠铭

2024年4月写于上海浦东"梧桐人家"

目 录

第1章
年龄的分期和衰老

随着年龄增长，人的生理状态和生理功能相应发生变化，在增龄过程中出现的这种变化即衰老。衰老是所有生物体都存在的客观规律。衰老的发生发展，既受疾病、环境、情绪、遗传等因素的影响，又与饮食营养有密切联系。中国古书《素问·上古天真论》早有论断："饮食有节……度百岁乃去……以酒为浆……故半百而衰也。"因此，衰老是一种机体对环境的生理和心理适应能力进行性降低、逐渐趋向死亡的现象，衰老也是体内各种分子和细胞损伤随时间逐步积累的过程。

生老病死是人生常态。除了少数意外死亡，一般人在死亡之前总有一段漫长的衰老过程。衰老逐渐发生，其持续时间因人而异，它是生命发生、发展过程中的一个阶段，也是机体从构成物质、组织结构到生理功能的退化和丧失的过程。经由衰老而死亡是人体持续发生的一个过程，很难判断衰老开始于何时，只是到了一定的年龄，衰老的特征比较明显地显现出来。人类从出生经衰老到死亡，这个过程是生命活动发生、发展的规律和必然的结果。所以传统观点一直认为，衰老是一个自然过程，但是WHO（世界卫生组织）曾经提出，衰老是一种疾病，是一种随着年龄增加（增龄）而出现的退行性病变。但是至今对衰老的认识还有不少分歧。

第一节　年龄的分期

人的年龄一般可分为实际年龄、生理年龄和心理年龄三种。实际年龄（又称自然年龄）是人类在自然界的年龄，每过一年就增长一岁。生理年龄是指生理发育成长的年龄。它是身体生理机能的反馈，反映了人体器官功能与实际年龄匹配的情况。心理年龄，是指一个人的心理状态和精神境界，它是人的整体心理变化所表露的年龄特征。生理年龄的高低，主要取决于人的生活方式和健康状况。心理年龄却和遗传、性格、环境、心情等因素密切相关。生理年龄和心理年龄均可与实际年龄接近或不一致，甚至与实际年龄形成巨大反差。所以实际年龄、生理年龄和心理年龄的关系可以归纳为：实际年龄受之父母，不可改变，但生理年龄和心理年龄却可以通过身心锻炼、个人努力加以调节和改变，由此推迟衰老的到来。

人体发育成长过程中，根据实际年龄有不同的分期。WHO 曾经建议根据实际年龄大小的分期标准：未成年人：0～17 岁；青年人：～65 岁；中年人：～79 岁；老年人：79 岁以上。但是随着科学技术的日益发展，人民生活水平的不断提高以及社会福利保障制度的逐渐完善，中国人的平均寿命延长，因此现阶段，我国比较多的人认为，60 岁开始为老年，而且老年还分为以下几个阶段，即老年前期（45 岁～）、老年期（60 岁～）和长寿期（90 岁～）。目前国际上对老年期的年龄划分界限，多数是根据各国国内情况以及所在地区的规定划分的。WHO 建议，发展中国家 60 岁起为老年人，发达国家 65 岁以上为老年人。我国现阶段老年人的年龄分期标准如下：45 岁起是老年前期，60 岁开始为老年期，90 岁以上为长寿期。根据世界著名期刊《新英格兰医学杂志》发表的一项美国的研究指出，一个人最有生产力的年龄是 60～70 岁，有不少事实证明，如诺贝尔奖获得者的平均年龄在 62 岁左右；全球 100 家最大公司总裁的平均年龄约 63 岁；美国 100 个教会的牧师平均年龄为 71 岁。研究证明，人在 60 岁时才达到智力、情感和心理潜力的顶峰。更有人戏称，日本男人 70 岁还在上班赚钱；美国男人 70 岁还在竞选总统；德国男人 70 岁还在公司当总经理；法国男人 70 岁还在准备婚礼娶新娘。因此，老年人千万不要泄气，应该为自己的年龄感到骄傲，安排好自己的晚年生活，坚持正确的生活方式，把晚年过得更精彩！

第二节　我国居民的年龄结构和老年社会

根据 2020 年我国第 7 次人口数据普查统计，目前我国全国人口中，60 岁及以上人口为 264,018,766 人，占 18.70%，其中 65 岁及以上人口为 190,635,280 人，占 13.50%。12 个省份 65 岁及以上老年人口比重超过 14%（图 1-1）。据新闻晨报报道，截至 2022 年 12 月 31 日，上海市 60 岁及以上户籍老年人有553.66 万，占户籍总人口的 36.8%。这意味着，上海的人口结构已步入重度老龄化阶段，上海已经成为一个老龄化社会。所谓老龄化社会是指老年人口相对增多，在总人口中所占比例不断上升，社会人口结构呈现老年状态。国际上

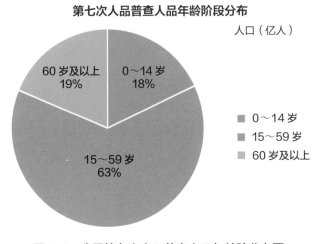

图 1-1　我国第七次人口普查人口年龄阶分布图

通常认为，当一个国家或地区 60 岁以上老年人口占人口总数的 10%，或 65 岁以上老年人口占人口总数的 7%，即意味着这个国家或地区已进入老龄化社会。当 65 岁以上人口达到 14% 时，为深度老龄化，超过 20%，进入超老龄化社会。据我国《财经》杂志报道，我国老龄化速度比欧美各国快得多，例如英国，从老龄化到深度老龄化经历 46 年；德国 40 年；日本 24 年；法国 126 年；瑞典 85 年；美国 72 年，而我们中国是 21 年。根据联合国最近统计，近年来世界总人口中老年人的比例正在缓慢增加。

老年人口的增加与寿命延长有关。根据"百度"的报告显示，人类的平均寿命从远古时代到现在一直在延长。1.8 万年前，人类平均寿命只有 15 岁左右。5000 年前，人类平均寿命约 35 岁。1850 年，人类平均寿命是 40～45 岁。1985 年，人类平均寿命为 62 岁。2000 年，人类平均寿命 66.8 岁。2019 年，人类平均寿命 73.3 岁。由此可见，不管外界环境如何变化，人类寿命始终在以不同的速度延长。根据国家统计局官方数字，近 15 年我国居民的预期寿命不断延长（表 1-1）。国家卫健会发布的《2021 年我国卫生健康事业发展统计公报》又显示，我国居民人均预期寿命由 2020 年的 77.93 岁提高到 2021 年的 78.20 岁。随着社会经济的不断发展、人民生活水平的不断提高，国人的预期寿命必将继续延长。

表 1-1　2005—2020 年间我国居民预期寿命

指　标	2020 年	2015 年	2010 年	2005 年
平均预期寿命（岁）	77.93	76.34	74.83	72.95
男性平均预期寿命（岁）	75.37	73.64	72.38	70.83
女性平均预期寿命（岁）	80.88	79.43	77.37	75.25

2023 年中国疾控中心周脉耕等在《柳叶刀》子刊上发表研究论文。该研究预测，到 2035 年，中国人的预期寿命或将增长到 81.3 岁。从城市来看，北京女性 2035 年预期寿命最高，达到 90 岁的概率为 81%，其次是广东、浙江、上海。预期寿命的增长主要来源于 65 岁以上的老年人。研究人员分析了中国

大陆 31 个省级单位的人口，按照与全球疾病负担研究相同的方法，使用了最大的流行病学和人口统计数据集来估计死亡率，预测了 2035 年中国大陆及其省份的预期寿命。结果发现，中国人口出生时预期寿命将会进一步增长，从 2019 年的 77.7 岁稳步上升，预计到 2030 年，预期寿命将达到 79 岁，到 2035 年，预期寿命将达到 81.3 岁，女性平均为 85.1 岁，男性为 78.1 岁。从不同城市来看，预计北京女性在 2035 年的预期寿命最高，其出生预期寿命超过 90 岁的概率为 81%，其次是广东、浙江、上海。广东、浙江和上海的女性突破 90 岁的概率分别为 78%、62% 和 54%。此外，预计上海男性出生时预期寿命最高，2035 年预期寿命超过 80 岁的概率为 98%，超过 83 岁的概率为 77%，北京、浙江、广东、江苏和福建的男性超过 80 岁预期寿命的概率超过 50%。所以上述研究表明，中国人均预期寿命继续增长的可能性很大，2035 年中国人均预期寿命将达到 81.3 岁，国家提高预期寿命的目标将实现。我国社会老龄化和高龄人群的快速增长已经到来，因此如何延缓衰老已经成为当今社会迫切需要解决的重要问题。

第三节　健康老人的特征与衰老的表现

衰老虽然是一个逐渐进行的漫长过程，但是它并不是匀速进行的，2019 年据国际著名的《自然》杂志子刊介绍，人的一生中一共要经历 3 次进展较快、变化明显的衰老，即有 3 个加速衰老的拐点，它们分别出现于 35 岁、60 岁和 78 岁左右。有人将其称为"断崖式"衰老。2023 年我国刘光慧团队在女性对象的衰老研究中也有类似发现，她们认为，30 岁和 50 岁是女性衰老的关键点，30 岁左右衰老开始的变化主要表现在代谢水平，出现脂质增加、类固醇及其衍生物减少。50 岁左右，衰老的变化更明显，出现骨密度和肺功能下降，肌肉组织蛋白质锐减等一系列改变，尤其到更年期时，女性对象更会被"偷走年轻"，直接影响身体多个器官系统的功能，由此她们提出了中国女性的"衰老时钟"的概念。此时不仅在外貌上出现明显的衰老迹象，而且在整体健康上和体现衰老的蛋白分子水平上均出现显著变化（图 1-2）。这种变化的出现和进展较难逆转，但是可以通过各种人为的干预措施减轻或延缓其发生发展。

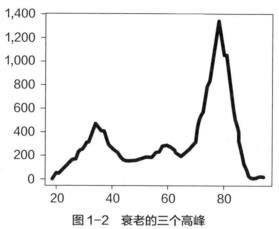

图 1-2　衰老的三个高峰

（纵坐标表示与衰老相关的蛋白；横坐标表示年龄，引自《Nat Med》）

　　但是值得注意的是在某些情况下，年龄不一定能正确反应机体衰老程度，因为如前所述，年龄分为生理年龄和实际年龄，前者以机体功能改变为标准，如心肺功能降低、肌肉减少和肌力减退、对环境的应激反应能力降低等。后者则以机体的退行性改变为主，如皮肤皱纹增加，毛发变白、骨骼疏松和脏器萎缩等。如果老年人的生理年龄、心理年龄与实际年龄大致匹配，则他可以认为是健康老人。有人认为，健康老人的外观一般具有如下特征：眼有神，脑子灵活，精神旺盛；声息和，话音洪亮，呼吸自如；牙齿坚固丰满，无牙病；尿路畅，小便正常；大便有规律，消化功能良好；脉搏规则，强弱大小一致，心功能良好；腰腿灵。各关节活动自如，肌肉关节强壮；形不丰。更具体一点，一般认为健康老人应该符合以下标准：①躯体无明显畸形，无明显驼背，骨关节活动基本正常；②无偏瘫，无阿尔茨海默病等神经系统疾病；③心脏基本正常，无高血压和冠心病；④无慢性肺部疾病；⑤无肝肾和内分泌疾病，无恶性肿瘤；⑥有一定视听能力；⑦无精神障碍，性格健全，情绪稳定；⑧能恰当地对待家庭，有一定的社会交往能力；⑨能适应环境；⑩具有一定的学习、记忆能力。

但是 WHO 提出，健康不仅是没有疾病和病痛，而且是躯体上、精神上和社会上处于完好状态，换言之，健康至少包含强壮的体魄和健全的心理精神状态。因此一位健康老人躯体健康的同时必须具备心理健康的标准：①心理上能适应体力和健康的衰退；②消费欲望逐步降低；③适应配偶、朋友、家属的死亡和由此带来的死亡临近感；④与周围的人保持和谐的关系，不自我封闭；⑤继续承担公民的义务，做自己力所能及的事情，关心他人；⑥降低对物质生活的要求；⑦适应社会角色的改变，有平常心。此外，还可以参考一下美国高龄老人的健康标准：①能走 1 公里路；②能爬 1 层楼；③能举 5 公斤重量；④能弯腰、下蹲、下跪；⑤保持标准体重；⑥没有糖尿病；⑦很少接受医疗服务。

实际上，我们周围真正完全健康的老人虽然有，但是毕竟比较少。国家卫生健康委员会发布的"中国健康老年人标准"重新明确了健康老人的定义：60 周岁及 60 周岁以上、生活可以自理，躯体、心理、社会三方面都趋于协调的老人属于健康老人。因此健康老人应该表现为躯体健康、精神健康和社会健康三个方面。在当前的老龄社会里，应该以这种方式去评价老人的健康状况，这样才能传递积极的生活信息。与年轻人相比，老年人难免有记忆力减退、社会活动能力下降等不足，带着慢性病生存，与慢性病"和平共处"也可能是常态，但是只要能合理的治疗和控制疾病，积极而力所能及地参与各种社会活动，就可以认为是基本健康的老人。所以，我国国家卫健委发布的"中国健康老人标准"，明确地提出以下 9 项标准：①生活达到基本自理；②重要脏器，如心肝脾肺肾可以衰老，但是要保持正常功能和运行。眼睛可以有点老化，有点听力障碍；③有基础疾病，如高血压、糖尿病，但病情稳定，健康可以控制；④营养状况良好；⑤记忆力可以下降，反应可以迟钝，但认知基本没有问题，不影响生活，不给家庭增加负担；⑥乐观积极，对自己感到满意；

⑦生活方式良好，低盐、低糖、低油，戒烟限酒、规律运动；⑧积极参加社会活动，没有被"隔离"的感觉；⑨社会适应能力良好，能够享受社会进步带来的便利，如会扫码点餐、网上订车等。

在健康老年人群中，衰老进展缓慢者比较长寿。具有长寿倾向的老人一般具有以下特点，力争长寿的老人也应朝此方向努力：

1. 腰围小：腰围的大小直接关系到内脏脂肪的多少，一般情况下腰围小的人内脏脂肪较少，心血管功能也会相应更好一些。腹部肥胖的人出现心绞痛以及高血压等疾病的风险显著增加。想要延缓衰老争取长寿，那么保持正常的腰围非常重要。测量腰围能反映人体腹部皮下脂肪的厚度和堆积情况。正常男性腰围不超过 85 厘米，女性 80 厘米以下。在腹型肥胖中，把男性腰围大于 85 厘米、女性腰围大于 80 厘米定为诊断标准。一般人腰围每增加 10 厘米，全因死亡风险便会增加 11%。此外，腰臀比（腰围与臀围的比值）的指标也很重要，成人年男性大于 0.9、女性大于 0.85 即可考虑腹型肥胖。目前已有研究表明，腹型肥胖的人患心血管疾病的风险明显增加，因此，要想成为健康老人必需通过调整饮食、适当锻炼等多种措施保持正常的腰围和腰臀比。

腰围的具体测量方法：被测者自然站立，目视前方，暴露腹部，取两侧胸廓下缘即肋骨最低处与两侧髂前上棘最高处连线的中点（图 1-3 上的腹部中线），将卷尺在腰部中线绕一周，呼气末、吸气初读数即为腰围。需注意，测试者应自然呼吸，卷尺与躯干垂直，为增加准确性，可多次测量取平均值。简单的绕脐测量和隔衣测量测量误差较大。

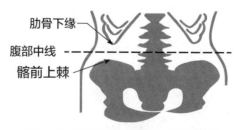

图 1-3　正确测量腰围的方法示意图

　　腰围的大小通常受性别、年龄、身高等因素影响，正常男性的腰围一般比女性腰围大，例如男性腰围正常值大概是身高厘米乘以 0.42，女性腰围正常值大概是身高厘米乘以 0.34。个人身高与平均身高差异过大时，这个正常值存在一定波动。成年人的腰围，如果过大就属于腹式肥胖体型。属于高血压或者糖尿病的高风险人群，需要尽早采取有效措施减肥，把腰围控制在 85 厘米（男）或者 80 厘米（女）以下，以减少患高血压或者糖尿病的风险，对延缓衰老大有好处。有证据表明，在腰围增加的腹型肥胖者中，腰围每增加 1 英寸（2.54 厘米），恶性肿瘤的发病风险明显上升，心脑血管疾病、糖尿病、胰腺炎胆囊炎的发病都会上升。民间有一句俗语，"裤带越长，寿命越短"。有研究发现，腰细者活过 70 岁以上约占 95%，他们患心血管疾病也相对比较少。

　　臀围的具体测量方法：被测者自然站立，两腿并拢，两臂自然下垂，皮尺围绕会阴部的耻骨联合和背后臀大肌最凸的地方，皮尺平放围绕一周，进行测量。如果自我测量，则可对着镜子，找到自己臀部最突出的地方进行测量。根据测量值计算腰臀比（正常值见前面）。腰臀比每增加 0.1，死亡风险会增加 20%。这两种关联性在女性中表现更强。

　　2. 喜欢运动：运动锻炼对于健康有十分积极的意义。人到中年以后，常常会因为工作等因素而疏于锻炼身体，长期不运动、平时久坐不动，都会导致体内血管退化、肌肉无力，衰老的速度显著增加，而且血液的黏稠度也会增加，身体的抵抗力随之下降。想要改变这一现状，必须要多做运动，因为适当的运动对老年人有以下好处：

　　1）延缓大脑衰退：大脑衰退是导致老年痴呆出现最主要的原因之一，而经常参与运动则是帮助老年人改善大脑机能的好方法。特别适合用脑较多的老年人朋友。老年人可以通过运动降低阿尔茨海默病发病的风险，增加大脑灵活度。

　　2）改善心肺功能：心肺功能衰退是很多老年人生活中出现的问题，坚持运动有助于提高呼吸和心血管功能，对老年人的呼吸及心血管疾病有很好的防治效果。其中慢跑、爬山等有氧运动都是提高心肺功能的良好方式。

3）增加骨密度：老年人很容易出现骨质疏松，可以通过运动增加骨密度，继而达到预防骨质疏松的目的。此外，建议老年人除了多参与有氧运动以外，还需要注意保障饮食中的钙质，让自己多晒太阳，通过阳光帮助体内合成维生素 D，促进钙的吸收，使骨骼更健康。

4）锻炼肌肉，改善体质：老年人坚持适量运动可以使体质得到根本改善，降低各种疾病出现的概率，对一些慢性疾病还有辅助治疗作用。通过运动，肌肉得到一定的锻炼，推迟肌肉的萎缩和退化，对于预防老年肌少症有帮助。因此，老年人在生活中坚持适量的运动十分必要。但是运动必须量力而行，如果老年人本身体质较差，则建议以缓慢的运动为主，如散步、做操、太极拳等。运动中如果发现自己有任何不适，则应该及时停止运动，并且就医咨询，慎防运动损伤。

3. 握力较大：著名国际医学期刊《柳叶刀》上发表的一项研究表明，握力会直接影响老年人患中风、心脏病等重大疾病的风险。换言之，握力大的人患上述疾病的风险降低，预期寿命会更长。近期，武汉研究人员对握力与认知功能的关系进行了测试。该研究选取了 533 位 65 岁及以上老人，使用电子握力计测量受试者的握力，再用简易精神状态量表测试受试者的认知功能，最后综合分析握力测量值与认知功能之间的相关关系。结果发现，老人的握力水平与认知功能表现呈明显的正相关，也就是说，随着握力增强，认知功能增高，认知功能障碍发生风险降低。

握力是在特定条件下，单手握紧握力器后产生的力量总和，代表全身肌力的强弱。它是除身高和体重外，衡量人体健康的重要指标，也是老年综合评估中，肌少症的评估方式之一。若成年男性握力低于 28 千克，成年女性低于 18 千克，则可考虑有肌少症。根据我国科研人员对握力指标进行的大量研究显示，握力强除有助于预防认知障碍外，对全身各处均有一定作用，如它有利于维持肾功能。无论慢性肾脏病是否存在，其肌力对维持肾功能正常都至关重要。此外，握力大有利于降低心血管病风险，有研究指出，普通人群握力水平每下降 5 公斤，心血管疾病的发病约增加 16%。研究又表明，握力增加可使 2 型糖尿病发生风险降低。

握力锻炼可参考以下方法：握力圈、握力器都是常用的工具，每天总练习时长 20～30 分钟。拧毛巾：两手握住毛巾两端，抓紧后相对拧转，每天总练习时长 20～30 分钟。此法非常适合老人，但不要太用力，避免手腕受伤。此外，俯卧撑、引体向上等对握力也有一定的锻炼作用，但是强度比较大的锻炼方法必须因人而异地选择。因此握力大是健康老人的标准之一。提升老人握力有助于提升身体机能，降低衰老过程中可能发生的各种危险因素，提高老人生活质量，延缓衰老促进长寿。

4. 心跳慢：正常情况下，人每分钟的心跳应维持在 60～90 次。但在 2010 年，中国国家心血管病中心发表的一项流行病学调查显示，心率处于 75～89 次／分钟以及 90 次／分钟以上的男性与心率 60～74 次／分钟的男性比较，前者患心血管疾病的风险较高。女性中也同样发现了这样的规律，也就是说，在 60～70 次／分钟的心跳区间内，心跳慢的人获得长寿的概率或可以更高。因为这些人心肌收缩强劲有力，心功能好。如果心跳快而弱，则应加强心肌锻炼。有益老人心脏的有氧运动很多，例如，甩开胳膊、大步快速走，每周至少三次，每次连续走上 5000 步左右，心跳加快到每分钟 100 次以上，且要做到微微出汗。经常这样做，时间一长，处于静息状态时，心跳就会逐渐变得缓慢有力。但是这也应该因人而异。心脏会随着衰老而功能减弱，如心跳变慢。每分钟 50 次以下，则死亡率明显升高。冠心病患者、曾发生过心梗和有心肌传导阻滞的患者，根据病情严重程度，决定是否需要安装心脏起搏器。心率长期大于 80 次／分时，死亡率逐渐升高。

5. 稳定的体重：适当、稳定的体重是衡量健康老人的一个重要标志。标准体重（kg）的简易计算方法为男性身高（cm）-105，女性身高（cm）-100。老年人的标准体重也可根据公式计算得出，其波动在标准体重上下 10% 以内均属正常，粗略地说，即超过或低于标准体重 5 千克以内，通常都属于正常范围，但超过标准体重 5 千克以上，或者或低于标准体重 5 千克以上，则应引起注意。超出 10 千克以上（正常体重的 20% 左右），通常就属于肥胖，出现一些慢性疾病，例如高血脂、高血压、冠心病、糖尿病等的风险增加，应该引起重视。而低于标准体重10千克以上，通常就属消瘦。如果老人突然消瘦，短时间内体重明显下降，则要警惕恶性肿瘤、甲状腺功能亢进、慢性传染病如老年结核病、肝病等多种疾病。

WHO推荐用体重指数（BMI）衡量老年人的体重标准，BMI=体重（kg）/身高（m）^{2}。BMI指的是体重指数，是一种可以用来衡量身体健康的重要指标。因人种不同，世界各地区BMI标准有一定差别。中国成人体重的判断标准是：BMI（kg/m^2）＜18.5为体重过低；～24为正常；～28为超重；≥28为肥胖。由于每个人的性别不同、身高体重不同，所以老年人的体重指数也有所不同，老年人BMI正常参考范围为18.5 kg/m^{2}到23.9 kg/m^2，如果患者的体重指数不在正常范围内，需要及时就医进行检查，根据检查结果进行对症治疗。健康老人的BMI不但应该正常，而且必须稳定。

其实，人的衰老不仅仅表现在躯体上，还表现在躯体以外的多个方面。联合国教科文组织统计了全世界最健康最长寿的人，结果发现他们具有5个主要特征，首先是良好的心态；第二充足的睡眠；第三合理的膳食；第四适量的运动；第五和谐的人际关系。

近年来WHO提出，判断老年人是否健康的标准并不是有没有疾病，而是体内各器官能不能保持正常功能，这种情况被称为"成功老龄化"。这也就意味着人在增龄过程中，除了预防和治疗老年人的相关疾病外，更重要的是最大限度地维持体内各器官的正常功能状态，提高生活质量。根据这个观点，老年人应该通过各种途径和方法，最大限度地维持体内各器官的正常功能状态，把器官功能的维持作为老年人健康的追求标准，而不是一味追求没有疾病，要努力减慢器官功能下降的速度，延缓衰老。

有人提出，为了评估老年人日常生活能力，可以参考以下标准：吃饭；穿衣；梳洗；洗澡；如厕；行走，在这6项中如有1～2项不能完成即为老年轻度失能；3～4项不能完成为中度失能；5～6项不能完成为重度失能。此外，判断老人是否具备独立生活能力还可以参考他日常生活中使用工具的能力：如应用电话(微信)、购物(网购)、煮饭(能泡方便面也算)、洗衣服(用洗衣机)、整理家务、乘车(打车)、服药、理财(管钱)。如果 8 项全部能完成,则说明该老人独立生活能力很强。

衰老时不同的机体还可能出现一些不同的特殊表现,例如女性开始衰老时会出现以下几种主要的表现:

1. 臀部开始变大:随着年龄的增长,体内雌性激素的下降,体内的胶原蛋白流失过多,此时臀部就会出现松弛下垂的现象,体内脂肪也会无法控制,慢慢地向外扩张,臀部慢慢变大。

2. 开始掉头发,白发增多:头发与女性肾功能、激素分泌有密切关系,随着增龄,体内激素水平明显降低,头发会因脱落增加而减少,与此同时白发数量明显增加。

3. 体重增加:增龄过程中人体新陈代谢慢慢降低,脂肪堆积,尤其在腰部和大腿臀部明显,减重比较困难。

4. 月经量减少、消失:它反映卵巢功能的减退,衰老的来临。绝经越晚越长寿。

5. 间歇性遗忘:生活中常常出现"丢三落四"的情况,记忆力逐渐衰退。

而男性衰老时可出现的以下几种主要表现:

1. 脊柱的椎间盘变薄,身高逐渐变矮,出现弯腰驼背。

2. 毛发脱落、减少、变白,包括头发、鼻毛、腋毛、阴毛、胡须等。眉毛长,生长快。

3. 前列腺增生、肥大。性功能减退,性器官缩小,射精减少到消失。

4. 近期记忆减退明显,但是远期记忆依然保留。

5. 腹部脂肪堆积,膨大,胸部肌肉萎缩,下垂。

6. 皮肤出现脂褐素等多种色素沉积,面部、四肢和躯干皮肤出现脂溢性皮炎。

有人认为,无论男女,体内各个器官衰老开始的大致时间可能比人们想象中还早,例如 25 岁左右皮肤开始有衰老的表现,胶原蛋白的合成速度减慢,35

岁皮肤衰老迹象明显；30岁肌肉量达到峰值，40岁起每年肌肉流失0.5%～2%，头发、肾脏、关节、肠道也是30岁开始衰老；34岁起肺开始衰老，控制呼吸的肌肉和胸腔变得僵硬，肺活量缓慢下降；35岁大脑功能开始衰退，54岁左右大脑出现"断崖式"老化；骨密度在25岁前一直增加，但是35岁起骨损耗超过修复与补充；40岁眼睛肌肉越来越无力，聚焦能力下降，出现老花眼；45岁肝脏解毒能力下降；前列腺出现不同程度增生；50岁女性雌激素水平明显下降，男性雄激素分泌减少约1/3；60岁免疫系统衰老，体内T淋巴细胞总数不断减少，免疫功能随之降低，抵御疾病能力减退。整体衰老越来越明显。

2023年中国衰老标志物联合会召集血管衰老领域专家召开会议，形成专家共识认为，不管男女，衰老时血管变化表现突出，他们提出，血管衰老可以从血管的功能特征、结构特征和体液特征三个层面上认识：

1. 功能特征：血管僵硬度增加，血管内皮细胞功能发生变化。对血管活性因子反应敏感性降低。

2. 结构特征：大血管和微血管结构和分布的变化。血管新生能力降低。

3. 体液标志物：促炎因子明显增加。

第三节　整体衰老与细胞衰老

从整体水平而言，衰老一般可分为生理性衰老和病理性衰老两大类。生理性衰老是正常衰老。它是指人体从自然成熟期开始，随年龄增长而发生，受遗传因素影响，逐渐发展形成全身复杂的形态结构与生理功能不可逆的退行性改变。病理性衰老是指由于疾病或心理、社会等异常因素引起的衰老。前者是成熟期后出现的生理性退化过程，后者是由于各种外来因素（包括各种疾病）所导致的老年性病理变化。两者常常先后和交叉出现、重叠存在，很难区分。从生物学上讲，衰老是机体随着时间推移，许多病理、生理和心理过程综合作用的必然结果，也是个体生长发育的最后阶段。它是大多数机体从出生到死亡必经的一个复杂的生物学过程，表现为结构的退行性变和功能的衰老，适应性和抵抗力降低。在生理学上，把衰老看作是从受精卵开始一直进行到老年的个体发育史。病理学上衰老是基因突变、应激、损伤、感染、免疫衰老、营养失调等多种病变积累的结果。从社会学上看，衰老个体对新鲜事物兴趣降低，近期记忆衰退，喜欢怀旧。

生理性衰老是不可避免的，它是生命活动的自然规律。但是，在人的一生中，由于内在或外在的原因，衰老过程可能会提早发生（有时会突然发生），这就是早衰。早衰也是一种病理性老化，它会影响人的寿命。总之，衰老伴随生命发生和发展，是不可避免的，也很难对抗，但是延缓衰老却是可能的。合理饮食，平衡营养、适度锻炼、心情开朗、充足的睡眠等均是延缓衰老、延长寿命的重要措施。合理保健和对各种疾病预防、控制和治疗等都能减少、防止和推迟病理性衰老的到来。

人人都会衰老，那么人为什么会衰老？这就是衰老的发生机制。了解衰老的发生机制是为了更好地与衰老进行斗争，因此长期以来，人们对衰老机制进行了广泛的研究。解释衰老发生机制的学说很多，但是至今尚未完全阐明。比较有名的一个实验如下：科学家把衰老的麻雀和幼小的麻雀腹腔缝合在一起，让两者的体液进行交流，不久小麻雀也衰老了，可见，老麻雀体内有一种神秘的衰老物质在促使小麻雀早衰。2014 年美国斯坦福大学神经学家领导的一个研究组，在年轻小鼠与老年小鼠的联体鼠实验中发现，两者的血液系统沟通后，年轻小鼠的血液能改善老年小鼠的大脑功能，提示血液中存在一种与年龄相关的、可以预测衰老的蛋白质分子变化，如能识别这些蛋白质的特征，则有助于阐明机体衰老的机制。但是为什么会发生这些变化？目前无法解释，因为衰老的发生过程很复杂，有很多物质参与其中。一般认为，人体衰老的发生取决于先天和后天两方面的因素。先天因素，与遗传有关，基因决定了衰老的进程。我们常常发现，周围有些长寿家庭，他们的家族人员，年老以后从整体水平看，外貌普遍年轻，器官功能减退较慢，衰老进程缓慢，该家属中长寿老人较多，因此有人认为，这些家属中可能存在亲子遗传的"长寿基因"，但是对此至今还在研究之中。其次是后天因素，即内外环境、理化、生物和机械因素的损伤，这种损伤可能积少成多、由量变到质变逐渐发生，引起组织器官功能衰退，我们常常称其为老年退行性改变，发展到最后导致体内重要器官功能衰竭。研究表明，随着人体增龄，细胞内基因表达的错误率愈来愈多，以致无法正常合成蛋白质，此变化可能是促使机体细胞停止分裂陷入衰老的原因。美国专门研究葡萄糖的生物化学家认为，血糖峰值关系到人体衰老，每次餐后当血糖出现峰值时，它就会加速体内的糖化反应，峰值越大衰老越快，因此体内的葡萄糖不能过多，据此，甚至有人提出，为了延缓衰老永远不要吃饱，应该由"饱腹性用餐"改为"营养性用餐"。少食多餐似乎也由此获得一点根据。

所以随着年龄的增加，衰老是一个不可避免的过程，此时体内的变化主要体现在人体组织细胞和构成物质的丧失，人体代谢率的减缓，器官萎缩、功能减退，人体对环境的生理和心理适应能力降低、各个重要器官功能进行性降低甚至丧失，最后趋向死亡。所以衰老可以在整体水平、细胞水平和分子水平出现各种形态、功能和代谢方面的变化。

衰老的发生机制十分复杂，目前的研究认为，衰老可能是由体细胞突变、生物分子自然交联、自由基损伤、干细胞衰退、DNA退化、饮食精神因素、衰老基因激活、抗衰老基因（长寿基因）抑制等多种因素综合作用的结果。试图阐明衰老发病机制的各种学说众说纷纭，至今没有形成一个统一、公认的衰老发病机制理论。

近年来，很多研究聚焦到细胞衰老（cell aging）上。有人认为，衰老由细胞开始，细胞衰老是整体衰老的基础，而且衰老的变化可以积少成多，逐渐发展。细胞衰老是指细胞在生命活动过程中，随着时间的推移，其增殖与分化能力和生理功能逐渐发生衰退的变化过程。衰老死亡的细胞会被机体免疫系统清除，同时新生的细胞也不断从相应的组织器官和干细胞生成，以弥补衰老死亡的细胞。细胞衰老死亡与新生细胞生长的动态平衡是维持机体正常生命活动的基础。细胞的体外培养中发现，一般细胞大约在分裂40～60次后，即老化死亡，这说明细胞活性和分裂能力降低是身体衰老的原因。要想延缓衰老就必须提高身体细胞的活力和生命力。美国加州大学史密斯教授研究发现，通过在体外培养的细胞培养液中添加适量的维生素E，可以使体外培养的细胞死亡期限延长两倍以上。这个试验虽然在体外进行，但也说明延缓细胞衰老并不是不可能的。

现有的研究发现，人类衰老过程在基因调控下细胞水平上表现出来的特征包括：基因组不稳定性、端粒缩短、表观遗传改变、蛋白质稳态丧失、线粒体异常、成体干细胞耗竭、细胞通讯改变和自噬机制的紊乱等。在上述各种细胞衰老的变化中，目前研究比较多的是端粒缩短，DNA损伤、自由基的作用和自噬。

端粒缩短：端粒位于人体细胞核染色体末端（图1-4），它由DNA和蛋白质构成的一个复合体。作用是保证染色体的完整。端粒有点像鞋带末端的塑料帽，可以保护鞋带免受损坏，并且更容易系上运动鞋。它是DNA的非编码重复序列，位于染色体末端，发挥"安全帽"样的保护作用，防止基因组的损坏。端粒的长度反映细胞复制史及复制潜能，被称作细胞寿命的"有丝分裂钟"。细胞每次复制都会丢失DNA碱基，使端粒变短，一旦端粒变得太短，细胞就不能分裂，甚至死亡。2009年诺贝尔生理学或医学奖获得者伊丽莎白·布莱克本通过实验发现衰老很大程度上取决于端粒，端粒越短，衰老越快。

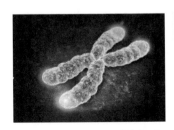 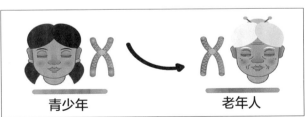

图1-4　人体细胞染色体（紫色）及端粒（绿色）
老年人端粒缩短

　　某些外源性因素会影响端粒的长度，端粒缩短影响寿命，因此有人通俗地称它为"生命的时钟"。最近西安交通大学在营养学领域的国际著名杂志《Nutrients》发表研究论文，他们对 47 万例喝咖啡的人进行端粒长度和寿命关系进行研究，结果发现，喝速溶咖啡与端粒长度缩短有关，速溶咖啡的摄入量与端粒长度缩短之间有因果关系。他们认为，长期大量喝速溶咖啡可能会引起寿命缩短，这是由端粒长度缩短引起，端粒长度缩短的部分原因可能与某些速溶咖啡中的矿物质铅超标、添加剂较多（如奶精、调味剂等）有关。国外的研究还表明，女性如能经常进行任何形式的运动（如站立办公、有氧运动等），那么只要每天坚持 1 小时，则与每天久坐超过 10 小时的同龄女性相比，久坐的女性端粒长度明显缩短，寿命会缩短。另外，还有研究发现，如果端粒变短，皮肤就会出现皱纹、脱发、脸色暗黄等表现。以色列特拉维夫大学研究发现，连续 3 个月的高压氧舱使受试者端粒长度增加近 20%，衰老细胞减少 37%，似使人年轻了很多岁。而且通常老年人可以通过冥想、快走和科学的饮食，如多吃深海鱼、深色蔬菜、坚果、橄榄油等食物均有利于端粒长度的延长，从而减慢衰老进程。

　　DNA 在自我复制或受到各种损伤因素作用后，端粒的长度缩短，DNA 的自我复制容易出现错误，导致细胞衰老。当端粒缩短到临界点后，该细胞衰老加速，最终死亡。

　　端粒与衰老之间存在相关性的主要实验依据如下：

　　1. 在多数体细胞中，老年人的端粒长度比年轻人短得多。

　　2. 年轻人的体细胞中端粒随着年龄增加缩短。

　　3. 有端粒丢失的染色体畸变在体外衰老细胞中聚集。

　　4. 端粒过早丢失或破坏会造成早衰。

　　因此，有不少学者认为，端粒的缩短是细胞衰老的标志。有人提出，做到三点对保持端粒长度有益：第一每天放松半小时，可以静坐冥想；第二规律运动，经常运动的人端粒较长；第三均衡饮食，维生素 C、E、叶酸和 Omega-3 不饱和脂肪酸都和端粒长度相关。

DNA 损伤：细胞核染色质 DNA 包含了全部生命遗传信息。随着年龄增长，DNA 分子损伤后修复能力下降，使 DNA 的损伤积累，引起基因及其表达异常，影响细胞衰老。另外，细胞线粒体 DNA 的突变 / 缺失和 DNA 的甲基化等均可引起细胞衰老。近年来，越来越多研究表明，DNA 损伤会影响大部分的衰老，并有可能成为驱动衰老的因素。德国科隆大学在《Nature》上发表综述文章，阐明了衰老与 DNA 损伤的关系，并提出 DNA 损伤可能是导致衰老的主要原因。DNA 损伤具有一系列分子后果，例如基因组不稳定、端粒功能障碍、表观遗传改变、蛋白质应激和线粒体功能受损等。所以 DNA 损伤可能对细胞寿命产生显著影响，加速细胞衰老的出现。

自由基的作用：自由基是人体代谢过程中产生的一种化学因子。正常时自由基产生的同时体内存在自由基清除体系（各种酶），因此自由基的产生与清除处于动态平衡状态，自由基不会大量积聚，对机体无明显的有害作用。随年龄增加，自由基产生增加，清除能力减弱（清除自由基的酶数量和活力均降低），自由基在体内积累并造成损伤，如细胞膜受损、核酸损伤、大分子物质交联等，这些变化都是细胞衰老发生的病理基础（图 1-5）。

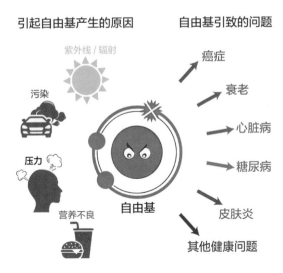

图 1-5　自由基产生的部分原因及其对机体的危害（引自"百度"）

细胞自噬：2016 年日本科学家大隅良典因发现细胞"自噬"机制而获得诺贝尔生理学或医学奖。自噬是体内存在的一种"废物回收"机制，是细胞内有"自己吃自己"的现象。机体通过这种机制自动清除体内衰老细胞和衰老的蛋白质，将其重新转化为对身体有用的营养和能量，细胞自噬能快速提供燃料供应能量，或者提供材料来更新细胞部件，以实现细胞本身的代谢需要和某些细胞器的更新，因此在细胞面对饥饿、应激、衰老时发挥着不可缺少的作用。p53 是衰老调控的重要蛋白，同时 p53 的增加可以引起细胞自噬，因此 p53 很可能在调节细胞衰老和自噬中发挥重要作用。人们在遭受感染之后，细胞自噬能消灭入侵的细胞内细菌和活病毒。细胞还能利用自噬消灭受损的蛋白质和细胞器。目前已有一系列的研究表明，细胞自噬活动是随着年龄的增长而下降的，这意味着自噬活动受损是机体衰老的一个重要特征，自噬活动降低可能与机体衰老的发生发展之间有因果效应。反之，细胞自噬活动增加与延缓衰老有一定关联，说明衰老是受细胞自噬活动调节的，因此近年来细胞自噬在衰老进程中的作用日益受到重视，但是具体机制尚待进一步研究。

衰老细胞具有图 1-6 所示的各种特征。细胞衰老时会出现以下具体变化：

1. 细胞形态结构的退行性变，如细胞萎缩和减少（少 30% 左右）。细胞含水减少、体积缩小，核膜凹陷，最终导致核膜崩解。染色质结构变化，超二倍体和异常多倍体细胞数目增加。细胞膜脆性增加，选择性通透能力下降，膜受体种类、数目和对配体的敏感性降低。

2. 脂褐素等色素在细胞内堆积，多种细胞器和细胞内结构发生退行性变。

3. 细胞功能衰退与代谢低下，如细胞周期停滞，细胞分裂复制能力丧失，对促有丝分裂的刺激反应减弱。

4. 细胞内酶活性中心被氧化，酶活性降低，对外界刺激的反应减弱。

5. 细胞外结缔组织中胶原增生，影响营养物质和代谢产物的交换，进一步影响脏器功能，如肺顺应性和血管弹性降低。

此外，近年研究还发现，衰老与炎症相关。这是指机体在没有明显感染的情况下，体内出现低度炎症。它的持续存在促使衰老发生发展。因此控制这类炎症已经成为当今延缓衰老的一个好好说勯。

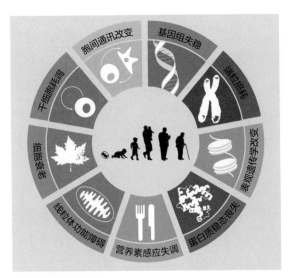

图 1-6　衰老细胞的特征（引自"知乎"）

第四节　衰老基因和长寿基因

近年来开启了衰老研究的基因时代。"衰老基因"（senescence gene）已经成为衰老研究中的热点。衰老基因是指在衰老过程中，可以对衰老和长寿产生影响的基因。这些基因在衰老的过程中发挥了主动的调节作用。目前认为，人类的衰老至少部分是由基因突变引起，根据如下：

1. 临床可见的一种加速衰老的早老综合征（Werner syndrome）是由基因突变引起的疾病。现在已经知道，这种早老综合征是一种隐性遗传病，病人的 DNA 损伤修复、转录等都有异常。已经证明，该综合征是位于 8 号染色体短臂的一种 DNA 解旋酶基因突变所致。

2. 动物中发现的很多衰老基因均与人类的某些基因同源。很多与年龄相关的疾病都有基因改变如阿尔茨海默病、心脑血管病、癌症等均与细胞核内遗传物质改变有关。

3. 衰老并非单一基因决定，衰老相关基因很可能是一个基因群。已知危害老年人身心健康的阿尔茨海默症至少与 5 种基因及其产物相关。其中淀粉样蛋白前体基因的突变，导致基因产物 β 淀粉样蛋白易于在脑组织中沉积。某些老年病相关基因，亦可看作是衰老基因。例如，载脂蛋白 E4（ApoE4）水平升高时，发生冠状动脉粥样硬化性心脏病与阿尔茨海默病的可能性增高，由此影响寿命。

与衰老基因对应的就是长寿基因（longevity genes）。长寿基因是指体内某些与长寿或延缓衰老密切相关的基因。常与机体代谢及应激能力有关。长寿基因是一种特殊的可以导致人类寿命延长的变异基因。有人认为，长寿基因只有在面临逆境压力的时候才容易被激活和启动，激活和启动长寿基因的方法很多，首先如适当饥饿，这等于对机体做一次"大扫除"，如用目前流行的断食方法（见第三章）激活细胞自噬机制，清除体内衰老细胞和无用的代谢废物；第二做高强度的间隙运动，每周 3～5 次，可做阻力运动或耐力运动；第三偶尔使自己挨冻，寒冷会激活和启动长寿基因；第四是要培养自己的抗压心态，在高压面前保持精神抖擞。只有这样才能使体内的长寿基因激活、启动和发挥作用。目前在动物实验和人类中已经发现的与长寿有关的基因很多，但是深入的进一步研究还在进行之中。

总之，衰老可能是一系列基因共同调控的结果。这些基因在衰老的过程中影响生物体的关键机制是指导蛋白质的合成，通过这些蛋白质实现不同的功能。目前有关长寿和衰老基因的研究越来越多，研究正在不断进展。迄今为止，虽然科学家发现了很多有关的基因，但是大多数研究都处于探索性的实验研究阶段。衰老基因和长寿基因的研究，虽然证明了延缓衰老争取长寿是可能的，但是毕竟这些结果都是实验研究中得出的，离开人体实际应用还有很大距离。不过可以相信，随着衰老科学研究的不断深入，越来越多的衰老和长寿基因的发现，衰老的机制一定会在基因水平上获得阐明，延缓衰老变得可能，人类的寿命也将由此达到一个新的高度。我们相信医学科学研究一定能早日为探索延缓衰老做出新贡献！

本章小结

　　按照 WHO 的标准，年龄达到 60 岁即为老年，老年人口达到该城市总人口的 10%，该城市进入老龄化社会。截至 2022 年 12 月 31 日，上海市 60 岁及以上户籍老年人占户籍总人口的 36.8%，上海已经成为一个老龄化社会。我国卫健委发布的健康老人的定义：60 周岁及 60 周岁以上、生活可以自理，躯体、心理、社会三方面都趋于协调的老人属于健康老人。WHO 提出，判断老年人是否健康的标准并不是有没有疾病，而是体内各器官能不能保持正常功能。有人称这种情况为"成功老龄化"。本章介绍了一些衡量健康老人的指标。

　　衰老是指机体对环境的生理和心理适应能力进行性降低、逐渐趋向死亡的现象。衰老可分为生理性衰老、病理性衰老以及整体衰老、细胞衰老。衰老是体内各种分子和细胞损伤随增龄逐步积累的过程。细胞衰老是机体衰老的基础；机体衰老是细胞衰老的结果。衰老的发生机制有不少假设，近年来衰老的基因学说很受重视。衰老可能受一系列衰老基因和长寿基因调控，但是对其具体的作用机制尚在研究之中。

第2章
衰老机体的功能代谢和免疫变化

正常成年人增龄过程中在整体外貌、组织器官、各个系统、细胞分子水平和功能代谢等方面均逐渐出现衰老的表现，它具有一定的特征性，因此老年人的日常饮食营养应该针对这些相应的变化做适当调整。

第一节　老年人整体和器官系统的变化

随着年龄增加，老年人首先出现引人注目的整体外貌的变化。

一、整体外貌的变化

1. 身高、体重：衰老时脊柱的椎间盘变薄，身高逐渐变矮，出现弯腰驼背等体征。据统计，从 30 岁到 90 岁，男性身高平均降低约 2.25%，女性平均降低约为 2.5%。体重的变化因人而异，有些人随年龄增大而逐渐减轻，变得消瘦，这是因为老年人的细胞内的液体含量比年轻人大约减少 30%～40%；但也有老年人体重逐渐增加，这是因为脂肪代谢功能减退导致脂肪沉积增多，尤其是在女性更年期内分泌功能退化以后更为显著。

2. 毛发、皮肤：头发变白甚至出现脱发或至秃顶。眉毛、鼻毛等变白、过度生长。皮肤皱褶增加，变得粗糙，弹性减弱，出现老年疣、老年性色素斑及角膜上的老人环等。

3. 腹部赘肉增多：很多人进入中年之后，腹部明显增大，腰围增加，尤其多见于饮食不节制的男性，有啤酒肚出现。造成腹部赘肉增多的原因是增龄过程中，身体的代谢速率明显下降，多余的脂肪和热量无法被消耗和代谢，堆积在腹部。

4. 其他：肌肉松弛、牙齿松动脱落、语言缓慢、耳聋眼花、手指哆嗦、运动障碍等也是我们常见的老年人的外貌特征。颅骨增厚，膝关节等发生慢性炎性变化，椎间盘和关节间隙变窄，骨密度降低，骨质疏松等。此外，老人常常畏寒怕冷。无论男女，岁数大了之后，都可能出现情绪反常。由于身体激素分泌异常，神经系统容易处于紧绷状态，产生消极情绪。所以应该多关注老人情绪的变化，一个比较温和的人，如果年老之后经常出现暴躁消极的情绪，这可能是衰老加速的信号。

二、体内成分改变

主要表现为细胞数量减少，肌肉组织萎缩，身体水分降低，骨矿物质减少引起骨质疏松，尤其是女性更加明显。老年人体内脂肪组织随年龄增长而增加，而脂肪以外的组织则随年龄增长而减少，具体表现如下：

1. 细胞数量下降：突出表现为肌肉组织的重量减少，出现肌肉萎缩，严重时甚至出现肌少症。组织细胞数量减少致器官体积变小。细胞的减少随增龄逐渐加剧。75 岁老人组织细胞减少约 30%，同时老年人细胞出现萎缩、死亡，致使人体各器官重量和体重减轻，其中以肌肉、性腺、脾、肾等减重更为明显。老年人细胞萎缩最明显的是肌肉，肌肉弹性降低、力量减弱、易疲劳。老年人肌腱、韧带萎缩僵硬，致使动作缓慢，反应迟钝。组织器官功能明显下降主要表现为各器官的储备能力减少，代偿适应能力降低和防御抵抗能力减退等。

2. 身体水分减少：60 岁以上的老年人全身含水量明显减少，男性约为 51.5%（正常为 60%），女性约为 42%～45.5%（正常为 50%），所以老年人用退烧药发汗要注意发生脱水。老年人水分的减少主要为细胞内液减少（细胞内含水量由42%降至35%以下），所以影响体温调节，致使老年人感染后常常没有发热反应，甚至始终维持较低的体温。体脂增加，肌肉减少。由于脂肪组织的含水量比肌肉组织要少，所以机体整体含水量下降，容易发生脱水。

3. 矿物质和骨基质均减少，尤其是钙减少，骨密度度降低。骨密度是指单位体积或单位面积骨骼内骨组织的重量。正常人在成年后骨量仍可增加，至30～35岁时骨密度达到峰值，随后逐渐下降，至70岁可降低约20%。妇女在绝经期后由于雌激素分泌不足，骨质减少更甚，10年内骨密度可减少10%～15%，因此老年人，特别是老年妇女容易发生不同程度的骨质疏松症及骨折。

4. 体内氧化损伤加重：随着衰老的进展，自由基产生增加、堆积，体内的氧化应激加剧，有害的氧化产物不断增多，对细胞的损害加大。老年人体内过氧化物增加，如脂褐素，它在内脏和皮肤等细胞中大量堆积，致使老年人皮肤出现老年斑，如在心肌和脑组织中脂褐素过量沉积可引起心脏和神经功能障碍。

三、主要组织器官系统发生形态和功能改变

1. 循环系统：增龄过程中心脏可能增大，心肌的兴奋性、传导性、收缩性均降低。心瓣膜增厚、弹性减小，各瓣膜出现不同程度反流和关闭不全；冠状动脉硬化、出现钙化斑；心脏储备功能减小（活动后心慌气短），心输出量下降，心脏舒张功能减退；全身动脉血管硬化、弹性变差，血压高压（收缩压）增高、脉压（收缩压减舒张压）增大（图2-1）。

2. 呼吸系统：出现老年性桶状胸（胸廓前后径变长），肺气肿。肺泡变薄、肺泡弹性降低，肺容量减小，呼吸功能减退，储备功能降低（活动后气短）。

3. 消化系统：老年人的消化系统在衰老进程中发生全面的退行性变，消化器官功能随着衰老而逐渐减退，如牙齿脱落影响食物咀嚼；胃酸和胃蛋白酶分泌减少使矿物质、维生素和蛋白质的生物利用率下降；胆汁分泌减少，对脂肪的消化能力下降，影响消化吸收。此外，肝脏功能下降也会影响消化和吸收功能。

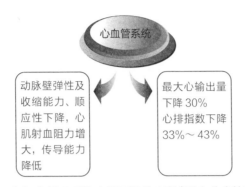

图 2-1　老年人循环系统功能下降的表现（引自北京协和医院）

1）口腔：随着年龄增加，大多数老人的牙齿看起来比较长，而且牙齿之间的缝隙非常大。这主要是因为牙龈萎缩无法包裹牙根，部分牙根暴露出来就会给人一种牙齿变长的错觉，而牙缝变大也是类似的原理。由于齿根外露，牙槽骨被吸收，牙齿开始出现松动脱落。随着衰老发展，牙釉质逐渐丧失，牙齿容易磨损，也容易发生龋齿。这些变化均影响对食物的咀嚼，因此给老人吃的食物应该柔软易嚼。此外，味蕾、舌乳头和神经末梢的改变使味觉和嗅觉功能减退，食欲降低。唾液腺分泌功能逐渐降低，所以饭前，宜给老人适当补充水分，增加老人唾液的分泌，有利食物消化。

2）胃肠道：衰老进程中常常发生胃黏膜退行性变化，胃酸、消化酶分泌减少使矿物质、维生素和蛋白质的吸收率和生物利用率下降；胃肠蠕动减慢，胃排空时间延长，易引起食物在胃中潴留、发酵，导致胃胀气；胃扩张能力减弱，肠蠕动及排空速度减慢，易发生便秘，出现萎缩性胃炎或非萎缩性胃炎。小肠绒毛变得宽而短，影响消化吸收。结肠黏膜萎缩，肠壁结缔组织增多，肌层增厚，容易有憩室和息肉生成。因此老人饮食取材一方面要容易消化吸收，另方面还要富含膳食纤维。

3）肝胆胰：高龄老人肝细胞萎缩，脂褐素增加，肝被膜增厚；胆囊壁和胆管壁增厚，甚至有结石，胰管增生，胰腺外分泌细胞退行性变，有脂褐素和淀粉样物质沉积。产生胰岛素的胰岛 beta 细胞功能减弱。上述变化导致胆汁胰液产生减少，消化功能减弱，增加了糖尿病形成的可能。据估计，65 ～ 75

岁时，约40%老年人糖耐量下降。胆汁分泌减少，脂肪的消化能力下降。70岁时，肝功能约相当于30岁时的50%～60%。

4）直肠、肛门：常有慢性炎症，常见便秘、息肉、痔疮等。

由于消化系统功能减弱，老年人容易出现营养不良，免疫力下降，容易患各种疾病，一旦发病，比较严重，容易转为重症，死亡率比较高（图2-2）。

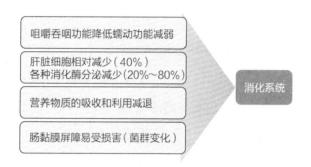

图2-2 老年人消化系统功能减弱的表现（引自《中国微生态学杂志》）

5）肌肉骨骼系统：肌肉组织细胞数量减少，肌肉萎缩，这是衰老的一个重要特征。此时肌纤维变细、弹性减弱，肌肉细胞膜 Na^+-K^+-ATP 酶活性下降，肌肉力量减小，有不同程度的萎缩。骨骼重量减轻，骨量减少，骨密度下降，逐渐出现骨质疏松，骨骼弹性变差，更易发生骨折。

6）神经系统：脑组织萎缩，脑细胞数目减少，突触数量减少，脂褐素沉积增加，记忆力减退，睡眠质量变差，动作迟缓，反应迟钝，性格改变（出现固执、情绪不稳定等）（图2-3）。

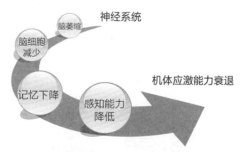

图2-3 老年人神经系统功能的主要变化（引自北京协和医院）

6. 泌尿生殖系统：肾皮质变薄，肾单位减少 30%～40%，基底膜增厚，肾小球滤过率和肾小管重吸收功能下降；肾小管上皮细胞变性，间质纤维化加剧，膀胱容量变小，肌肉萎缩。男性睾丸、女性阴道、卵巢、子宫逐渐萎缩（图 2-4）。

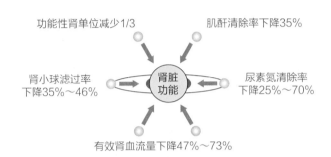

功能性肾单位减少1/3

肌酐清除率下降35%

肾小球滤过率
下降35%～46%

肾脏
功能

尿素氮清除率
下降25%～70%

有效肾血流量下降47%～73%

图 2-4 老年人肾功能减退（引自北京协和医院）

7. 内分泌系统：衰老时体内的大多数内分泌腺体萎缩、重量减轻和功能降低。随着年龄递增，老年人内分泌腺体重量减少的先后次序大致如下：胰腺、甲状腺、睾丸和肾上腺。垂体重量变化不大。男性甲状腺重量明显减轻，因此甲状腺素分泌减少，该变化可能与中年后的肥胖有一定关系。

第二节　老年人新陈代谢的改变

新陈代谢（简称代谢）是指人体与外界环境之间物质和能量交换以及人体内物质和能量的转变过程。人体每时每刻都在进行着新陈代谢活动。老年人的代谢功能改变具有一定特点，随着年龄增长，合成代谢降低，分解代谢增高，两者失去平衡，引起细胞功能下降。老年人基础代谢率明显下降，导致代谢速度减慢，能量供应减少，出现器官功能障碍。由于新陈代谢减慢，再加上器官功能（如肾功能）下降，药物在体内的半衰期延长，服药后药物及其代谢产物容易在体内积聚，为此，老年人应该尽量减少用药，有些药物还要按照医嘱适当减少。

　　人体的新陈代谢在20多岁到50多岁之间最为稳定，到60岁之后开始下降，合成代谢每年下降约0.7%，老年人每天需要的热量比中年人要少。人在中年以前，合成代谢大于分解代谢，机体得以生长、发育；一旦进入中年，分解代谢逐渐等于合成代谢，这时各组织器官的功能达到良好的状态，体重相对稳定，精力较为充沛，进入身强体壮、年富力强的时期；到了中年后期，分解代谢开始大于合成代谢，体重渐渐下降（肥胖者例外），精力逐渐衰退，整个人体的代谢速度下降。这可能与甲状腺和性腺活动降低有关，也可能与人体细胞中某些酶的活性下降和代谢水平下降有关，不过维生素E、维生素C、半胱氨酸有类似这些酶的功能，在一定程度上起替代作用，可调节机体细胞代谢水平，因此，适当补充维生素E、维生素C对于调节代谢还是有益的。机体的代谢功能在不同的年龄阶段有不同的特点，青年期的特点是进行性、同化性和合成性，而老年期的特点则是退行性、异化性和分解性，这种倾向通常在衰老症状出现前就已经开始。具体来说，老年新陈代谢的改变具有以下特点：

　　1. 基础代谢降低：基础代谢是指人体维持生命的所有器官所需要的最低能量需要。它是测定人体在清醒而又极端安静并停止进食至少12小时的情况下，不受肌肉活动、环境温度、食物及精神紧张等影响时的能量代谢率，所以称其为基础代谢率，简称BMR。BMR随年龄的增长而降低，老年人比中年人约降低15%～20%。75岁时的基础代谢率较30岁下降26%。随着年龄的增长，代谢速率减慢、代谢量减少，合成代谢降低，分解代谢增高，因此引起细胞功能下降。体内出现糖、脂肪、蛋白质代谢平衡失调。

　　1）糖代谢：随着人体衰老，体内糖代谢障碍出现率随之升高。老年人吃一定量的碳水化合物后，血糖浓度明显升高，然后缓慢下降，要恢复到正常血糖水平的时间明显延长，即糖耐量试验阳性，因此老年人比较易患糖尿病。研究证明，50岁以上的人群糖代谢异常者约占16%，70岁以上异常者约占25%。老年人葡萄糖代谢率和耐受性随着年龄的增长而下降，这是因为胰岛素释放减少和释放高峰后移，胰岛素受体数目和活性降低。这也与胰岛素样生长因子 –1 水平的降低有关；肝糖原分解增强，外周组织对胰岛素的敏感性降低；机体细胞总量减少，葡萄糖的氧化能力下降。老年人体内的糖酵解加强，细胞内的糖原含量日益减少。

2）脂质代谢：是指血液及其他组织器官中脂肪的代谢。研究发现，血清胆固醇含量在 20 岁以后随年龄增长逐渐增多，10～70 岁间的主动脉内膜总脂的含量也随年龄增长而升高，主动脉干的组织中胆固醇含量比其他组织高 4 倍。随年龄的增长，血中脂质明显增加，易患高脂血症、动脉粥样硬化、高血压及各种心脑血管病。随着年龄增长脂肪增多，新陈代谢逐渐减慢，消耗热量逐渐降低，因而摄入热量常高于消耗热量，剩余热量即转化为脂肪而储积，使脂肪组织的比例逐渐增加，身体逐渐肥胖。人体脂肪含量与水含量呈反比，脂肪含量与血总胆固醇含量呈平行关系，因此血脂随增龄而上升。机体老化过程中自由基增加，脂质过氧化物易积聚，从而损伤心脑血管。老年人体内脂肪代谢酶的水平及活性下降，使脂肪分解代谢和脂肪廓清能力降低，导致高脂血症和动脉粥样硬化。人到老年，血中的胆固醇（包括低密度脂蛋白）和甘油三酯增加，再加上转运、分解障碍和血管壁的炎症损伤，促进了胆固醇在血管壁的沉着，容易发生动脉粥样硬化。

3）蛋白质代谢：衰老时蛋白质代谢的变化是体内各脏器生理功能（包括免疫功能）衰退的重要物质基础，随增龄血清白蛋白含量降低，球蛋白增高，而且蛋白质分子可随增龄而形成不活跃的大分子，蓄积于细胞中，致使细胞活力降低，功能下降。老年人蛋白质代谢分解大于合成，消化、吸收功能减退。随年龄的增长，体内各种蛋白质的量和质都降低。蛋白质轻度缺乏时，可出现易疲劳、体重减轻、抵抗力降低等症状。严重缺乏时则可引致营养不良性水肿、低蛋白血症及肝、肾功能障碍等。但正常老人长期过量的高蛋白饮食，也不合适，因为它可增加功能已减退的肝、肾等器官的负担，加剧器官功能障碍的进程。此外，随增龄，在蛋白质合成过程中易发生翻译差错，导致细胞衰老与死亡。严重时甚至可能导致癌症的发生。

4）水、维生素、矿物质和微量元素的代谢：老年人体内水分含量随年龄增长而减少，细胞内液量减少，饮水欲望减退会加重体内水分的不足，故老年人不要口渴时才喝水，应养成定时饮水习惯，每日摄入水量应控制在1500毫升左右。从膳食安排上应适当增加一些汤、羹类食物。此外，老年人维生素、矿物质和微量元素的代谢水平随着年龄而改变，通过饮食及时补充十分必要。

5）老年妇女特殊的功能代谢改变：60岁以上的老年女性，多数处于绝经后时期。此时，机体老化，因此老年女性最明显的生理变化是卵巢萎缩和功能衰竭，血中雌激素、雌二醇水平下降，不足以维持第二性征，绝经后期主要出现骨代谢异常，骨吸收作用增强，骨量不断丢失，导致骨质疏松，容易发生骨折。性激素分泌减少使血脂、血糖异常，容易诱发心脑血管疾病和糖尿病。绝经期后，冠心病的发病率增加。此时出现的血管运动障碍可引起潮热、出汗、神经精神障碍表现，同时可伴有情绪不稳定、抑郁、烦躁、失眠等症状。

第三节　老年人免疫功能的改变

免疫系统是机体对外界各种致病因子的防御系统，它的功能包括免疫防御功能、免疫监视功能和免疫自稳功能。

一、人体正常的免疫功能

1. 免疫防御功能：人体所有细胞膜的表面，都有特殊的蛋白质分子作标志，以便能被自身的免疫细胞识别。外源性的病原体（如病毒、细菌等）也带有各自标志，当它们侵入人体后，能被免疫细胞识别出来。免疫细胞是靠细胞表面的受体来辨认它们的。然后通过体液免疫和细胞免疫发挥免疫防御功能。免疫防御功具有防止外界病原体入侵及清除已入侵病原体及其他有害物质的功能。免疫防御功能过低或缺乏，引起免疫缺陷病，反之因为应答过强，或持续时间太长，在消除病原体的同时，也会导致机体损伤或功能异常，发生过敏反应甚至超敏反应。

2. 免疫监视功能：它可以随时发现和清除体内出现的非自身成分，如肿瘤细胞及衰老死亡的细胞。免疫监视功能低下可以导致肿瘤发生和持续性的病毒感染。

3. 免疫自稳功能：它可以能通过免疫耐受和免疫调节两种机制来维持免疫系统内环境稳定，保证免疫功能正常进行。当免疫耐受破坏，免疫调节功能紊乱，会导致自身免疫病和过敏性疾病的发生。

细胞免疫和体液免疫是免疫系统中两种不同的免疫反应形式。

细胞免疫：是指人体免疫系统通过 T 淋巴细胞（简称 T 细胞）进行免疫反应，这种免疫反应主要识别并清除细胞内寄生的病原体和癌细胞等异物。在细胞免疫中，T 淋巴细胞通过识别抗原，杀死与之匹配的目标细胞。

体液免疫：是指人体对外来病原体进行免疫反应时，主要通过体液（血液、淋巴液）中的抗体来进行防御，抗体可以直接结合病原体，使其失去活性或在体内失去作用，同时也可以激活补体系统来清除病原体。体液免疫中的抗体主要由 B 淋巴细胞（简称 B 细胞）产生，B 细胞在与抗原结合后，分化成浆细胞分泌抗体。

体液免疫和细胞免疫不是孤立的免疫反应，它们通常是协同作用的。

二、老年人免疫功能的变化和"免疫衰老"

人体各个组织器官功能随增龄而衰退，免疫系统功能的降低也不例外。中老年人的免疫功能的衰退最初常常表现为皮肤、黏膜特别是呼吸道、胃肠道黏膜防御功能低下，例如咳嗽动作有助于排出已经入侵的病原，而中老年人由于咳嗽力度不足，甚至无法咳嗽，就等于减少了防卫能力。这是由于气道黏膜上的纤毛运动有助于驱除进入体内的入侵者，但是中老年人的纤毛运动不如年轻人活跃，从而降低了呼吸道的防御保卫能力。

胸腺是免疫中枢器官，胸腺在成年以后就逐渐开始退化，胸腺细胞减少、腺体萎缩，到了中老年，其胸腺重量仅为青年人的三到四成，因而胸腺素分泌减少，其调节培训 T 细胞能力等均相应减弱。所以中老年胸腺退化是中老年人免疫功能退化的主要特征。免疫细胞、吞噬细胞除了能吞噬细菌、病毒等异物外，还能吞噬其他组织脱落下来的衰老细胞和其他碎屑，它犹如体内的"清洁工"，中老年人的吞噬细胞的代谢活力下降，从而减弱了吞噬能力。如自然杀伤细胞（NK）具有直接杀伤病毒、细菌和肿瘤细胞的功能。而中老年人由骨髓和脾脏产生的 NK 细胞（自然杀伤细胞）的数量却大大减少。T 细胞及其亚群（杀伤型、辅助型等）也随着胸腺细胞数的减少，其增殖力下降数量减少，成熟速度减慢，B 细胞成熟过程也减慢，周期延长，活力下降，产生抗体的能力、免疫应答反应能力亦随着年龄增长而降低。此外，免疫因子包括白细胞介素、干扰素、肿瘤坏死因子、转化生长因子等在介导身体内肿瘤免疫、感染免疫、造血功能、自身免疫等方面的功能都受到大的影响。

在人体增龄过程中，机体免疫力下降是衰老机体各系统、器官、组织、细胞的退行性变化所致，年龄越大免疫力下降越明显，但是不同个体衰老发展速度不同，具体表现也存在差异。人体衰老过程中，体内免疫系统出现"免疫衰老"，它是机体衰老的一个重要特点。所谓"免疫衰老"（immunosenescence）主要是指随着年龄增长，免疫系统功能逐渐衰退，从而导致更高的感染、癌症和自身性免疫疾病的发病风险。免疫衰老有以下表现：

1）白细胞亚群组成改变。

2）胸腺萎缩，功能不全。

3）T 淋巴细胞增殖反应减弱。

老年人出现免疫衰老时基础免疫力相对低下、抵抗力较差。衰老时免疫力降低对老年人的健康产生明显影响。它使老人体质虚弱，活动以后容易感到疲倦乏力，出现睡眠障碍。衰老机体免疫功能明显降低，抵抗力降低，因此患病的概率较高（如感冒、各种感染等），它既为疾病的发生创造了条件，又促进老年疾病的进一步发展。一旦患病，容易反复发作。患病后病程延长，不容易恢复，容易变成重症或出现并发症。此外，老年人免疫功能降低时还容易引起过敏反应、自身免疫性疾病和癌症。因此它既增加疾病的发生又能改变疾病的性质、过程和转归。据国家癌症中心报告，60 岁以上的老年人是最容易患癌症的人，也是癌症死亡率最高的人群。据统计，我国有超 1.8 亿的老年人患有各种慢性病，而且有 75% 左右的老年人患有一种以上慢性病。老年人中出现的这种变化均与免疫衰老有密切关系。现将随着年龄变化而发生的免疫功能变化用图表示如下（图 2-5）。

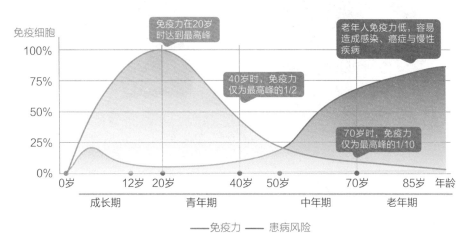

图 2-5　年龄变化过程中免疫功能的动态变化（引自"百度"）

2019 年日本理化学研究所生命医学研究中心与庆应义塾大学医学部长寿综合研究中心针对超长寿老人进行了一项研究。分别抽取 7 位 110 岁以上的超长寿老人和 5 位 50～80 岁正常人（对照组）的血液，探索长寿与免疫的关系。研究人员从 7 位超长寿者中获得了 41,208 个细胞，并从 5 位"较年轻"的对照组中获得 19,994 个细胞作为对照，对他们血液中的 T 细胞与 B 细胞等免疫细胞进行了单细胞转录组分析。然后研究者们在国际著名杂志 PNAS（美国国家科学院院刊）上发表论文提出，超长寿老人血液中 CD_4^+ 杀伤性 T 细胞的数量要远远大于普通人（如图 2-5 箭头处所示）。所以认为，长寿老人似乎拥有一个特殊的免疫系统，特异性地含有超高水平的 CD_4^+ 杀伤性 T 细胞。根据免疫学原理，CD_4^+ 杀伤性 T 细胞数量越多，人体对病毒、癌症，乃至慢性疾病的抵御更有效，这也许正是长寿老人比一般人更能抵御外源性病原体，克服内源性的癌变风险，实现超长寿的秘密。而一般人血液中的 CD_4^+ 杀伤性 T 细胞数量较少，因此都只具有正常寿命。

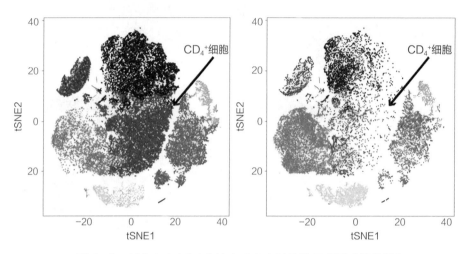

图2-6　长寿老人（左）血液中 CD_4^+ 杀伤性 T 细胞（箭头处）
比对照组（右）明显增加（引自日本理化学研究所）

三、通过饮食途径提高老年人免疫力的方法

人体免疫力的提升和人们日常饮食中摄取的各类营养素之间存在着极为密切的关系，尤其是优质蛋白、维生素、矿物质、益生菌等营养素对保证人体免疫系统正常运作起重要作用。

1. 多吃优质蛋白等有利于提高免疫功能的食物：蛋白质是人体免疫防御功能的物质基础，人体免疫系统中的各种免疫器官、免疫细胞和免疫分子的主要构成物质都是蛋白质。故建议补充动物性食物，如鸡蛋、鱼肉和禽畜类瘦肉以及奶制品。老年人每天喝一杯牛奶吃一个鸡蛋很有必要。近年来的研究发现，补充蛋白质营养更具其他特殊意义，如补充部分特定氨基酸和多肽可能具有潜在的免疫刺激作用。色氨酸（牛奶中就含有）已被发现在免疫激活调节中发挥重要作用，可能有助于抑制"免疫衰老"中的异常免疫激活及炎症反应。为了增强免疫力还应该常吃以下食物：如鹌鹑蛋、豆腐、猕猴桃、胡萝卜、蓝莓和海带等。在主食中以下食物也有提高免疫力的作用：蒸芋头、蒸红薯、蒸紫薯、蒸土豆、蒸山药、蒸南瓜、蒸板栗、蒸胡萝卜、蒸玉米、蒸毛豆、蒸豌豆、蒸莲藕等。

2.某些维生素、矿物质和微量元素：维生素广泛存在于我们的日常食物之中，不同的维生素在食物中的分布有所不同，也从不同方面影响着人体的免疫力。缺乏维生素 A 会影响人体黏膜的完整性，使其更容易受到病毒和细菌的感染。维生素 C 缺乏可致中性粒细胞和巨噬细胞的行动迟缓，造成机体杀菌能力明显下降。所以在保证食物多样、平衡的原则下适当补充某些维生素、矿物质和微量元素（见表 2-1）对提高机体免疫力有益。建议多吃猕猴桃、蓝莓等水果，西红柿、秋葵、红辣椒等蔬菜提高免疫力。

3.细胞存储：有动物实验证明，将年轻鼠淋巴细胞输给生长素缺乏、垂体功能低下的短寿侏儒小鼠，可使生命延长 3～4 倍；将新生鼠胸腺和骨髓干细胞同时移植至老年鼠体内，可提高其免疫反应，延长生命 20% 左右。在人类，由于组织相容性抗原人各有异，进行细胞或组织移植有一定的限制。因此有人设想将一个人青春期的免疫活性细胞低温贮存，至其年老时再予输回，对修复衰退了的免疫功能可能会有好处。但是对此看法是否确切，目前还在研究之中。

表 2-1　提高机体免疫力的某些食物、维生素、矿物质和微量元素

营养素	功效	推荐食物
蛋白质	抗体形成的基础	牛奶、鸡蛋、瘦肉、大豆等
维生素 C	抗体形成的"催化剂"	西兰花、大白菜、西红柿、山楂、猕猴桃、木瓜、草莓等
维生素 A	第一道防线的"守护神"	动物肝脏、鱼肝油、胡萝卜、南瓜、西兰花、菠菜等
锌	调节免疫力的"好帮手"	海产贝类、菌菇类、动物肝脏、瘦肉、山核桃
铁	抗体形成的有力后盾	动物肝脏、动物血、红肉（猪瘦肉、牛羊肉）
维生素 E	免疫力的调节剂	植物油、坚果、豆类、谷类
硒	免疫细胞的组成部分	动物的肝、肾及海产品

4.肠道益生菌的作用：人体免疫功能与肠道正常菌群有密切关系。人体 70% 免疫力都与肠道菌群有关。

　　所谓益生菌是通过定植在人体内，改变宿主某一部位菌群组成的一类对宿主有益的活性微生物。它通过调节宿主黏膜与系统免疫功能或通过调节肠道内菌群平衡，促进营养吸收保持肠道健康，从而产生有利于健康作用。由于肠道的益生菌与免疫关系密切。所以必须养好肠道益生菌，为此可从两方面进行，一是补充足量的优质蛋白，这是维持肠道组织结构和功能完整的物质基础，二是通过饮食或酸奶、腐乳、泡菜等发酵食物来补充益生菌，从而增强机体的免疫力。为了益生菌更好生长，为它提供营养，膳食纤维的补充供给十分重要（图2-7）。

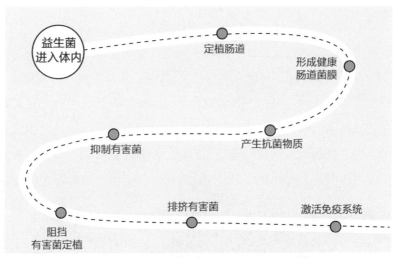

图2-7　益生菌在肠道内作用的简单原理

　　益生元：益生元是指一些不被机体消化吸收、能够选择性促进体内有益菌的代谢和增殖、能够帮助改善机体健康的物质。它能够调节代谢，帮助增强人体的免疫能力，它是双歧杆菌和乳酸杆菌等有益菌群利用促进身体的生长和繁殖、激活巨噬细胞产生活性、达到增强肠道免疫器官功能的作用，益生元能够提高机体免疫力，它是一种膳食补充剂，有利于促进肠道益生菌的繁殖，并达到预防和改善便秘的作用。益生菌是肠道的有益菌群，益生元主要是益生菌的食物，服用益生元以后，可以促进益生菌的生长，更好的调控肠道菌群。益生菌进入肠道后的作用见图2-8。

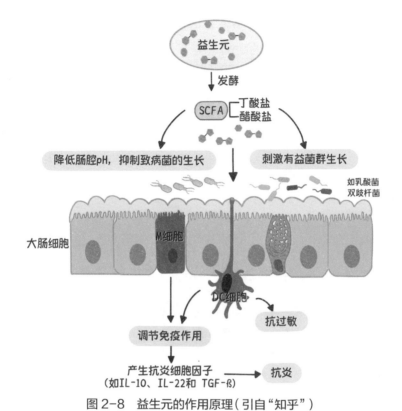

图 2-8　益生元的作用原理（引自"知乎"）

SCFA：短链脂肪酸　　M 细胞：肠微皱褶细胞，起免疫作用　　DC：树突状细胞

5. 药物在提高免疫功能方面的作用：胸腺激素是胸腺分泌的一组多肽，它们分别作用于 T 细胞分化的不同阶段，协同地、序贯地促进 T 细胞不同亚群的成熟和分化的全过程。例如目前在临床使用的胸腺肽素，不仅能增强衰老时缺损或减弱的免疫功能，加强机体对感染和肿瘤的免疫力，还能调控自我识别过程，防止自身免疫病的发生。另外，白介素 2（IL-2）是 T 细胞释放的一种淋巴激活素，它能维持 T 细胞的长期存活和增殖，加强 T 杀伤细胞和自然杀伤细胞（NK）的功能并促进干扰素生成，在抗肿瘤和抗病毒免疫中起重要作用。动物实验证明，衰老时 IL-2 合成减少。因此利用 IL-2 修复免疫衰老是有可能的。以上药物目前已能通过基因工程人工合成。

提高人体免疫力是一个"系统工程"，要从多方面着手，饮食虽是重要环

节，但是还要注意饮食以外的多种方法，如多晒太阳、个体化的适量运动、开朗愉悦的情绪、充足合理的睡眠、有节律的健康生活、正确科学地接受各种疫苗接种等均不可忽视。总之，在年龄增长的过程中，人体器官功能会逐渐下降，而且在下降的同时体内的一些营养物质也会不断地流失，进而使得人体免疫力变差。所以老年人一定要注重提高身体免疫力，这样才能延缓衰老与长寿结缘。

本章小结

　　衰老的表现是多方面的，既在人体整体外貌上有衰老特征，又在体内出现各种成分和各个器官系统的改变和退行性病变。新陈代谢方面基础代谢明显降低，分解代谢大于合成代谢，糖、脂肪、蛋白质和维生素等的物质代谢也发生相应变化，特别是老年机体免疫功能的改变突出，介绍了"免疫衰老"的概念。它主要是指随着年龄增长，免疫系统功能逐渐衰退，从而导致更高的感染、癌症和自身性免疫疾病的发病风险。免疫衰老表现为白细胞亚群组成改变、胸腺萎缩功能不全和T淋巴细胞增殖反应减弱。因此免疫力相对低下、抵抗力较差。讨论了通过调整饮食结构提高老年人免疫力的方法。

第**3**章
饮食对衰老、疾病和死亡的影响

衰老是人体生命活动中不可避免和较难逆转的一个阶段。人人都会衰老，只是出现先后和程度有所不同。衰老受遗传因素和环境因素共同作用，其中遗传因素约占 25% 左右，其余 75% 由环境因素或环境因素与遗传因素的交互作用决定。在众多因素中，生活方式起着重要的作用，特别是膳食摄入的数量和质量可对衰老产生明显影响，因此对衰老进程中老年人的饮食进行适当调整，采用科学、合理、健康的平衡饮食对于延缓衰老和预防老年性疾病的发生发展和死亡起重要作用。

第一节　饮食对衰老的影响

饮食是人体从外界获取水分和摄取食物，满足机体正常生长、发育、新陈代谢和从事多种活动需要的生理过程。人体组织器官的衰老受许多因素的影响，饮食是其中之一。衰老和饮食之间有一定的关系，如果在饮食上不注意，衰老的来临会提前、衰老的发展会加速。

对于饮食与衰老之间的关系，世界上许多学者进行了大量研究。有人观察了食物摄入的数量和质量对衰老的影响。结果发现各种平衡饮食模式主要是通过减轻细胞氧化损伤和减缓端粒长度缩短而延缓衰老。就食物种类而言，干果、豆类、鱼油和橄榄油等可能对减轻氧化损伤有一定作用，蔬菜及水果主要通过抗氧化作用而减缓端粒长度的缩短，进而减慢衰老的进程。肉类、含糖饮料和酒精饮料摄入过量可以使端粒长度缩短，进而加速衰老。在能量摄入中，较低的能量摄入可能会减轻 DNA 的氧化损伤和减缓端粒长度缩短。适当控制饮食量，每次少吃一些，比较有利于健康，而且能延缓衰老。英国伦敦大学做过相关研究，发现每餐坚持少吃一点可以延长寿命 20 年。吃得略为少一点，对于保护心血管，预防多种疾病都有一定的好处。美国也有研究发现，少吃有利于长寿，多吃会增加一系列疾病的风险。研究人员在猴子身上进行了实验，将其分为两组，一组控制饮食，一组敞开吃，最后发现，控制饮食的猴子，寿命比较长，死亡率大大下降，而没有控制饮食的猴子，很多都患有慢性病，活下来的只占一半。日本的研究发现，适当少吃对身体的益处，每天少吃一点，可以减少自由基生成，降低其对细胞的损伤作用，有利于延缓衰老。美国南加利福尼亚大学的研究还发现，适当断食可以激活干细胞并促进多个器官的再生和年轻化，从而显著降低患糖尿病、癌症、阿尔茨海默病和心脏病的风险。哈佛大学在世界顶级《细胞》杂志上也发表了一项研究认为，间歇性禁食能延缓衰老，它有助于保护线粒体，促使线粒体代谢网络稳定，把细胞保持在"年轻"状态，从而延缓衰老、延长寿命。

我国北京大学衰老研究中心提出，人们一日三餐中的糖、脂类与蛋白质，在细胞线粒体内经生物氧化产生能量（ATP），供机体一切生理与生化活动需要。糖、脂类、蛋白质代谢在细胞内被氧化的过程中不断消耗从空气中吸收的氧，进入细胞内的氧 90% 在线粒体中用于生物氧化，但仍有 1% 到 4% 的氧同时被转化为氧自由基，自由基最易损伤线粒体 DNA，从而产生线粒体 DNA 片段的缺失，影响线粒体的功能，无法对人体供应营养。氧自由基具有毒性，对细胞衰老有较大作用，对细胞的长期存活带来不利影响。氧自由基引起 DNA 损伤是影响衰老进程的重要因素。适度节食可以延长寿命，其道理是吃得多，线粒体负荷就重，氧自由基就会大量产生，对线粒体功能影响就大。如果适当限食，人体的氧负荷降低，可减少氧自由基的产生，就可延缓衰老进程，延长寿命。近年来，有人提出轻断食（Intermittent Fasting）的做法。所谓轻断食是指通过限制进食时间，让身体在进餐和绝食之间进行循环，对身体产生不同程度的挑战，从而达到调节新陈代谢、延缓衰老和减肥的目的。据英国《泰晤士报》报道，英国政界某名人，每周连续禁食 36 小时，每周日下午 5 时到周二上午不吃东西，只喝水、茶或黑咖啡，试图通过这种间歇性禁食的方法来保持健康。目前比较流行的禁食方法是轻断食方法，它分成两种：一种是"16+8"餐制，也就是 16 小时禁食和 8 小时进食；另一种是"5+2"餐制，即 5 天食用普通饮食，2 天进食量减半。其中"16+8"餐制方法更为简便，可以自由选择每天的进食和禁食时间，并且在 16 小时的禁食时间内，可饮用水、茶和咖啡等不含热量的饮品，还可以适当地进行有氧运动等锻炼。所以轻断食又称间歇性断食，它可能会有以下好处：

1）延缓衰老：轻断食可以有效地改善代谢性疾病，如糖尿病、心脏病等的病情。一项研究发现，参与者在轻断食三个月后，其胰岛素敏感性和胆固醇水平均有所改善。此外，轻断食还能提高免疫力，预防疾病，延缓衰老。

2）减肥瘦身：通过限制进食时间，轻断食可以有效地限制热量摄入，达到减肥瘦身的目的。有研究发现，采用"16+8"餐制的参与者，在 8 周内减掉了 3% 的体重，还有 4% 的体脂。

3）提高认知能力：轻断食可以改善认知能力和起神经保护作用。研究表明，轻断食能够促进神经元的生长、代谢，并对其有保护作用，具有一定的延缓衰老和延缓认知功能下降的效果。

轻断食最初是在小鼠实验中取得一定的减肥效果，但是近年来依靠高质量的随机对照临床试验数据表明，单靠轻断食，并不能取得比常规饮食更好的减肥效果，反而有不少证据表明轻断食在抗衰老方面起重要作用。有不少研究认为，适当"挨饿"对机体有一定好处，其理论根据是，饥饿激活了细胞"自噬"机制，"自噬"即细胞饥饿时会吃掉自己体内无用或有害的物质，清理衰老蛋白，保持细胞活力。在食物摄入量比较少时，人体产生一种名为"β-羟丁酸"的物质，它有助于延缓血管系统的细胞衰老，起保护血管的作用。食物摄入量适减少，减轻胃肠道的负担，保证大脑有充足的血供，在一定程度上能防止脑细胞迅速老化。有数据显示，大约有30%～40%的阿尔茨海默病患者，追问其青壮年时期的饮食习惯，常常发现它们均有比较长期饱餐喜好。因此老年人不宜吃得太饱，特别是晚餐。每餐前有一定的饥饿感是好事，有时适当（关键是适当）的"挨饿"对机体还有一定好处，有助于延缓衰老促进长寿。近发表在《科学》杂志上的一项动物实验研究显示，少吃可以使动物寿命延长10%，如果少吃，再加上安排适当的时间（有规律的进餐时间）吃，可以将动物的寿命延长35%。摄入热量控制在正常时的30%～40%的小鼠，平均寿命延长了10.5%。此结果说明，低热量饮食加上有规律的饮食习惯对于延缓衰老、延长寿命有正向、积极的促进作用。但是最近我国上海交通大学医学院和美国斯坦福大学的研究却持相反观点。他们在美国心脏协会举办的一次学术会议发表的最新研究表明，遵循"16+8"禁食的人，即每天限时进食，进食8小时，禁食16小时，心血管疾病的死亡风险非但没有降低，反而增加91%，这是因为长时间禁食会改变宿主对细菌感染的免疫反应，可能不利于抵御感染并增加患心脏病的风险，因此认为，16+8禁食不能降低全因死亡风险，与延长寿命也没有关系。鉴于目前对各种不同方式的断食对健康的影响存在不同看法，有人认为有利，也有报告认为有害，所以作者建议，对于老年人，无论是为了保健、减肥或减重，适当控制食物摄入量是必要的，但不宜随便使用断食方法，即使必须要用，那应该在医生指导下进行。一般情况下，还是应该在日常的平衡饮食中作适当调整。

但是无论是为了健康而断食，还是为了减肥/减重而节食，适当的碳水化合物的摄入还是有必要，因为碳水化合物毕竟是机体能量的重要来源，它消化吸收比较快，便于机体利用，如果长期不吃或者过分限制主食，不仅对机体没有好处，而且还会造成一定损害：

1）大脑功能退化：美国国家衰老研究所在小鼠实验中发现，随着年龄增加，长期不吃主食的小鼠的嗅觉辨别力最先下降，然后嗅觉敏感度和嗅觉检测能力降低。

2）增加心血管疾病的发病风险：分析英国生物银行的健康数据发现，70684 例平均年龄 54 岁的参与者中，305 名遵循比较低的碳水化合物高脂肪饮食的人群，与 1220 名遵循标准饮食的人群相比，其血脂水平和心血管疾病的发病率均增加。

与断食相反，饮食量过多，也会对机体健康和衰老产生严重的影响。进食过多，吃得太饱对机体有如下危害：

1）诱发胃病：吃太饱会引起腹胀、积食、恶心等消化不良的表现。时间长了，胃部功能下降，工作负担加重，胃黏膜受损，容易形成胃溃疡、慢性胃炎等胃部疾病。

2）加快大脑衰老速度，增加老年痴呆风险：用餐时觉得自己吃饱了，这是因为大脑发出的信号，但如果每天都吃太饱，大脑来不及反应，接收不到你已经吃饱的信号。时间长了，大脑功能下降，反应也下降，衰老加快。

3）肥胖：吃得太饱，机体吸收和消化的速度会变慢，多余的热量和脂肪等会囤积在体内，久而久之就容易发胖。肥胖则会增加各种疾病风险，在一定程度上甚至还会增加得癌几率，严重时甚至加速衰老和死亡。

吃得过多不好，少吃一口多活几年是可能的。每顿饭吃 7 分饱对于控制体重、促进消化、延缓衰老和延长寿命都有很大的好处。适当的节食，不仅对延缓衰老、延长寿命有好处，还对健康有其它有益的影响，例如它能有效地燃烧脂肪，达到控制体重和减肥的目的，在一定程度上减少患 2 型糖尿病的风险。它也可减轻体内因氧化应激造成的损伤，适当的节食能够显著改善认知能力。但是控制食量要适当，应该慢慢进行，要学会控制方法。

《中国居民膳食指南》认为，进餐吃到七分饱比较好。适当控制饮食摄入量有利于延缓衰老，每餐吃七分饱的大致标准可参考下表（表 3-1）。

表 3-1　七分饱的感觉标准

饱腹程度	自我感觉
1 分饱	有饿的感觉，甚至有轻微胃痛、头晕、心慌的感觉
2 分饱	肚子咕咕叫，迫切想吃东西
3 分饱	觉得饿了，有想吃东西的要求
4 分饱	空腹感，但可忍住不吃
5 分饱	没吃饱，还能吃很多
6 分饱	有点饱，但还可以吃一些
7 分饱	吃饱了，可以再吃一点，但是不吃也行
8 分饱	吃多了点，有饱感，感觉胃有点满，但如要吃，还能吃
9 分饱	饱感明显，肚子觉得胀
10 分饱	已经吃不下了，多吃一口也难受

中国民间有句俗话："饭吃七分饱，健康活到老！"。为此，还应该了解常吃食物在胃里停留的时间：木瓜和西瓜在胃里停留 20 分钟；苹果和梨等含纤维丰富的食物停留 40 分钟；炒过的青菜停留 45 分钟；粮食和米面停留 90 分钟；豆制品停留 120 分钟；乳制品停留 90 分钟；坚果停留 2～3 小时；鸡肉停留 90～120 分钟；猪牛羊肉停留约 3～4 小时。留意食物在胃里停留的时间，可以帮助你正确安排两餐之间的间隔时间，以免饱腹时再吃下一顿。晚餐更加不宜吃得过饱，应该少吃肉类和其他油腻食物，以免它们在胃里停留太久影响消化和睡眠，引起脂肪堆积。

适当控制饮食是有利于健康。但是这并不是意味着吃得越少越好，对于健康老人，平衡饮食，吃个七分饱最有利于延缓衰老。意大利的一项研究表明，60 岁以上的老年人应该提倡低热量饮食。我们成年人目前普通饮食的热量还是比较高，大约在 2000 卡左右。为此，不仅要食不过量，而且要多吃低热量食品。植物类的食品（如某些杂粮）比动物类的食品热量低，更应提倡。但是由于年老人咀嚼及吞咽能力都比较差，一餐吃不了多少东西，为防止老年饮食热量的不足，宜少量多餐，以点心补充正餐可能提供的能量不足。

第二节　影响衰老的食物

衰老是一个渐进的过程。衰老的速度，不仅受到先天基因的影响，还与自身的饮食、生活习惯有密切的关系。在我们的日常饮食中，有些食物会促进衰老，同样另一些食物又可能有延缓衰老的作用。因此为了延缓衰老，老年人必需采用健康合理的平衡饮食，尽最大的努力，使自己的饮食结构科学、合理、健康。2022 年 2 月，发表于《公共科学图书馆·医学》杂志上的研究发现，仅仅改变饮食结构，就有可能延缓衰老延长寿命；改变越早，寿命延长的将会越多。研究发现，如果从 20 岁开始，饮食中添加更多豆类、全谷物、坚果，更少红肉、加工肉类，则可以使男性和女性预期寿命分别延长 12.9 岁和 10.6 岁，所以改变饮食模式也有助于延缓衰老延长寿命。澳大利亚悉尼大学研究发现，饮食摄入的总能量，以及蛋白质、脂肪和碳水化合物的平衡，不仅对肝脏代谢途径有强大的影响，而且影响控制细胞运行的基本过程，例如线粒体的功能，RNA 剪接等。前者是细胞产生能量的关键，后者则关系到细胞怎样根据基因蓝图准确地生产蛋白质。这两个基本过程都与衰老有着密切关系。此外研究还显示，饮食中蛋白质和摄入总热量最为关键，蛋白质作为影响饮食的最强驱动因素，可调节脂肪和碳水化合物的摄入量。膳食蛋白质与线粒体功能之间存在强烈的正相关。一系列研究告诉我们，用改变饮食方式，通过改善代谢，延缓衰老是可能的。

通过食物摄入的各种营养素中，多不饱和脂肪酸、膳食纤维、维生素 A、D、B3（烟酸）、C 和镁、锌、硒、大豆异黄酮、类胡萝卜素可能会减慢衰老的速度。其中维生素 B3、C 和镁、硒和大豆异黄酮等营养素可能会通过其抗氧化作用而发挥延缓衰老的作用，多不饱和脂肪酸、膳食纤维、维生素 A 和 D 等可能在减缓端粒长度缩短方面具有潜在作用，而锌和类胡萝卜素等可能具有减轻 DNA 氧化损伤的作用；高糖食物、反式脂肪酸、铁和铜等营养素摄入过量可能会通过增加机体的氧化损伤而加速衰老的进程；脂肪摄入总量和饱和脂肪酸摄入过多可能会降低机体的抗氧化能力，使细胞处于氧化应激状态，增加端粒磨损加速衰老。但是膳食对衰老在细胞水平上究竟有什么影响，还需要前瞻性研究进一步证实，同时对其具体机制进行深入探讨，从而为寻找延缓机体衰老的对策提供更多的科学依据。下面具体地介绍几种促进衰老的食物：

1. 腌制食品：有些老人为了追求口感会选择食用一些腌制过的食物，如咸肉，咸鱼、咸菜等。在腌制这些食物时，加入比较多的食盐和添加剂，腌制过程中会产生亚硝酸盐，它在体内酶的催化作用下，易与体内的各类物质作用生成亚胺类的致癌物质，长期过量摄入此类食品，对身体各器官都容易造成损伤，还容易出现高黏血症。此时血液循环速度减缓，容易造成血管堵塞，也加重肝脏负担，这都会加速器官的衰老。此外，盐易诱发很多心脑血管病和肾脏疾病，也会加速衰老。如果女性摄入的腌制食品过多，皮肤就很容易出现皱纹，老化加快。其原因是体内钠离子增加，导致皮肤细胞失水，从而促进皮肤老化，时间长了就会使皱纹增多，面色黑黄，也有可能导致面颊长出雀斑。若同时摄入动物性脂肪和蛋白质过多，则会影响肝脏正常代谢，引起色素代谢障碍，使面部雀斑更多、更明显。

2. 高温油烟、油炸食品和高脂食物：我国居民喜欢用高温食油来烹调菜肴，故灶台温度比西方家庭的灶台温度高出约50%。食物经过高温油炸后产生苯并芘、丙烯酰胺等类型的致癌物质，烹饪鱼肉时，温度超过200℃，就会产生多环芳烃等有害物质，食物原有的营养也会流失。摄入过多的油炸食物后还会引起体内氧化应激反应，导致自由基增加，造成细胞的氧化和衰老。此外，炸过鱼、虾、肉等的食用油，放置久后即会生成脂质过氧化物；长期晒在阳光下的鱼干、腌肉和长期存放的饼干、糕点、油茶面、油脂等，特别是产生哈喇味的油脂都会产生脂质过氧化物。脂质过氧化物进入人体后，会对体内的酶系统以及维生素等产生极大破坏作用，加速人体衰老。油炸食品、加工的肉类食品、肥肉、奶油制品等含油量高的食物都属于高脂食物。高脂食物富含饱和脂肪酸、不饱和脂肪酸与/或反式脂肪酸，它们容易导致氧化损伤，同时产生大量脂质过氧化物，在体内促发自由基反应，加重机体氧化损伤，进而催人衰老。近来家庭使用燃气灶烧饭时排放的致癌物引起大家的重视。美国斯坦福大学有一项研究表明，使用燃气灶烹饪过程中会释放大量的致癌物苯和大气纳米气溶胶，平均每分钟排放 2.8～5.8 微克苯，使用液化石油气的高功率灶排放更多，浓度甚至超过二手烟，做饭 45 分钟，厨房内苯浓度就会超标，如通风不良，等于吸 20 分钟汽车尾气。此外燃气灶还会出现不完全燃烧，排出大量纳米气溶胶，其排放量甚至超过汽车尾气，这些有害物质不能被吸排油烟机完全净化，若长期吸入苯等有害物质，会增加患白细胞和淋巴瘤的风险。所以做饭时除了及时打开吸排油烟机外，还要多开窗通风，减少有害物质持续存在。

油炸食品：油炸食品大多是用氢化油制作，也就是用实验室合成的油，这种油含有大量反式脂肪酸，它具有酥、脆、香等方面的特点，不少老年人都喜欢食用。但是油炸食品含脂高、热量高，还富含反式脂肪酸，经常吃油炸食品，除了容易引起肥胖外，还会促进炎症，影响新陈代谢和内分泌功能，加速细胞氧化，从而加快机体的衰老速度。另外油炸食品中常含膨松剂、色素等添加剂，经过反复高温加热后，会产生大量有害物质，增加患癌风险，容易导致心血管疾病等。

3.高糖和高糖食物：高糖是指摄入过量的有甜味的白糖、冰糖、红糖等，它不仅会加速皮肤老化，色素沉着，而且还会使体内炎症水平升高。同样如果摄入过量的碳水化合物、蛋糕、糖果、甜品、含糖饮料、高糖零食等生活中常见的高糖食物，也会产生类似的后果。还有些食物，虽然尝起来不甜，但是含糖量也不低，例如山楂、话梅、肉脯等零食，此外还包括果酱、冰激凌等。由于糖可以刺激大脑分泌多巴胺，使人产生快乐感，所以女性总以吃甜食会让心情变好为借口，难以抵挡"甜蜜"的诱惑。其实偶尔吃点甜食，也无妨，但经常过量食用，加速衰老就不可避免。对于高糖饮食对机体的危害将在第五章和附录里进一步讨论。

4.含酒精饮料：生活中大量或经常饮酒或含酒精的饮料，会使肝脏发生酒精中毒而致肝脏发炎肿大，甚至出现酒精性肝硬化。此外，它还会导致性功能衰退、阳痿等；女子则会出现月经不调，停止排卵，性欲减退甚至性冷淡等早衰现象。含酒精饮料不仅会损伤肝脏的健康，而且也会导致酒精在体内滞留，肝脏在清理酒精时，产生的自由基较多，对人体危害较大，很多疾病的出现都和自由基有关，而且每天大量饮酒会加速血管老化，促进心血管疾病的发生发展，进而导致人体加速衰老。啤酒虽然酒精含量不高，但是热量不低，500毫升啤酒能产生相当于1个馒头的热量。老人应该适当控制摄入量。

5.霉变食物：食物发霉后会产生大量的霉菌、毒素，这些毒素会损害肝脏、肾脏、神经系统等。霉菌容易污染餐具和食物，特别在南方闷热潮湿的黄梅季节，各种食物，包括粮食，均有可能发霉。食物发霉后会产生大量的霉菌、毒素，这些毒素会损害肝脏、肾脏、神经系统等。不要以为加热可以杀死霉菌和毒素，其实有很多顽强的毒素能扛住高温，比如展青霉（毒）素，它可以存在于腐烂或霉变的苹果、桃、梨、香蕉、葡萄、草莓、菠萝、西红柿等各种水果和果汁中。如果水果发了霉，这些毒素会进入水果，经过杀菌处理毒素含量可能会降低，但无法完全消除，应即停止食用。粮食、油类、花生、豆类、肉类、鱼类等食品发生霉变时，会产生大量的病菌和黄曲霉素。这些发霉物一旦被人食用后，轻则发生腹泻、呕吐、头昏、眼花、烦躁、肠炎、听力下降和全身无力等症状，重则可致癌、致畸，并促使人早衰，特别是黄曲霉素。

黄曲霉毒素是黄曲霉菌和寄生曲霉菌等产毒菌株产生的次生代谢产物，是一种强毒性物质。它是目前已知最强的化学致癌物之一。WHO的癌症研究机构曾将黄曲霉毒素划定为I类致癌物。天然污染的食物中它最常见，在中国和其他一些国家/地区，黄曲霉毒被普遍认为在原发性肝细胞癌形成过程中起重要作用。我们食用的花生、玉米、大豆以及外界的土壤、动植物，都存在被黄曲霉素污染的可能。我国于七十年代和八十年代先后在全国进行食品中黄曲霉毒的普查工作，结果发现黄曲霉毒素的污染有地区和食品种类的差别。长江及长江以南地区黄曲霉毒素污染严重，北方各省污染较轻。在各类食品中，花生、花生油、玉米污染最严重，大米、小麦、面粉污染较轻，豆类受到污染比较少。1980 年有人测定了从 17 个省的粮食中分离的黄曲霉 1660 株，广西地区的黄曲霉菌最多，检出率为 58%。总的分布情况为：华中、华南、华北产毒株多，产毒量也大；东北、西北地区较少。黄曲霉菌容易出现在湿热的环境中，它生长的最适宜温度是 26℃～28℃，温度越高，黄曲霉菌生长越快。这种霉菌适宜在温度高又非常潮湿的南方生存。其毒素的稳定性很强，一般温度难以将其破坏，即使用 100℃灭菌 20 个小时，也不一定能将其彻底去除。黄曲霉毒素的毒性很高，其毒性比氰化钾（即砒霜）还高很多倍。研究发现，摄入 1 毫克的黄曲霉素即可能致癌，摄入 20 毫克的黄曲霉素即有可能导致死亡。它是一种剧毒物质，黄曲霉毒素 B1 可引起细胞错误地修复 DNA，导致严重的 DNA 突变，还可抑制 DNA 和 RNA 的合成，从而抑制蛋白质合成。有研究显示，黄曲霉素对多种癌症的发生都具有诱导作用，尤其对肝癌。在一定剂量下可能直接诱发原发性肝癌。短期大量摄入可造成黄曲霉素的急性中毒，出现包括急性肝炎、肝组织出血性坏死等肝损伤；即使是少量的黄曲霉素，若是长期摄入，也会出现肝纤维化、生长发育迟缓等慢性中毒症状。

为了老年人的健康和长寿，延缓衰老，饮食中一定要避免黄曲霉素经食物摄入，对粮食要防霉，去毒。储藏食物一定要保持干燥，通风。家庭日常生活中注意厨房通风，黄曲霉素经常污染的地方，如菜板，要经常洗净晾晒，碗筷最好消毒，竹制或木质筷子要定时更换。发霉的花生、核桃等都容易产生黄曲霉素，应该避免食用。黄曲霉素是很苦的，食用花生、核桃等食物时如果感觉很苦，马上吐出来，并漱口。由于黄曲霉素具有耐热性，所以一般烹调加工温度（如煮沸）不能将其破坏。为了安全起见，如果发现储存的花生、玉米等食物有点发霉或者颜色不对，千万不要食用。

6. 含过量有害物质的饮食：最常见者为塑料微粒、含铅、含铝的食物和含有害金属元素和塑料微粒的水垢。含有铅的食物大多源于工业铅的污染，过量的铅进入人体会对造血、肝脏以及神经组织造成损害，损伤多种器官，因为铅会使脑内去甲肾上腺素、多巴胺和 5- 羟色胺的含量明显降低，造成神经传导阻滞，引起记忆力衰退、痴呆、智力发育障碍等症。人体摄入铅过多，还会直接破坏神经细胞内遗传物质脱氧核糖核酸的功能，不仅易使人患痴呆症，还会使人脸色灰暗，过早衰老。因此老年人最好远离有含铅超标的可能的食物，以下食物含铅可能超标：膨化食品，腌制食品以及劣质罐装食品（罐头、饮料等）、松花蛋、爆米花等。因此如果少量使用时也必须购买正规厂家的产品。另外，如铝，在人体内能与多种蛋白质、酶结合，影响体内多种生化反应。人体如摄入铝过多，会损伤大脑，导致记忆减退，甚至痴呆，还可能出现贫血、骨质疏松等，加速衰老。铝污染的食物常见于不合格的海蜇（过量的明矾所致）、某些油条和麻花、劣质粉丝等。老年人应该避免食用。

茶具或水具用久以后会产生含有害金属元素和塑料微粒的水垢，如不及时清除干净，经常饮用会引起消化、神经、泌尿、造血、循环等系统的病变，促进衰老，这是由于水垢中含有较多的有害金属元素如镉、汞、砷、铝和塑料微粒等造成的。有人对使用过 98 天的热水瓶中的水垢进行化学分析，发现其中含有上述多种有害物质。这些有害物质对人体危害很大，促进人体衰老。去除方法很简单：倒入少量白醋摇晃后搁置片刻即可去除。

7. 红肉和深加工肉制品：这些食品中富含亚硝酸盐防腐剂。目前已知，过量食用红肉与心血管病、癌症等多种疾病发病相关，它会加速皮肤衰老，因此饮食中减少红肉是延缓衰老、延长寿命的重要一环。2021 年发表在《自然·微生物学》上的一项研究发现，摄入大量红肉之后，食物残渣进入肠道，肉碱被肠道细菌转化为三甲胺，三甲胺进入肝脏之后，被氧化为三甲胺氧化物，它能抑制血液中胆固醇的降解，沉淀到动脉血管壁，导致血管壁加厚、硬化。2020 年有报道指出，从 1991 年到 2011 年间，饮食与生活方式对消化道癌症风险的影响一直在增加，红肉摄入量较高引起 BMI（身体质量指数）超标需要特别注意，因为它们是导致消化道癌症的首要因素之一，并预计在未来 20 年内影响更大。

深加工食品种类很多，以肉制品为例，它主要是指使用烟熏、腌渍、添加化学物等方式处理过的食物，除火腿和培根，还包括一些熏肉和香肠。一方面，加工肉类含盐很高，高盐会损害胃黏膜，加重肾脏负担，同时还会升高血压，使身体各方面受损，加快衰老。另一方面，加工肉类中含有大量食品添加剂，长期吃可能有潜在性的致癌作用，增加胃癌、结直肠癌等的发病风险。长期大量摄入食品添加剂对机体胃肠道、心脏、肾脏、血液、神经等造成危害。目前市面上遇到的食品添加剂有上千种，常见者如下：山梨酸钾、苯甲酸钠、焦亚硫酸钠、脱氢乙酸（钠）——防腐剂；阿斯巴甜、安赛蜜、三氯蔗糖——甜味剂；乙基麦芽酚——增香剂；亚硝酸钠——漂白剂；二氧化硅、亚铁氰化钾——抗结剂；核苷酸二钠——保鲜剂；亚硝酸钠——氧化剂、肌（核）苷酸二钠、碳酸氢钠——保鲜剂；卡拉胶、黄原胶——增稠剂；甘油脂肪酸酯——乳化剂；乙基麦芽酚——增香剂；胭脂红、柠檬黄——着色剂等等。食品加工的目的是为了让它更富含营养，以此满足某些特殊人群的特殊营养需求，例如为婴幼儿和老年人配方的奶粉，这些食品完全可以正常食用，但是目前我国市场上出现不少经过复杂加工，添加了香料、色素、甜味剂、乳化剂和多种其他食品添加剂的深加工食品，如起酥面包、蛋糕、糖果、各种酱料、巧克力、香肠、腊肠、汉堡、热狗、披萨、火腿、各种腌制肉类、油炸零食、膨化食品、冰激凌、雪糕、布丁/慕斯、加工果汁、人造饮料等等。因此，添加剂多的食品应该尽量少吃或不吃，特别如蜜饯、饼干、薯片、方便面、口香糖、奶茶等。这些深加工食品的危害不仅来自加工过程本身，而且因为这些食品加工后缺乏维生素、膳食纤维、矿物质，却富含糖、油脂和高盐、高热量，如果大量长期使用常会导致营养不均衡，甚至诱发炎症，影响大脑功能。具有引起认知减退、心血管疾病、代谢综合征和肥胖的风险。老年人长期过多地摄入食品添加剂对机体有害，应该尽量避免。常见的食品添加剂如亚硝酸钠，它经常出现在腌肉中，有时鲜肉里也会有，因为用了它，可以使肉色更加鲜艳，有害的是它会与肉里的胺作用形成亚硝胺，对机体造成严重危害；又如亚硫酸氢钠，可能会存在与干果里，10克左右就可能使人致死。2017 年 WHO 癌症研究机构公布的致癌物清单中亚硫酸氢钠属于 III 类致癌物。老年人选择食品时应该多看食物配料表的标签，如果写明有较多添加剂者，应该尽量少买少吃。最近据"科普中国"报道，国外有一项跟踪近 50 万人长达 8 年的研究发现，如果每天吃 25 克以上加工肉制品，如火腿、咸鱼、咸肉、牛肉干、午餐肉等，则老年人患痴呆的升高 44%，所以建议老人每周食用加工肉不超过 2 次，每次摄入量不超过 25 克。

8. 某些经过伪装的食品：老年人千万不要迷信市面上出现的一些冠以新营养"概念"伪装的新产品，如"低脂""无糖"等。这些都是商业噱头。以"低脂"为例，这类食品脂肪含量确实较低，但如果无视整体饮食摄入的能量，还是达不到控制体重的目的。况且某些低脂食品为了弥补味道的不足，还会增加糖用量，反而不利于控制体重。所谓的"低糖""无糖"食品，虽然没有添加蔗糖等精制糖，但可能添加了淀粉糖浆、麦芽糖浆、人工甜味剂等。长期食用人工甜味剂会增重，使老年人患糖尿病、高血压及心脏病风险增加。另外，无糖饼干、无糖面包、无糖汤圆等食品的主要成分是淀粉，经消化后依然会转化为葡萄糖，吃多了也会升高血糖。老年人千万不要上当。

与上述食物相反，有些食物具有延缓衰老的作用：

1. 富含抗氧化剂的食物：抗氧化剂可以清除自由基，减缓细胞的氧化过程，从而延缓身体的衰老进程。富含抗氧化剂的食物包括紫色和蓝色的水果和蔬菜，如蓝莓、黑莓、紫甘蓝、紫薯等。此外，绿茶、红酒、黑巧克力等食物也富含抗氧化剂，适量食用有延缓衰老的作用。

2. 富含维生素 C 的食物：维生素 C 是一种强效的抗氧化剂，可以增强人体免疫力，促进伤口愈合，延缓身体的衰老进程。富含维生素 C 的食物包括柑橘类水果、绿叶蔬菜、草莓、番茄等大多数新鲜水果蔬菜。

3. 富含维生素 E 的食物：维生素 E 是一种脂溶性的抗氧化剂，可以保护细胞膜免受氧化损伤，从而延缓身体的衰老进程。富含维生素 E 的食物包括坚果、植物油、鳕鱼等。

4. 富含 Omega-3 不饱和脂肪酸的食物：Omega-3 不饱和脂肪酸可以降低胆固醇水平，减少心血管疾病和炎症，同时还有助于改善大脑功能和视力，延缓身体的衰老进程。深海鱼，如三文鱼、金枪鱼和橄榄油等富含 Omega-3 脂肪酸，其他如亚麻籽、核桃等干果中含量也比较丰富。

5. 富含膳食纤维的食物：膳食纤维有助于保持肠道健康，维持肠道正常的菌群，增强机体的免疫功能。它还能促进食物的消化吸收，防止便秘和肠癌等疾病。同时，膳食纤维也可降低胆固醇水平，预防心血管疾病，从而延缓身体的衰老进程。富含膳食纤维的食物包括全麦面包、燕麦、豆类、水果和蔬菜等。

6. 富含优质蛋白质的食物：蛋白质是人体所需的基本营养素之一，可以维持身体的生长和修复，同时还有助于增强免疫力和保持肌肉健康。这些食物包括奶类、蛋类、鱼类、豆类、坚果、瘦肉类等。

德国专家安德烈亚斯乔普在《逆龄饮食——逆转慢性疾病与衰老的再生医学新成果》一书中提出，除了保持良好的饮食习惯外，吃对吃够抗氧化食物非常重要，它对延缓衰老起着重要作用，所以除了前面已经提及的外，建议大家重视以下 7 种延缓衰老的抗氧化食物的食用：

1）深颜色的水果蔬菜：颜色越深，抗氧化物质越多，如胡萝卜、番茄、菠菜、西兰花、紫甘蓝等深色蔬菜以及深色水果如蓝莓等。

2）可可：除了富含黄酮类化合物外，可可中儿茶素、花青素含量也很丰富。他们均有很强的抗氧化作用。因此低热量的无糖低脂可可值得一尝。

3）黑巧克力：比普通巧克力含有更多的可可，有较多的抗氧化物和矿物质。

4）坚果：富含优质脂肪、矿物质和抗氧化物质，如山核桃的抗氧化物质含量最高。

5）天然调味料：如生姜、肉桂、迷迭香等天然调味料是很好的超级抗氧化物质，而且还能增添食物的风味。

6）咖啡：以不加糖的咖啡为佳。它富含大量具有抗氧化功效的类黄酮，是普通人摄取抗氧化物质的重要来源。

7）绿茶：它含有的茶多酚、儿茶素具有强烈的抗氧化功能。

上述这些食物都有很强的抗氧化能力，经常食用可以协助机体抵抗衰老过程中由自由基导致细胞的脂质过氧化损伤，对组织器官起保护作用，从而延缓衰老进程。

第三节 饮食对疾病和死亡的影响

生活方式是影响衰老的重要环节，生活方式中饮食是重要的内容，其中饮食结构、饮食习惯和烹饪方法对衰老的影响最大。饮食不当与衰老、疾病、死亡密切相关。世界营养学著名学者柯林·坎贝尔博士甚至夸大地说："死亡，是食物（摄入不适当）造成的！"。

一、饮食结构

据统计，我国和全球因饮食结构不当患心血管病死亡者占 37%。据国际著名医学杂志《柳叶刀》报告（2017），在世界各地死亡患者中，饮食不当的前三位原因：盐太多；水果不足；粗粮太少。我国西安交大研究结果（2019）显示，国人因饮食不当致死前三位原因：粗粮太少；盐太多；水果不足。其结果与国外报道大致相似。新中国成立后，居民的总体营养水平不断提高，但是目前因饮食结构不合理造成的营养不均衡现象依然存在。据国家卫健委食品司介绍，当前我们国家居民人均烹调油用量超过推荐量的 40% 多，猪肉超过 30% 多，同时奶类及奶制品、大豆和豆制品、新鲜蔬菜和水果摄入量明显不足，迫切需要改进。据《柳叶刀》杂志统计，世界范围内近 20% 的死亡案例是饮食不当导致。

据上海 60 个敬老院老人的调查报告提示，目前我国老年人在敬老院中的水果摄入量是远远不够的，特别是一些县郊结合区。水果含有大量的维生素 C，不仅具有抗衰老作用，还能促进增强老年人的抵抗力。老年人每天最好能吃 350 克以上新鲜的水果。尽量少喝果汁。因为营养价值以吃新鲜水果的果实最佳，果汁中部分营养成分已经丢失，膳食纤维明显减少。患有糖尿病等慢性病的老人应严格选择水果品种，并控制摄入量。另外，应该鼓励老年人少吃红肉，多吃一些能够提高免疫力的食物，例如有些蔬菜能够提高机体免疫力，特别是在冬天，应该多吃一些，如大蒜，富含大蒜素，它有杀菌成分。洋葱含有硫胺素、微量元素、维生素 C 等，常吃可以提高机体抵抗力。生姜含有"姜油酮"有提神醒脑的作用，在季节交换的时候，多喝一些含有姜辣素的姜茶对提高机体免疫力有好处；小茴香有清理胃肠道的作用，还能抑制幽门螺杆菌的滋生。还有一些能够提高机体免疫力的食物，如石榴、猕猴桃、冬枣、香菇、西兰花、银耳、鹌鹑蛋、牛肉和胡萝卜等老人也应该多吃。

老年饮食中的红肉、加工肉类、含糖饮料和反式脂肪酸是引起衰老、导致多种疾病的"罪魁祸首"。《柳叶刀》杂志统计了世界各国红肉、加工肉类、含糖饮料、反式脂肪（图 3-1 从左到右）的平均每日摄入量，红肉中国吃得较多，其他三种食物中国都比高收入亚太地区摄入少，但是我国的心血管疾病、代谢性疾病的发病率和死亡率依然比较高。据 1982 年我国的统计资料显示，与不健康饮食有关的心血管病和糖尿病死亡人数为 107 万，1992 年为 97 万，2002年为 118 万，到 2010～2012 年则增加至 151 万（见 3-2 图）。目前，不良饮食仍与 51% 的心脏代谢性死亡、21% 的总死亡有关。不健康的生活方式是国人

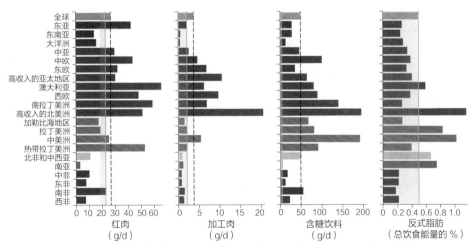

图 3-1　各地区居民四种食物摄入量比较（引自《Lancet》2019）

心血管疾病发病的主因。据统计，中国每年约有 300 万人死于心血管疾病，平均每 12～13 秒就有一人被心血管疾病夺去生命。三四十岁的人心肌梗死不罕见，已占了心肌梗死住院病人的五分之一左右。

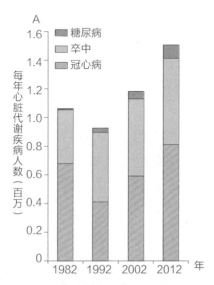

图 3-2　1982～2012 年不良饮食相关的心脏病、
脑卒中和糖尿病死亡人数（引自《中国循环杂志》）

饮食不当引起老年人因病死亡的原因中，主要是摄入食物结构不良。在该研究中，结构比例不良的 12 项主要饮食包括：食盐（钠）、海产品来源的 omege-3 脂肪酸、水果、全谷物、坚果、多不饱和脂肪酸、蔬菜、加工肉类、红肉、细粮、低脂奶制品、含糖饮料（图 3-3）。国人吃得不够的饮食包括：鱼和海鲜、蔬菜、全谷物、水果和奶制品。从国人的总体饮食上看，摄入的碳水化合物从占总能量的 80.8% 降至了 55.9%，脂肪吃得多了，占比从 12% 增至 32.3%。食盐多吃了 20%，细粮多吃了 25.5%。因此 90% 以上的国人食盐超标，80% 以上细粮超标。所以中国超标的饮食主要是食盐、精制谷物和肉类等。研究还发现，中国人的体重明显增加，平均体重指数（BMI）增长了 2.8，从 21.1 增至 23.9，导致大约 33 万人死于心血管病和糖尿病。同时，国人平均收缩压升高了 8 毫米汞柱，从 115 增至 123，约 111 万人因血压升高而死于心脏病和糖尿病。1982～2012 年，12 项主要饮食因素导致的心脏、代谢性死亡（包括因心脏病、中风、2 型糖尿病死亡）有所下降，从 62.2% 降至 51%，总死亡原因占比从 21.6% 降至 20.8%。

《中国心血管健康与疾病报告 2019》显示，我国 60 岁及以上人群冠心病患病率为 27.8%，18 岁及以上居民血脂异常率显著升高（2002 年 18.6%，2012 年 40.4%），40 岁以上人群脑卒中患病率为 2.1%（2013 年）。近年来糖尿病、高血压、心脑血管疾病等慢性病的发病均呈上升态势，这与长期膳食不平衡和油盐摄入过多密切相关。全球疾病负担研究显示，不合理膳食是中国人疾病发生和死亡的最主要因素。2017 年中国居民有 310 万人的死亡，可以归因于膳食不合理。

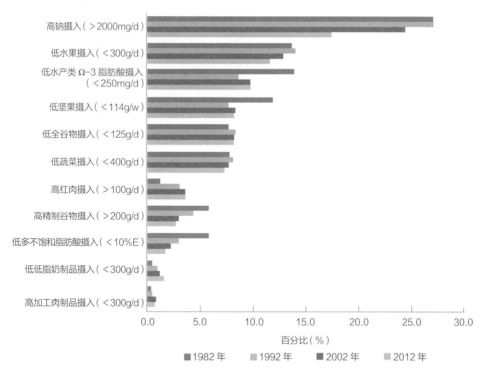

图 3-3　中国成年居民不良膳食因素的心血管代谢性疾病死亡的
归因百分比（引自《中国循环杂志》）

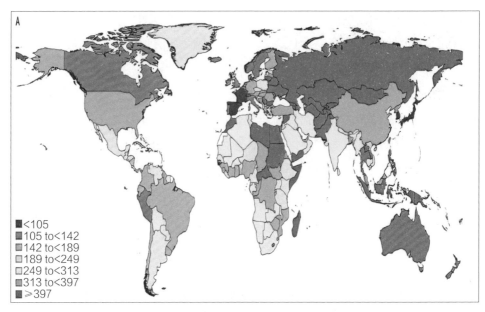

图3-4　因饮食结构问题引发的死亡率的世界形势图（引自《中国循环杂志》）
图上各种不同的颜色代表每10万人中的死亡数

　　根据图3-4显示，紫色块是地球上饮食结构引发死亡率最低的区域，实际上，虽然都是紫色，我们旁边的日本和韩国是数值上最低的区域，比欧洲的紫色地区更低。中国是橙色块，比蒙古和俄罗斯等橙红色国家好。但是2017年的统计结果显示，中国因为饮食结构问题造成的心血管疾病死亡率、癌症死亡率在世界人口大国中是比较高的。

　　近期，《柳叶刀》杂志上发布了全世界饮食领域的大规模重磅研究——195个国家和地区饮食结构造成的死亡率和疾病负担。调查显示，饮食问题造成全球每年1100万人早亡。全球五分之一人的死亡是跟饮食不健康有关。这些危险饮食包括：吃盐过多造成全球每年300万人死亡。食用全谷类食品过少同样导致300万人死亡。吃水果过少则导致200万人死亡。坚果类、植物种子、蔬菜、富含Omega-3的海产品以及膳食纤维等吃得不足也是造成人们早亡的主要原因。令人十分惊奇的是人类生命的最大杀手竟然不是糖和脂肪。研究结果还表明：全球接近20%的死亡与饮食有关，在世界人口前20名的国家中，中国因为饮食结构不合理而造成的心血管疾病死亡率、癌症死亡率都比较高。目前我国居民饮食中存在的主要问题是高盐、高精制碳水化合物摄入的饮食结构。尽管《中国居民膳食指南》推荐的每日盐摄入要少于 6 克，从最近几年的调查来看，我国居民日均盐摄入量都在 10 克左右，远远超过推荐量。除了食盐之外，味精、鸡精、酱油、腐乳等调味品，以及话梅、薯片这样的加工食品中的"隐藏钠"，都是钠（高盐）的重要来源。而高盐，已经被大量研究证实会增加高血压、脑卒中等心脑血管疾病以及胃癌的发病风险。我国居民饮食中的另一个隐患是，主食大多依赖精制碳水化合物，精制加工后的谷物几乎只有淀粉，没有膳食纤维，消化速度很快，非常不利于血糖和体重的控制，而全谷物则含有更多膳食纤维、维生素、矿物质等，多摄入可以降低结直肠癌、2型糖尿病等慢性病的发病风险。另外，过多的红肉（猪、牛、羊肉）、过少的不饱和脂肪酸摄入，也都是导致心血管疾病的重要因素，从而促进衰老，加速死亡。

二、进食和烹饪习惯

不良的饮食习惯对于疾病、衰老和食物有重要的影响，因此养成合理、科学、健康的饮食习惯（包括烹饪方式），对于延缓衰老十分重要。为此，建议老年人应该从下列几方面努力：

1. 进食数量有标准：按《中国居民膳食指南（2016 年版）》推荐，日常饮食中，不同食物的食用量应满足以下标准：每天食用粮食 200～300 克，其中全谷物和杂豆类 50～150 克，如大米、小麦、燕麦、大麦等。粗粮应占主粮 1/3 以上。薯类 50～100 克。蔬菜每天食用 300～500 克，深色蔬菜占一半。每天食用新鲜水果 200～350 克，果汁不能代替水果。每天食用豆类及其制品 30 克，坚果每周食用 50～70 克。推荐每天 1 杯奶，相当于 300 克液态奶或相当量的乳制品。每周吃鱼约 400 克。成人每日饮水 1500 毫升。建议每天食用畜禽肉（红肉和白肉）40～75 克，优先食用禽肉（白肉）。尽量减少食用加工肉类，能不吃就不吃。同时注意减少含盐加工食品的食用。世界卫生组织推荐的健康饮食标准是盐每天＜5 克（大约相当于一个啤酒瓶盖里的量）。尽量不喝酒。控制添加糖的摄入量，每天不超过 50 克，最好控制在 25 克以下；提倡饮用白开水和茶水，不喝或少喝含糖饮料。控制油脂摄入，成人每天烹调油建议量为 25～30 克，少吃肥肉、油炸食品。进餐要有规律，通常以能量（约 2,000 千卡）作为一日三餐进食量的标准。早餐提供的能量应占全天总能量的 25～30%、午餐占 30～40%、晚餐占 30～35%。早餐是一天中首次提供能量与营养素的进食，不吃早餐或早餐营养质量差是引起能量和营养素摄取障碍的重要原因。

2. 进餐时间符合科学规律：早饭在 7：00～8：00，午饭 11：00～12：00，晚饭不宜过晚，一般在睡前 3 小时左右，18：00～19：00 比较合适。早餐和晚餐均不宜太迟，法国巴黎大学邀请了 103,312 名平均年龄为 43 岁的志愿者随访 2 年后发现，8 点前吃早餐的人，与 9 点后吃早餐的人比，后者患糖尿病的风险增加了 59%，这是因为早餐的时间会影响血糖、血脂的控制和胰岛素的水平，影响人体生物钟和消化功能的规律，早上 7 点到 8 点吃早餐有助于配合生物钟的激素释放、促进代谢，提供早餐的能量。晚餐太晚也不健康，原理类似。另外，空腹时间不宜太长，因为到吃饭时间不吃饭，胆汁会不断分泌，储存在胆囊里，如果长期这样，会增加胆结石形成的风险。只有吃了东西，食物消化时才能刺激胆囊里的胆汁不断排出。不准时吃饭，经常进餐延迟，会导致多角度、各层次、全方位地变胖，脂肪更容易沉积。因此老年人的晚饭还是早点吃好。另外应该注意两餐不宜太靠近：美国《营养与营养学学会杂志》发表的研究结果指出，两餐间隔时间不要小于 4.5 小时。在每天吃三餐的人群中，每餐间隔在 4.5～5.5 小时的人与间隔低于 4.5 小时的人比，后者的全因死亡风险增加 17%，心血管疾病的死亡风险增加 22%，因此按正常节奏，安排一日三餐，最符合体内胰岛素分泌的工作节律，也与胃肠道排空时间一致。保证两餐之间间隔 5～6 小时。当然也应该根据进食的食物性质安排进餐时间，例如米面等碳水化合物的消化时间比较短，蛋白质、脂肪在胃内逗留时间比较长，消化时间比较长，所以具体的饮食时间还需参考上一餐的饮食结构进行微调。应该特别强调，最好每天用餐前应该有一定饥饿感，因为饥饿会激活体内的细胞自噬机制，自噬活动增强会加速体内代谢废物、破损的细胞碎片和衰老细胞，甚至癌细胞的清除，从而延缓衰老。

3. 养成良好的饮食顺序：进餐时除了吃多少之外，先吃什么也很重要。目前国际上比较公认，应该根据血糖的变化控制进食顺序，比较好的饮食次序是先吃蔬菜，然后再吃富含蛋白质和脂肪的肉类、蛋类，最后吃碳水化合物。这样不仅可以使血糖平稳，而且可以控制进食量，减少健康风险。在总热量不变的情况下按此进食次序，正常人和糖尿病人的餐后 2 小时血糖均下降，这是因为蔬菜的大量膳食纤维吸收以后形成胶团，延缓了糖分和油脂的吸收，此时再吃肉蛋类，它们的油脂逐渐刺激多种饱食激素，让人产生饱腹感，有利于控制每顿饭摄入的总热量。由此可见蛋白质和脂肪在一定程度上也可以去平衡血糖水平，它们虽然不能直接对血糖发生作用，但是启动了消化过程，为胰岛素的分泌做了一个"准备活动"，最后吃主食的时候，胰岛素已经"待命行动"，因此餐后血糖就可能升高缓慢。2020 年，新加坡研究人员在《临床营养学》杂志上发表论文指出，蔬菜——蛋白质——碳水化合物的吃饭顺序，对于控制餐后血糖的效果非常好；但是也有营养学家认为，应该先吃营养密度高的食物，如肉蛋之类，保证蛋白质比较充分的消化、吸收、利用；最后再吃营养密度低的碳水化合物等主食，这样主食的摄入量也可得到一定的控制。两种进食方法虽然略有不同，前者可能对血糖控制更有利些，后者对蛋白质吸收会有好处。可以有的放矢、因人而异地选择。

4. 进餐速度慢一些：2021 年 12 月，一项来自意大利的研究提示，吃饭的速度和代谢异常有密切联系，尤其是在肥胖人群中吃饭速度快，会显著增加血脂代谢异常的发生风险。研究人员强调肥胖门诊应评估患者的吃饭速度，膳食教育应强调吃饭速度要慢，这可能是降低肥胖人群发生代谢性疾病和心脏病风险的一个简单方法。因此一般主张，进餐细嚼慢咽，老年人进餐要吃得慢一点，充分咀嚼食物，这样才能及时把吃饱的信息传给大脑，也更有利于消化。建议每口食物咀嚼 25 下左右才咽下，这样既能增加吸收效率，又会减轻消化系统负担。吃一顿饭的时间保持在二十分钟左右。可以尝试在米饭里添加一些糙米等不易咀嚼的粗粮，这样有助于形成长期细嚼慢咽的好习惯。不过对高龄老人，由于他们的咀嚼功能减退或吞咽功能下降，尽量在烹调前将食材切小切细，食物煮软烧烂。新加坡临床营养学研究中心做过一项有趣的研究，他们对 11 名可灵活运用筷子、勺子的民众展开了的一项调查发现，用筷子吃饭可以延长用餐时间。150 克米饭，用筷子吃共用耗时 683 秒；而用勺子吃却只花了 418 秒。在可能情况下老人多用筷子吃饭不仅可使手指灵活性增强，而且还锻炼大脑的反应和协调能力。花较长的时间用餐也有助于降低升糖指数。因此应该呼吁在可能情况下，尽量鼓励老人多用筷子，少用勺子吃饭。

5. 科学合理地制备食物，减少菜肴制备过程中反式脂肪的产生：烹调、加工老年饮食时应该科学、合理，尽量多用蒸煮的方法，改变烹饪时常规用油炒菜的习惯，多用凉拌清蒸，少用煎炸和烧烤的方式对食材加工。蒸煮时高压蒸汽不但有消毒作用，而且它能最大限度地保持菜肴的原色、原汁、原味，保护菜肴中的蛋白质、维生素和膳食纤维应有的营养价值，为了达到此目的，对于一般的菜肴应该掌握蒸煮的大致时间（表 3-2）。

表 3-2　几种家常菜肴的大约蒸煮时间

菜肴	蒸煮时间（分钟）
螃蟹	10～20
鱼	15
生蚝	8
大虾	10
鸡蛋	8

日常炒菜过程中会产生少量反式脂肪酸，长期摄入较多反式脂肪酸对机体有一定危害，不利于延缓衰老。但是如果养成良好的烹调习惯，适当调整炒菜的方法，少用高温煎炸、烧烤，降低油温，在油温尚未明显升高的时，提早将菜放进锅内，这样可以减少反式脂肪酸及其他有害物质的产生。炒菜时使用的调味料是反式脂肪酸的主要来源，在热油爆炒过程中锅里加入的盐、醋、糖和水都有抑制食用油中的反式脂肪酸产生的作用，但是酱油里的谷氨酸却在高温时促进反式脂肪酸形成，因此如果我们把炒菜过程中用酱油的习惯改成关

火出锅时再加，那么菜里的反式脂肪酸就会减少。由于味精、鸡精富含谷氨酸，故也建议出锅时加。此外，用剩油炒菜也不可取。因为食用油经过高温后容易产生一些致癌物质，如苯并比醛类等。所以用剩油炒菜会严重威胁老人健康。炒菜时如将水没有沥干的菜下锅，水和油接触的瞬间剧烈气化，即刻造成周围微环境里 PM2.5（直径 2.5um 的颗粒物质）值迅速上升。大量吸入可直接危害肺组织及呼吸功能。长期大量吸入会增加发生肺癌或其他疾病的风险。

为老年人制备的食物温度要适当，不宜太烫，WHO 明确地告诉我们，经常摄入 65℃以上的食物或水会使消化道（特别是食道）黏膜发生烫伤，继而增加食管癌发生的风险。反之，如给老年人摄入过冷的食物，则它在体内必须被我们的体温加热，然后消化吸收，此过程耗能，因此我们如果能给老年人提供接近体温的食物，那就能为老年机体节约能量，减少不必要的消耗。也不会给胃肠道带去不适。

6. 防止烟雾的危害：食物烹饪、加工过程中或吸烟时会有炉火、烟尘、油烟微粒等有害物质产生，它们经呼吸道吸入肺部，渗透到血液中后，就会给机体带来极大的危害。如果是吸烟者，将烟吸入肺部，尼古丁、焦油及一氧化碳等长期积累可以致癌，还为胆固醇的沉积提供了条件，造成动脉硬化，促进人体衰老。近年来一些家庭老人很注意各方面保养，从不抽烟，但是仍然得了肺癌，原因很多，但是其中有一个可能，这与厨房里炒菜烧饭时的一些错误做法造成的烟雾有关，有些不合理的烹饪习惯，即使不致癌，也会严重危害老年人健康，加速衰老，应该尽量避免，如：炒完菜立即关闭吸排油烟机。高温油锅炒菜时，油烟里会有大量有害物质，如果刚炒完菜油烟还未完全散尽就关闭吸排油烟机，就会增加吸入有害物质包括某些致癌物质的机会，因此应该要延时关闭。食用油在高温的催化下，会释放出很多有害的烟雾，而长期大量吸入这种物质会改变人的免疫功能，增加患肺癌的风险。为避免这种危害，除了要有意识地减少油炸烧烤食物的制备，还特别应该注意制作菜肴时食用油的油温低一点，尽量不要超过油的沸点，以免引起较多的烟雾，为此，正如前面所说，建议老人们改变炒菜习惯，不要在锅里的油冒烟时才放菜（早一点放菜），这样可减少食用油在高温下产生有害的烟雾，还会使维生素 C，E 等营养物质减少破坏。

7. 进餐前后保持轻松愉快的情绪：老年人最怕孤单，因此进餐前，应该鼓励老人独立或参与食物的制备。新加坡学者曾经在"公共健康营养"杂志报道，每周做饭超过 5 次的老人，死亡风险降低 50%，排除一些影响死亡的因素（如经济能力、健康意识、食材选择等）后，多做饭仍可降低 41% 的全因死亡率。所以少叫外卖多做饭对健康老人来说是一个延缓衰老的好措施。吃饭时如果有人陪同老人一起进餐有利于刺激老人的食欲，食物也能多样化，使老人在食物摄入时细嚼慢咽。进食时气氛应该轻松愉快，不要生气，饭前可以少量喝点水或汤，这样可以促使消化液分泌，更快产生饱腹感，减少进食总量。饭后应该注意，不要大量喝水，以免冲淡胃液和其他消化液，影响消化吸收。饭后也不宜立即吃水果，此时吃水果容易堆积在胃内，无法消化，在胃内发酵，产生胃痛胃胀，时间长了，容易引起消化不良；饭后不能剧烈运动，运动使大量血液去肌肉，减少了胃肠道血流，它不但不利于消化而且还会导致胃下垂；用餐前后也不宜立即洗澡，以免热水洗澡时，皮肤血管扩张充血，影响饭后胃肠道消化需要的血液，尽量按照俗话所说：饱不洗头，饿不洗澡。老年人牙齿不好，有条件最好饭后刷牙，没条件时至少饭后应该漱口。饭后不立即用脑，建议适当小憩、听音乐放松等。午睡的话，略微活动一下以后再躺下，有利于胃内食物的排空和肠道的蠕动。

8. 少吃辛辣有刺激性食物，适量补充水果蔬菜和水：虽然辛辣香料能引起食欲，但是老年人吃多了这类食物，容易造成体内水分、电解质不平衡，出现口干舌燥、睡眠不良等症状，所以少吃为宜。多吃一些能够提高免疫力的食物，养成每天吃水果、定时喝水的好习惯。要鼓励老年人白天没有感到口渴时就定时补充水分，不能因为担心尿失禁或是夜间频繁跑厕所而放弃或减少喝水，但是晚餐之后，减少摄取水分，以免影响睡眠。此外，老年人每天服用复合维生素 / 矿物质片剂非常必要。老年人的个体差异很大，加上又长期服药，所以每个人需要额外补充的营养素也大不相同。有条件时让老年人每天服用一颗复合维生素/矿物质是最基本且安全的营养补充方法，尤其可以补充老年人特别需要的B族维生素、抗氧化维生素C及E、维持骨质的钙、增强免疫力的锌等。不宜擅自服用大剂量的单一补充剂，尤其是脂溶性的维生素A、D、E等，吃得过多会累积在体内，甚至出现并发症。

9.学会看标签，正确细致地选择食品：老年人的平衡饮食必须注重食材的认真选择，这是健康饮食的首要前提。老年人要学会认识食物，选择新鲜的、营养素密度高的食物。学会阅读食品标签，合理选择食品。学会观看和分析食品配料表对于正确选择购买健康食品十分重要。应该特别注意食品生产日期和保质期、食品储存条件、配料表、食品原材料数量的多少、添加剂、营养成分等，了解该商品的营养信息和特性说明。此外，粮食、肉蛋奶和水产、蔬菜、水果均要以新鲜为主。粮油盐的选择必须符合国家标准。老年人应该防止食用不新鲜的（即使刚刚开始腐烂）食品，例如腐烂的生姜和水果、长斑的红薯、发芽的土豆、发红的甘蔗、发霉的粮食、花生、坚果等。也不要吃没有完全成熟的蔬菜水果。食物保鲜最方便的方法就是放进冰箱保存，表3-3是几种常吃食物冷藏、冷冻的最大期限。

表3-3　常用食品保存的最大期限

食品	冷藏	冷冻
牛奶	7 天	
酸奶	15 天	
生鸡蛋	50 天	
熟鸡蛋	5 天	
蔬菜	7 天	
水果	10 天	
牛肉	2 天	60 天
鱼肉	2 天	180 天
猪肉	3 天	270 天

　　总之，食物虽然为我们提供了营养和能量，但是它本身（或者加工过程中）也包含或产生一些损伤机体的成分，这些成分或因素（上面已经分析）均会加速人体衰老。将其总结起来大致可分为三大类，第一类是产生大量自由基的食物，如高脂食物，它在变成能量时产生大量脂质过氧化物，触发自由基反应，加速衰老；第二类是产生糖化反应的食物，如油炸食品、高糖食物等，糖化反应会破坏胶原蛋白，它对皮肤衰老的作用最明显。第三类是引起炎症的食物，如大豆油、葵花籽油等 Omega-6 含量高的食物，还有人造黄油等反式脂肪酸多的食物都会加速衰老。为了延缓衰老，老年人应该远离这些食物。

　　饮食对衰老和寿命的影响很大，因此即使暂时做不到完全优化的饮食标准和习惯，但是只要开始改变和调整，慢慢地让你的饮食更加接近科学、合理、健康和平衡，这对于延缓衰老、延长寿命一定会有积极的作用和明显的效果。

本章小结

　　影响衰老的因素很多，其中生活方式中膳食的数量和质量起着重要的作用。科学合理的平衡饮食中强调每餐进食七分饱。介绍了近年来国际上流行的"轻断食"的方法及其对老年机体的作用。列出了具有延缓衰老作用和可能促进衰老的食品。为了通过饮食调整来延缓衰老，建议老年人养成各种健康饮食的习惯。饮食中食物结构的不良对衰老、疾病和死亡有重要影响。据统计，我国和全球因饮食不当患心血管病死亡者占 37%。因饮食不当致死前三位原因依次为：粗粮太少、盐太多、水果不足。其结果与国外报道大致相似。据国家卫健委食品司介绍，当前我们国家居民人均烹调油用量超过推荐量的 40% 多，猪肉超过 30% 多，同时奶类及奶制品、大豆和豆制品、新鲜蔬菜和水果摄入量明显不足，迫切需要改进。

第 **4** 章
"平衡饮食"

我国卫健委发布的"中国居民营养与健康状况调查"表明，近年来随着经济的发展，我国城乡居民的膳食、营养状况有明显改善，营养不良和营养缺乏的发病率不断下降，但是与此同时，又出现了膳食营养结构失衡的问题，具体表现为城市居民畜肉类食物和油脂摄入过多，全谷类食品、水果摄入偏低。因此如何安排日常饮食，使老年人经饮食摄入的营养均衡，有利于机体健康，达到延缓衰老、延年益寿的目的，已经成为当前迫切需要解决的课题。为此，建议大力宣传和提倡"平衡饮食"。

第一节　什么是"平衡饮食"

平衡饮食（Balance diet），又称平衡膳食，主要是指食物品种齐全、多样化、科学搭配的，可以保证各种营养的摄入比较均衡合理的饮食，在营养学上能达到各种营养素全面供给量的膳食。摄食者得到的热能和营养素都能达到生理需要量。摄入的各营养素间具有适当的比例，能达到生理平衡，因此也可称它为"科学饮食"或"合理饮食"。它不仅可以改善个人营养状况，还可以增强抵抗力。平衡饮食强调一日三餐注意食物搭配，品种多样，包括粗与细、干与稀、荤与素、冷与热等均衡搭配。平衡饮食能最大限度满足人体正常生长发育、免疫力和生理功能需要，满足机体能量和营养素的供给并降低膳食相关慢性病发生风险。获得平衡饮食是制订膳食营养素供给量标准的基本原则，也是研究人类营养以达到提高全民健康水平的最终目标。它是我们获取合理营养的根本途径。

平衡饮食的基本要求包括充足的能量；适量的蛋白质；适量的脂肪；充足的维生素和矿物质；适量的膳食纤维和水。

一、平衡饮食宝塔

图 4-1 是中国居民平衡膳食宝塔图（以下简称"宝塔"）。该图把平衡饮食原则转化为各类食物的数量和所占比例，并用宝塔图形表示。塔共分 5 层，各层面积大小不同，体现了 5 大类食物和食物量的多少。5 大类食物包括谷薯类、蔬菜水果、畜禽鱼蛋奶类、大豆和坚果类以及烹调用油盐。食物量是根据不同

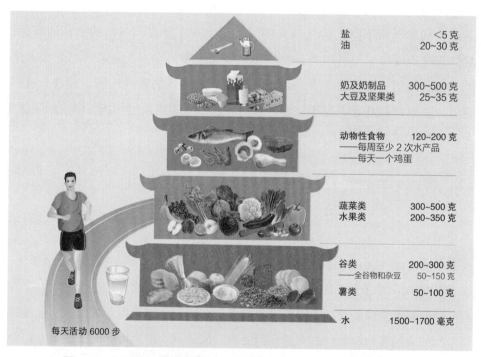

图 4-1 2022 年版中国居民平衡膳食宝塔（引自"中国营养学会"）

能量需要量水平设计，宝塔旁标明了在 1600～2400 千卡能量需要量水平时，成年人每人每天各类食物摄入量的建议值范围。

第一层（底层）：谷薯类食物

谷薯类是膳食能量的主要来源（碳水化合物提供总能量的 50%～65%），也是多种微量营养素和膳食纤维的良好来源。膳食指南中推荐健康人群的膳食应做到食物多样、合理搭配。谷类为主是合理膳食的重要特征。在 1600～2400 千卡能量需要量水平下，建议成年人每人每天摄入谷类 200～300 克，其中包含全谷物和杂豆类 50～150 克；另外，薯类 50～100 克，从能量角度，相当于 15～35 克大米。谷类、薯类和杂豆类是碳水化合物的主要来源。谷类包括小麦、稻米、玉米、高粱等及其制品，如米饭、馒头、烙饼、面条、面包、饼干、麦片等。全谷物保留了天然谷物的全部成分，是理想膳食模式的重要组成，也是膳食纤维和其他营养素的来源。杂豆包括大豆以外的其他干豆类，如红小豆、绿豆、芸豆、黑豆等。我国传统膳食中整粒的食物常见的有小米、玉米、绿豆、红豆、荞麦等，现代加工产品有燕麦片等，因此把杂豆与全谷物归为一类，包括马铃薯、红薯等，可替代部分主食。

第二层：蔬菜水果

蔬菜水果是膳食指南中鼓励大家多摄入的两类食物。在 1600～2400 千卡能量需要量水平下，推荐成年人每天蔬菜摄入量至少达到 300 克，水果 200～350 克。蔬菜水果是膳食纤维、微量元素等的良好来源。蔬菜包括嫩茎、叶、花菜类、根菜类、鲜豆类、茄果瓜菜类、葱蒜类、菌藻类及水生蔬菜类等。深色蔬菜是指深绿色、深黄色、紫色、红色等有颜色的蔬菜，每类蔬菜提供的营养素略有不同。深色蔬菜一般富含维生素、植物化学物和膳食纤维，推荐每天占总体蔬菜摄入量的 1/2 以上。水果多种多样，包括仁果、浆果、核果、柑橘类瓜果及热带水果等。推荐吃新鲜水果。在鲜果供应不足时可选择一些含糖量低的干果制品和纯果汁。

第三层：鱼、禽、肉、蛋等动物性食物

鱼、禽、肉、蛋等动物性食物是膳食指南推荐适量食用的食物。在 1600～

2400 千卡能量需要量水平下，推荐每天鱼、禽、肉、蛋摄入量共计 120～200 克。新鲜的动物性食物是优质蛋白质、脂肪和脂溶性维生素的良好来源，建议每天畜禽肉的摄入量为 40～75 克，少吃加工类肉制品。目前我国汉族居民的肉类摄入以猪肉为主，且增长趋势明显。猪肉含脂肪较高，应尽量选择瘦猪羊牛肉和水产品肉。常见的水产品包括鱼、虾、蟹和贝类，此类食物富含优质蛋白质、脂类、维生素和矿物质，每周吃鱼 400 克。有条件可以优先选择。蛋类包括鸡蛋、鸭蛋、鹅蛋、鹌鹑蛋、鸽子蛋及其加工制品，蛋类的营养价值较高，推荐每天 1 个鸡蛋（相当于 50 克左右），吃鸡蛋不能丢弃蛋黄，蛋黄含有丰富的营养成分，如胆碱、卵磷脂、胆固醇、维生素 A、叶黄素、锌、B 族维生素等，无论对多大年龄人群都具有益处。

第四层：奶类、大豆和坚果

奶类和豆类是鼓励多摄入的食物。奶类、大豆和坚果是蛋白质和钙的良好来源，营养素密度高。在 1600～2400 千卡能量需要量水平下，推荐每天应摄入至少相当于鲜奶 300 克的奶类及奶制品。在全球奶制品消费中，我国居民摄入量一直很低。多吃各种各样的乳制品，有利于提高乳类摄入量。大豆包括黄豆、黑豆、青豆，其常见的制品如豆腐、豆浆、豆腐干及千张等。坚果包括花生、葵花子、核桃、杏仁、巴旦木、榛子等，部分坚果的营养价值与大豆相似，富含必需脂肪酸和必需氨基酸。推荐大豆和坚果摄入量共为 25～35 克，其他豆制品摄入量需按蛋白质含量与大豆进行折算。坚果无论作为菜肴还是零食，都是食物多样化的良好选择，建议每周摄入 70 克左右（相当于每天约吃花生 20 颗）。

第五层：烹调油和盐

油盐作为烹饪调料必不可少，但建议尽量控制用量。推荐成年人平均每天烹调油不超过 25～30 克，食盐摄入量不超过 5 克。建议膳食脂肪供能比应占膳食总能量的 20%～30%。在 1600～2400 千卡能量需要量水平下脂肪的摄入量为 36～80 克。其他食物中也含有脂肪，在满足平衡膳食模式中其他食物建议量的前提下，烹调油需要限量。按照 25～30 克计算，烹调油提供 10% 左右的膳食能量。烹调油包括各种动植物油如茶籽油、橄榄油、菜籽油、葵花籽油、大豆油、花生油等，动物油如猪油、牛油、黄油等。烹调油也要多样化，应经常更换种类，以满足人体对各种脂肪酸的需要。我国居民食盐用量普遍较高，盐与高血压和肾脏病关系密切，限制食盐摄入量是我国长期行动目标。除了少用食盐外，也需要控制隐性高盐食品的摄入量。酒和糖在烹饪使用和单独食用时也都应尽量减少或避免。

　　图 4-1 中，强调了增加身体活动和足量饮水的重要性。水是膳食的重要组成部分，是一切生命活动必需的物质，其需要量主要受年龄、身体活动、环境温度等因素的影响。低活动水平时成年人每天至少饮水 1500 毫升（5～7杯）。在高温或高强度体力活动时，应适当增加饮水量。饮水过少或过多都会对人体健康带来危害。来自食物中水分和膳食汤水大约占 1/2，推荐一天中饮水和整体膳食（包括食物中的水，汤、粥、奶等）水摄入共计 2700～3000 毫升。身体活动是能量平衡和保持身体健康的重要手段。运动或身体活动能有效地消耗能量，保持精神和机体代谢的活跃性。鼓励老年人养成天天运动的习惯，坚持每天多做一些消耗能量的活动。

　　二、平衡膳食餐盘

　　为了把平衡膳食宝塔的内容落实到每一位老人，这里推荐中国居民平衡膳食餐盘。它是按照平衡膳食原则，描述了一个人一餐中膳食的食物组成和大致比例。餐盘更加直观，一餐膳食的食物组合搭配轮廓清晰明了。

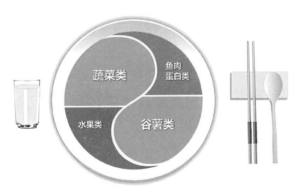

图 4-2　中国居民平衡膳食餐盘（提示各种食物的大致比例，引自"中国营养学会"）

餐盘分成 4 部分，分别是谷薯类、动物性食物和富含蛋白质的大豆及其制品、蔬菜和水果，餐盘旁的一杯牛奶提示其重要性。此餐盘适用于 2 岁以上的所有人群，是一餐中食物基本构成的描述。老年人完全可参照此结构计划膳食，即便是对素食者而言，也很容易将肉类替换为豆类，以获得充足的蛋白质。

平衡饮食应强调以下几点：

1）每天饮食中的食物构成要多样化，各种营养素应品种齐全，建议一天吃到 12 种以上的食物，一周吃到 25 种食物，餐品最好经常呈现五颜六色的食物，荤素搭配，这样才能达到营养丰富、平衡均匀。

2）饮食中多种食物的营养素之间比例应适当：如蛋白质、脂肪、碳水化合物供热比例大约为 1：2：4，优质蛋白质应占蛋白质总量的 1/2～2/3，动物性蛋白质占 1/3。三餐供热比例为早餐占 30% 左右，中餐占 40% 左右，晚餐占 25% 左右，午后点心占 5%～10%。

3）定时、定量的用膳制度：一日三餐定时、定量，且热能分配比例适宜，养成良好的饮食习惯。正常老年人消耗热量一天约 2000～2400 千卡，一天最低需要摄入 1000 千卡热量。老年人每天食物摄入量建议：盐＜5 克、油 25～30 克、奶及奶制品 300～500 克、大豆及坚果类 25～35 克、动物性食物 120～200 克（每周至少 2 次水产品、每天 1 个鸡蛋）、蔬菜类 300～500 克、水果类 200～350 克、谷类 200～300 克（其中全谷物和杂豆 50～150 克）、薯类 50～100 克、水 1500～1700 毫升。

第二节　平衡饮食中的各种平衡

老年人想要保持健康，延缓衰老，采用平衡饮食很重要。平衡饮食是健康的基础，在平衡饮食的帮助下人体可满足各种营养物质的需求，这样不仅可以有效提高机体免疫力，又可促进器官功能，延缓衰老。例如对不良饮食习惯，长时间挑食或偏食者，人体需要的营养无法满足需求，就可能会引发疾病促进衰老。因此，要掌握保养身体技巧，应该从平衡饮食来收获好处，才能吃得健康延缓衰老。平衡饮食能让老人通过正确的方式从食物中充分摄取营养。为了在日常用餐中贯彻平衡饮食的原则，必需了解饮食中的各种"平衡"。老年人处理好日常饮食中的各种"平衡"，既有利于防治疾病，又能延缓衰老。

1. 营养平衡

老年饮食中不仅要配置含有各种营养素（如蛋白、脂肪、碳水化合物等）的食材，同一种营养素的食材也应品种多样，而且还要注意其合适的比例。为了保证谷物和薯类食品的摄入，最好是吃多种五谷杂粮，保证人体碳水化合物的需求。肉蛋类食物能保证人体对蛋白质的需求，例如鸡蛋、鱼、肉类等。为了保证人体对膳食纤维、维生素的需求，要多吃新鲜蔬菜和水果；也要多吃豆类及坚果类食品，此类食品营养价值比较全面。老年人不要有偏食、挑食、暴饮暴食等坏习惯。近年来流行吃杂粮，杂粮含有丰富的膳食纤维，可以促进胃肠蠕动，对心血管疾病、糖尿病、结肠癌等疾病有积极的预防作用。但过量进食也会加重肠胃负担。因此摄入的粮食应粗细平衡。如长期吃精米、精面，容易导致 B 族维生素缺乏，故可以每周吃三四次粗粮。也可以将其煮粥或加工后（如打成粉）食用，这样可减轻胃肠负担。

2. 热量平衡

产生热量的营养素有三种，即蛋白质、脂肪与碳水化合物。热量平衡是指每日摄入食物的总能量要与活动消耗的能量大致相等。人体每日的活动要消耗大量的能量，能量的补充主要来源于食物，摄取食物的首要目的是补充能量，摄入食物的多少主要取决于人体的基本生命活动和运动消耗。一般情况下，每日摄入的能量达到身体所消耗能量的 90%～115%，就是合理的。如果长期能量摄入不足，就会影响身体正常发育，出现身体消瘦、疲劳、乏力、抵抗力下降等营养不良症状；反之，若长期能量的摄入大于消耗，超过的部分就会转化成脂肪在体内储存起来，其结果是导致肥胖，严重的会影响呼吸和循环系统的功能。体重是否稳定是衡量能量摄入与消耗是否平衡的直接指标。老年人为保持体重适中，蛋白质、脂肪与碳水化合物三种营养成分的合理比例约为 1∶2∶4。一般认为老年人吃低热量的饮食比较合适（热量在 1500～2000 千卡左右）。

3. 酸碱平衡

食物有酸碱之分并非指味道而言，是指食物在体内最终代谢产物的性质。凡最终代谢产物带阳离子碱根者为碱性食物。如蔬菜、水果、奶类、茶叶等，特别是海带等海洋蔬菜，为碱性食物之冠。又如柠檬，吃起来味道是酸的，但是它到了体内柠檬酸根与钠离子的结合后就变成碱性。同样假如最终代谢产物内带阴离子酸根者为酸性食物，如肉、大米、面粉等。酸性食物含蛋白质多，碱性食物富含维生素与矿物质。但是由于机体具有完整的酸碱缓冲系统，因此不管吃了酸性食物还是碱性食物，经缓冲系统的作用，最终血液始终保持弱碱性（正常血液 pH 值为 7.44）的正常生理状态。为接近体液的酸碱环境，建议老年饮食中可以多吃一些碱性食物。

4. 口感平衡

食物的酸甜苦辣咸 5 种味道对身体的影响是不同的：

酸味——来自食物中的有机酸，可提高胃酸浓度，增进食欲。酸味能够增强肝功能，并促进钙、铁等矿物质与微量元素的吸收。酸味食物也富含维生素 C，在益智防病方面有显著功效，我们常说多吃酸可预防肝胆疾病，有一定的道理。但是酸吃得过多容易加重胃病的病情，所以患各种慢性胃炎、胃溃疡、胃食管反流等胃病患者不宜易多食。

甜味——甜味是老人喜欢的一种味觉。甜味主要来自葡萄糖、果糖、蔗糖。碳水化合物中的羟基越多，该物质甜味就较重。甜味使人感到舒服，为人体提供能量，也可促使大脑释放多巴胺等神经递质，产生愉悦感觉。但是过多摄入对机体有害。

苦味——来自食物中的有机碱，且与某些氨基酸与维生素 B_{12} 有关。它能促进消化，控制血糖，降低胆固醇，有助于预防心脏病、促进代谢和增强免疫力等多种作用。

辣味——并不是属于味觉，它是刺激鼻腔和口腔黏膜的一种痛觉。适当的辣味能刺激胃肠蠕动，增加消化液分泌，提高淀粉酶的活性，并可促进血液循环和机体代谢，所以有增进食欲的效果。辣味会在舌头上制造痛苦的感觉，为了平衡这种痛苦，人体会分泌内啡肽，消除舌上痛苦的同时，体内制造了类似于快乐的感觉，所以很多人喜欢辣味食物。老年膳食中应用宜适量。

咸味——可向人体供应钠、氯两种电解质，调节渗透压及正常代谢。在呕吐腹泻等失水的情况下要吃咸食以补充丢失的钠。但是摄入过多的钠，容易引起高血压、肾脏病。因此，老人饮食中钠的摄入应该控制。

此外，干湿平衡也是口感的一部分。老人少吃干菜，多吃些流动性的食物、喝汤、豆浆、牛奶等，它可有助于老年人对食物的吞咽、消化吸收，同时给人体补充水分，每顿饭的饮食应该干湿平衡，这样才能对健康有益。

5. 颜色平衡

各种颜色的食物所含营养成分的侧重点不同，因此提倡餐桌上的菜要色彩丰富。促成营养互补的效果。

白色——以大米、面粉等为代表，富含淀粉、维生素及纤维素，但缺乏赖氨酸等必需氨基酸。肉类中的鱼、虾、贝壳类食物属于白肉，富含优质蛋白和不饱和脂肪酸，但是缺乏某些维生素。白色的豆腐富含植物蛋白，但是缺少赖氨酸。

黄色——以黄豆、花生为代表，可提供优质蛋白、脂肪及微量元素。蛋白质含量相当高，脂肪较少，适宜中老年人和已患高血脂及动脉硬化病人食用。

红色——以畜禽肉为代表，脂肪含量较高、红肉含铁、含维生素 B12 丰富，但其他维生素相对不足，长期过多摄入易致心脏病与癌症。

绿色——以蔬菜、水果为代表，是人体获取维生素的主要来源，蔬菜水果中还富含膳食纤维，可减少心脏病与癌症的发生。

黑色——以黑米、紫菜、黑豆、黑芝麻等为代表。富含铁、硒、赖氨酸，但蛋白质含量较少。

因此多种色彩的食物一起食用不仅满足视觉享受，促进食欲，而且不同食物间可以取长补短，在氨基酸的利用上起互补作用。总之，为了延缓衰老，正确处理好老年饮食中的各种平衡十分重要，它不仅有利于老年人获取全面的营养，而且对食物的消化吸收、养生保健和预防疾病都有重要作用。

第三节　几种流行的饮食模式

各个国家均有自己的特殊饮食方式，我们应该了解和学习各国饮食模式的优点，"去粗取精"。有人在走访挖掘了 50 个国家的饮食方式，并吸取营养师和医生的专业建议后，在议论"全球最健康的饮食方式"时，将冰岛的饮食方式确定为最佳。从健康情况的结果来看，这似乎能得到印证，毕竟很多全球高发的疾病，譬如阿尔茨海默病、心脏病、糖尿病等在冰岛的发病率都较低。具体来看，首先，冰岛是个鱼类食品消耗大国。根据当地居民介绍，冰岛人每周要吃四五次鱼，种类亦颇为丰富，而且以深海鱼类为主，这些鱼中富含的 Omega3 脂肪酸人体不能自行合成，但对降血脂、降血糖、缓解多种疾病和疼痛有很好的作用。除了吃鱼，冰岛人的餐桌上常见的食物还包括高纤维的黑麦面包、全麦意面、家庭农场生产的肉、蛋和奶制品，以及各类蔬菜水果。更重要的是，冰岛人不喜欢加工食品，认为食品加工越多，就越不健康。而加工少则意味着，盐、糖、油等的使用也更克制。这些饮食习惯更加符合当前的平衡饮食理念。在亚洲，日本的情况与挪威类似。日本的人均寿命在世界上一直名列前茅，这跟饮食有一定的关系。他们的吃法值得我们参考：日本饮食的特点是吃大量的鱼，特别是深海鱼，其消耗量甚至超过大米；每餐食物的种类很多，看上去五颜六色，但分量都很少；烹调方法相对简单，多用凉拌、生食，菜肴清淡，没有大量的油、盐、糖；吃起来常常细嚼慢咽。

目前国际上流行多种饮食模式。各种饮食的提倡者均认为自己支持的那种饮食是科学、合理的平衡饮食。但是这些饮食模式大都是针对特定对象设计，对于中国的普通老人不一定适合，即使在国外受到广泛推崇的"地中海饮食"，它也是主要适合欧美国家的居民，我国老年人只能吸取其饮食结构设计上的思路，结合我们的国情和中国老年人的饮食习惯及爱好，经过一定的改良，才能被大家接受采纳。下面介绍几种比较有名的西方饮食模式和我国的"江南饮食模式"。

一、地中海饮食（Mediterranean diet）

地中海饮食，是泛指希腊、西班牙、法国和意大利南部等处于地中海沿岸的南欧各国以蔬菜水果、鱼类、五谷杂粮、豆类和橄榄油为主的饮食风格。营养学家发现这些国家居民经常吃地中海饮食后心脏病发病率很低，患糖尿病、高血脂、中风、认知障碍（如阿尔茨海默病）的风险减少，寿命普遍延长，经过大量调查分析发现，这与该地区的饮食结构和饮食习惯有关。

地中海饮食是一种简单、清淡以及富含营养的饮食。基本构成是以谷物为主食，尤其是全麦谷，加上新鲜的蔬菜水果，尽量采用白肉，即鸡鸭鱼和水产品，一日三餐中要有坚果和杂粮，食用油以含不饱和脂肪酸比较丰富的橄榄油、亚麻籽油、葡萄籽油为主，每天有酸奶，尽量用调料代替盐。其食物结构以种类丰富的植物食品为基础，对食物的加工尽量简单，并选用当地、应季的新鲜蔬果作为食材，原汁原味，尽量避免微量元素和抗氧化成分的损失。烹饪时用植物油（含不饱和脂肪酸）代替动物油（富含饱和脂肪酸）和各种人造黄油，尤其提倡用橄榄油。脂肪占膳食总能量最多35%，饱和脂肪酸不到7%～8%。适量吃一些低脂或者脱脂的奶酪、酸奶类的乳制品。每周吃两次以上鱼或者禽类食品。一周吃4～7个鸡蛋。用新鲜水果代替甜品、蜂蜜、糕点类食品。每月最多吃几次红肉，总量不超过340～450克（7到9两），而且尽量选用瘦肉。进餐时适量饮用红酒，但避免空腹饮用。男性每天不超过两杯，女性不超过一杯。地中海式饮食十分强调摄入食物适量、平衡的原则。饮食习惯良好，生活方式健康、生活态度乐观、坚持运动锻炼。地中海饮食深受国际营养学界推荐。有人甚至认为这是一种最健康、对心血管有好处、适合糖尿病、容易遵循的以植物为主的饮食。国外推荐老年人采用，认为对老人的延缓衰老和延年益寿有重要作用。总结其特点如下：

1）每餐都有水果、蔬菜、全谷物、橄榄油、豆类、坚果、香料。

2）每周至少吃 2 次鱼和海鲜。

3）禽类、蛋类、奶制品每周不可少。

4）偶尔吃红肉和甜食。

5）基本不喝酒，如果喝，只选葡萄酒，女性普通茶杯每天限一杯，男性限二杯。

地中海饮食是一种高蛋白、低脂、低热量、高膳食纤维、高钙、高维生素、抗氧化的食谱。但是这是适合欧洲人食用的食谱，符合他们的饮食习惯和喜好，所以国内有营养学家建议在此基础上适当改良，例如用多种植物油、茶油、豆油、花生油、玉米油、葵花籽油等来替代橄榄油，因为这些油中的不饱和脂肪酸的含量也高，它可能更符合我们中国人，特别是老年人的饮食习惯，减少红肉、加工肉的摄入，增加饮食中的乳制品，这也符合近年来大家的饮食菜谱的变化。至于欧洲的金枪鱼、三文鱼如果国人吃不习惯，那完全可以用带鱼、大虾等代替，因为这些鱼虾与金枪鱼、三文鱼类似，也富含单不饱和脂肪酸和多不饱和脂肪酸。

二、生酮饮食（ketogenic-diet）

通常是指碳水化合物含量非常低、蛋白质含量适中、脂肪含量高的饮食，目的是用这种饮食诱导酮症或酮体的产生。酮体可以作为神经元和其他不能直接代谢脂肪酸的细胞的替代能源，尿酮水平经常被用作饮食依从性的指标。"经典"生酮饮食通常是指医学监督下的极低碳水化合物的饮食，膳食脂肪 / 膳食蛋白质和碳水化合物的比例为 4∶1 或 3∶1。

生酮饮食是一个高脂、低碳水化合物和适量蛋白质的饮食，它模拟了人体饥饿状态。脂肪代谢产生的酮体作为另一种身体能量的供给源，有对抗脑部惊厥的作用。生酮饮食抗惊厥机制还不完全清楚，一般认为有以下可能：

1）改变脑的能量代谢方式。

2）改变细胞特性，降低兴奋性和缓冲癫痫样放电。

3）改变神经递质，突触传递的功能。

4）改变脑的细胞外环境，降低兴奋性和同步性。

生酮饮食适用于所有年龄段的各种发作类型的难治性癫痫和单纯性肥胖患者。

2021 年 9 月，美国责任医师协会、纽约大学等单位的研究人员对生酮饮食进行了全面评估，权衡生酮饮食与慢性病的利弊关系，研究结果认为，对大多数人来说，生酮饮食的风险大于益处。2024 年 5 月国际著名权威期刊《自然》杂志子刊有论文认为，在小鼠实验中发现，生酮饮食可导致体内多个器官的细胞衰老，在人类中，也观察到类似的细胞衰老和多种与衰老相关的促炎因子水平增加，它不仅可能与血液中的"坏胆固醇"LDL 水平较高有关，而且还可能与心脑血管相关疾病如心绞痛、冠状动脉阻塞以及中风等的发病风险增加（2 倍）有关。但是至今仍有人认为生酮饮食和营养性酮症对延缓衰老有好处，因为在临床前（动物）研究中发现，生酮饮食不仅可通过酮体对肠道干细胞库发生作用，促进肠道干细胞的更新，而且营养性酮症还可以改善线粒体功能，减少可能导致的炎症反应，并促进干细胞更新。也有临床前研究表明，生酮饮食可以延长小鼠的寿命和健康期。但是这些结果是否可以推到人类，还有待进一步观察研究。所以目前对于生酮饮食在延缓人类衰老上的作用，结果没有肯定，存在争论。

三、得舒饮食（DASH Diet）

得舒饮食的全称是 Dietary Approaches to Stop Hypertension，也简称它为 DASH 饮食。它是由美国心肺及血液研究所为高血压患者设计的饮食方法，目的是阻止和预防高血压。该饮食主张多摄入蔬菜、水果、水果干（葡萄干、枣等），主食多吃全谷杂豆，少吃或不吃精白谷物，用鱼类、低脂奶类、禽肉和坚果代替红肉，烹饪中少用反式脂肪酸和高饱和脂肪的油脂（牛油、猪油、棕榈油、椰子油等），盐的摄入量每天控制在 6 克以下。

推荐者认为，这种饮食能为身体提供更充足的钾、钙、镁、维生素 C、叶酸、膳食纤维和多种抗氧化物质，它能有效预防心脏病、高血压，控制血糖和血脂。曾连续几年被美国媒体评选为最佳饮食方法之一。

四、弹性素食饮食 (Flexitarian Diet)

弹性素食饮食由美国注册营养师创立。这种饮食强调素食主义者不要完全放弃肉类，可以少量吃，日常多摄入豆类、坚果等植物蛋白和奶制品。一项针对 5 万多名瑞典健康女性的调查表明，素食者中肥胖、高血压和冠心病的发病率都较低，但发生铁、锌、维生素 B$_{12}$ 等营养素缺乏的可能性更高。鱼肉蛋奶中的蛋白质含有人体的必需氨基酸，较容易消化吸收。全谷物主食含有一部分蛋白质，但质量略低。豆类、豆制品含有较为优质的植物蛋白，虽然消化吸收率低于动物蛋白质，但富含多种抗氧化物质、维生素 E、维生素 K 和膳食纤维，有益于心脑血管疾病、糖尿病。因此，素食者应特别注意补充豆类食物。需要提醒的是，豆类的种子结构较紧密，妨碍消化吸收，肠胃不好的人应注意烹调方式，例如用压力锅焖煮。

五、江南饮食 (Jiangnan cuisine)

中国地大物博，各地均有比较著名的饮食体系。如以江南地区饮食为例，它多蔬菜水果、多鱼虾水产品、适量的谷类和肉禽类、烹调清淡少盐等习惯值得推广。有研究报告提到，长期使用该膳食模式的人群，不仅预期寿命比较高，而且发生超重、肥胖、2 型糖尿病、代谢综合征和脑卒中等疾病的风险均较低。江南饮食对中国人来说，无疑是更加本土化的一种饮食模板。它是一种具有代表性的健康中国饮食模式，也是《中国居民膳食指南》提倡的"东方健康膳食模式"。根据我国肥胖病的研究，发现我国居民存在"北胖南瘦"的现象，而这跟南北方的饮食差异紧密相关。以浙江、上海、江苏为代表的江南地区膳食与北方普遍的膳食模式相比，它更加清淡，具有食物多样、蔬菜水果豆制品丰富、鱼虾水产多的特点。这样的模式有助于预防营养素的缺乏和肥胖的发生，并且对相关慢性病的发生也有干预作用，有利于延缓衰老和延年益寿。因此江南饮食被认为是具有代表性的健康中国饮食模式，也更接近"平衡饮食"的要求。与地中海饮食相比，江南饮食具体特点如下；

1. 富含蔬果及五谷杂粮：多吃蔬果，增加全谷物摄入，限制精细粮（碳水化合物）是几乎所有健康饮食模式的基础。江南饮食同样将此作为核心之一。

地域区别和气候因素很大程度上限制了北方居民可以获得的蔬果，南方更加丰富的蔬果种类造就了更加均衡的饮食文化。不过，虽然南方饮食较北方更加多样，蔬果摄入情况较好，但总体来说蔬果摄入在全国范围内都仍需加强。根据最近一次对我国居民蔬果摄入的研究，我国居民蔬菜水果摄入不充足率为78%，总体处于缺乏状态。全谷物保留了完整谷粒所具备的营养成分，有助于维持健康体重，还可以降低心血管疾病、2 型糖尿病、肠道癌症等疾病的患病风险。地中海饮食中的主食就是以燕麦、薏米、糙米、黑米、玉米等为主。但我国超过 80% 的成年居民全谷物摄入严重不足，在摄入五谷杂粮方面，无论南北，都还需要做出更多的努力。在效仿江南饮食模式的实践中更是不能简单地将主食从面换成米，北方居民吃小米、荞麦等杂粮的优良饮食习惯需要得以保持。

2. 烹饪用油有不同：橄榄油是地中海饮食的核心之一，橄榄油是当地居民烹饪、烘烤和调拌的日常用油。不可否认，橄榄油富含不饱和脂肪酸，有助于降低胆固醇水平，是非常健康的食用油。但对很多中国人来说，橄榄油无论从价格还是风味来说都不容易被大多数国人接受。山茶油、菜籽油、葵花油、大豆油、花生油、玉米油等才是中国人更常用的食用油，而这些植物油各有优点。江南饮食模式对食用油的关注不止在品种上，更是将重点放在控制食用油的用量，提倡以更温和更清淡的方式烹饪食物，从整体上降低中国居民的油脂摄入。

3. 增加水产品摄入减少红肉消费：鱼虾海鲜可以提供大量的蛋白质。金枪鱼、沙丁鱼、三文鱼等富含对身体有益的 Omega-3 脂肪酸。地中海饮食对鱼虾类菜肴的烹调频率很高，有助于降低血液黏稠度和血压，提高有益的高密度脂蛋白胆固醇的水平，促进心血管健康，对关节炎、抑郁症等疾病的发生也有很好的预防作用。与高频率的鱼虾摄入的同时是较低的红肉摄入，地中海地区人们不仅少吃猪、牛、羊等红肉，吃红肉时也是主要食用瘦肉部分。这减少了饱和脂肪和胆固醇的摄入，也有益于降低身体的慢性炎症反应。在增加水产摄入、适量食用禽肉、减少红肉消费等这几个方面，江南饮食与地中海饮食出奇地一致。

4.改变调味方式减少食盐摄入：多样的香料也是地中海美食的一大特色。香料的运用可以改善食物风味，同时减少油盐的使用。而食用盐摄入过量一直是我国居民饮食的一大问题。江南饮食则以清淡菜肴居多，常用料酒、葱、姜腌制调味，香菜、食醋佐味并善于搭配不同食材以达到增加风味的目的。这种饮食模式有望从整体上减少食盐的摄入。但值得注意的是，根据研究，中国北方居民每日平均食盐摄入量在过去四十年中有所下降，但南方居民每日食盐摄入量却有所上升。南北食盐量的差距正在缩小，却仍然保持在较高水平。所以对江南饮食的推广不仅要提升北方居民的饮食质量，也要帮南方居民回归健康饮食，达到成年人每天摄入食盐不超过 5 克的目标。江南饮食整体上都和地中海饮食相接近，但是江南饮食，要做到控制添加糖的摄入量，每天最好控制在 25 克以下，并做到不喝或少喝含糖饮料。

5.简单加工，应时应季：食物加工程序简单，选用当地、应季的新鲜蔬果作为食材也是地中海饮食的特点之一，沙拉、炖菜、烤鱼是经典的地中海美食，这些菜肴很少运用油炸、爆炒等烹饪方式，可以减少烹饪过程中维生素及抗氧化物质的损失。相对应的，江南饮食讲究吃时令菜肴的特点，如春笋肉片、芦蒿香干、清蒸鲈鱼、虾皮茭白等都是一年一度不可错过的低油、低盐的美食。并且在烹饪上江南饮食也多提倡用简单的加工方式保留食材的原本风味。

现将江南饮食与地中海饮食的内容用表做一个简单比较（表 4-1）。

表 4-1　江南饮食与地中海饮食的比较（据"百度"修改）

	江南饮食	地中海饮食
主食	以稻米为主	以燕麦、小麦、黑麦等全谷物为主
蔬菜水果	应季蔬菜水果充足，深绿色叶菜比较多	大量蔬菜和杂豆摄入
蛋白质食物	以家禽类和长江流域（或深海鱼）河鲜为主红肉较少	以家禽类和深海鱼等海鲜为主红肉较少
	辅以豆腐等豆制品	辅以酸奶、奶酪等乳制品
油类	以菜籽油为主（单不饱和脂肪酸）	以初榨橄榄油为主（单不饱和脂肪酸）

续表

	江南饮食	地中海饮食
饮品	茶和白开水为主	葡萄酒佐餐
烹饪方式	以白灼、爆炒、清蒸、清炖为主	凉拌为主

本章小结

平衡饮食主要是指食物品种齐全、多样化、科学搭配的，可以保证各种营养的摄入比较均衡合理，在营养学能达到各种营养素全面供给量的膳食。列出了2022年版的中国居民平衡膳食宝塔图及其具体内容，并推荐中国居民平衡膳食餐盘，按照平衡饮食原则，在每天消耗热量约2000千卡时，老年人一天的食物组成、数量（至少）和大致比例：谷物200克；薯类50克；蔬菜300克；水果200克；动物肉130克（其中水产品40克，畜禽肉40克，鸡蛋50克）；鲜奶制品300克；大豆坚果25克；豆制品10克。蛋白质、脂肪、碳水化合物之比大约为1∶2∶4。食用油25～30克；盐＜5克；食用糖＜25克；水1500毫升。阐述了平衡饮食的主要原则和具体做法中的各种平衡。介绍了世界上流行的几种饮食模式，比较了国际流行的"地中海饮食"与我国"江南饮食"的组成与内容。认为"江南饮食"模式比较适合我国老年人作为平衡饮食采用。

第**5**章
老年饮食中的碳水化合物

碳水化合物又称为醣。醣是一切碳水化合物的泛指，包括很多没有甜味的碳水化合物。醣是原始物质，包括单糖、双糖和多糖等多种糖，是人体产生热量的主要来源（表5-1）。糖与醣不同，糖是指带有甜味的、有一定人工干预的简单糖类，包括蔗糖（红糖、白糖、砂糖）、葡萄糖、果糖、半乳糖、乳糖、麦芽糖、淀粉、糊精和糖原等。在这些糖中，除了葡萄糖、果糖和半乳糖能被人体直接吸收外，其余的糖都要在体内转化为葡萄糖后才能被吸收利用。

表5-1 醣类（碳水化合物）分类

简单醣类（糖）		复杂醣类	
单醣	双醣	寡醣	多醣
葡萄糖	麦芽糖	棉子糖	淀粉
果糖	蔗糖	水苏糖	肝醣
半乳糖	乳糖		

第一节　碳水化合物对健康的重要性及其分类

碳水化合物是人体的主要产热供能者，没有能量，我们就没法生存，因此在老年饮食中具有重要意义。经食物摄入的碳水化合物进入体内后形成葡萄糖，每克葡萄糖可产生热能 4 千卡。其特点是来源广，产热和放热快，是机体产热供能的首选物质。糖也是构成机体的重要物质，其中糖蛋白是细胞膜的组成部分，糖脂是神经组织不可缺少的，而这些均离不开碳水化合物。

人体每天从食物中摄取的碳水化合物的总量，一般占总热能的 60～70% 左右。人饮食中蛋白质、脂肪摄取多，则碳水化合物的摄取量可适当减少；反之、则需要量增多。碳水化合物的主要来源是谷类和块根类食物，它们含有大量的淀粉和少量的单糖和双糖，其次是各种食糖。另外，蔬菜、果类也含有不等的糖分。人体缺乏碳水化合物，常有饥饿感，容易疲劳，会使生长发育迟缓，体重减轻。在各类食物中，粮食的含糖（淀粉）量最高，它是人体所需要糖的主要来源（图 5-1）。如果碳水化合物供应不足，机体就会动员蛋白质和脂肪，此时常常会造成肌肉和脂肪的流失。

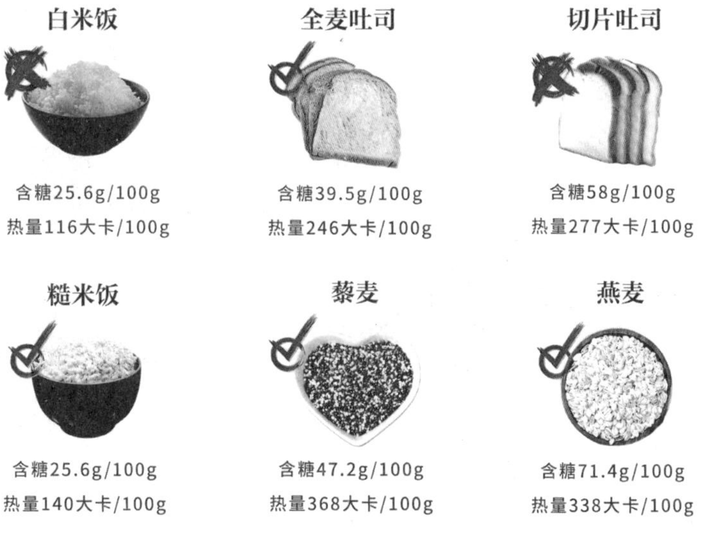

白米饭
含糖25.6g/100g
热量116大卡/100g

全麦吐司
含糖39.5g/100g
热量246大卡/100g

切片吐司
含糖58g/100g
热量277大卡/100g

糙米饭
含糖25.6g/100g
热量140大卡/100g

藜麦
含糖47.2g/100g
热量368大卡/100g

燕麦
含糖71.4g/100g
热量338大卡/100g

图 5-1　常吃的碳水化合物中糖含量（引自"养生网"）

碳水化合物是重要的供能物质，因此是人体维持生命的主要营养素之一。葡萄糖、果糖和半乳糖等是单糖；蔗糖（红糖、白糖）、麦芽糖和乳糖等是双糖；淀粉、糊精和糖原等是多糖，它们都是碳水化合物。双糖和多糖需经消化酶分解为单糖后才能由机体吸收利用。人体所需的糖主要是由食物的淀粉中摄取，经过一系列分解步骤最后变成单糖即葡萄糖后，才经肠道吸收，作为重要的热能来源。碳水化合物对老年人的健康有保护和促进作用。

一、碳水化合物的作用

碳水化合物具有多种生理功能：

（1）供应人体需要的热能；人体热能约70％由碳水化物提供。每克糖在体内约产生4千卡热能维持机体的新陈代谢，是神经系统唯一可供利用的热能来源。

（2）脂肪代谢时，必须依赖碳水化合物供应热能，完成脂肪的氧化过程。当碳水化合物不足时，脂肪氧化不完全而产生酮症，常在糖尿病发生酸中毒时见到，充分的碳水化合物可防止糖尿病酸中毒；

（3）代谢中产生多余的葡萄糖可转化为糖原，主要贮存在肝脏和肌肉中（图5-2）。体内缺糖时可将体内糖原分解为葡萄糖以供机体代谢需要。肝脏内丰富的肝糖原能保护肝的解毒功能。

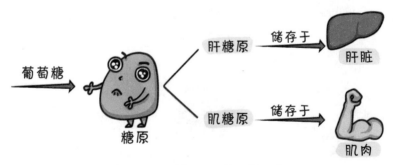

图5-2　肝糖原和肌糖原的形成

碳水化合物是人体热量的主要来源，而且是中枢神经系统的"燃料"，老年人如果进行较长时间的运动，有时会使得血糖水平明显下降，继而引发中枢神经系统疲劳，造成躯体及精神疲弱、出冷汗、饥饿以及眩晕等低血糖表现。持续低血糖（低血糖的标准，非糖尿病人＜2.8毫摩尔/升，糖尿病人＜3.9

毫摩尔／升），可以引发意识模糊甚至会造成不可逆的脑部损伤。因此老年人必须注意，合理摄入碳水化合物，才能更好地促进身体健康发展，延缓衰老、延年益寿。肌肉是利用从血糖分解产生的能量进行收缩工作。老人在摄取足够的碳水化合物后，身体优先使用碳水化合物为能量，满足身体日常能量所需，这样就可以让一部分蛋白质充分地被身体利用，用于身体发育、生长和修复组织之用，另一部分可以储存起来。这也是增肌的过程中，为什么要摄入足够的碳水化合物和蛋白质的原因。

人体代谢过程中体内葡萄糖过多时，多余部分将以糖原的形式贮存在肝脏或／和肌肉内（图 5-2）。当体内缺乏糖时，肝糖原再转为葡萄糖而被利用。同时过多的葡萄糖还可以转变为脂肪组织。所以多吃糖类食物可以使人发胖。肝脏富含糖原可以保护和增强肝脏的解毒功能，所以肝功能不好的老年人应额外适量补充碳水化合物。脂肪必须依靠碳水化合物提供热能来完成氧化过程。当碳水化合物不足时，脂肪氧化不完全并发生酮症，这在糖尿病发生酸中毒时常见。充足的碳水化合物可以预防糖尿病酸中毒。

二、碳水化合物的分类

有人根据碳水化合物的升糖作用、加工方式及其本身特点，人为地将碳水化合物分成以下几类（图 5-3）：

1. "优质碳水化合物"：全谷物、杂粮类的食品，如红薯、玉米、燕麦、小米、糙米、杂豆等。也包括大部分水果和非淀粉类的蔬菜。由于其升糖作用相对缓慢，故也称其为"慢速碳水化合物"，简称"慢碳"，有人将此类食品称其为"好碳水化合物"或"优质碳水化合物"。

2. "劣质碳水化合物"：简称其为"快碳"（图 5-3）。大多数是指精加工的糖油混合物，膳食纤维少，容易转化成糖分，因此热量比较高，营养匮乏，经常食用容易发胖，老人如要减肥／减重，更应少吃。如披萨、曲奇、薯条／薯片、煎饼、面包、米粉、饼干、蛋糕等各种细粮加工食品。目前市场上的某些面包中添加剂很多，例如为了使面包格外多孔、松软、富有弹性，个别商家甚至会在制作面包时加入了国家禁止使用的添加剂，还加入了使用各种代名词（植物奶油、代可可脂、起酥油等）的反式脂肪酸人造奶油等。另外也有一些面包的保质期可以长达几周，那可能是使用了违规的添加剂，就不要购买食用。老年人必须要有这种自我保护意识。

3."快速"碳水化合物和"慢速"碳水化合物：简称"快碳"和"慢碳"。

"快碳"是指食用后容易吸收、血糖快速上升的碳水化合物。"快碳"有增肌作用，吸收后能提高胰岛素水平，胰岛素能促进蛋白质合成，抑制蛋白质分解，把起增肌作用的原料——氨基酸提供给肌肉组织。它以精细粮食为主，如米饭、馒头、面条、年糕、粽子以及香蕉等含糖、含淀粉比较多的水果/蔬菜。"慢碳"是指食用后吸收比较慢、血糖上升比较慢的碳水化合物，对胰岛素的影响小，所以有防止体脂增加的作用、如杂粮、红薯、杂豆、燕麦等（图5-3）。

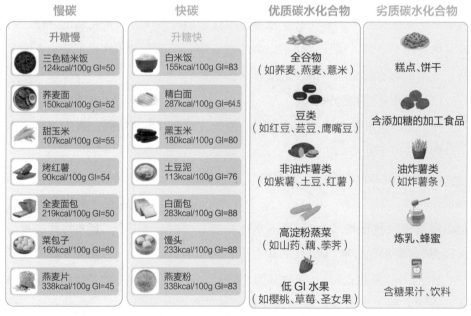

图5-3　各种类型的碳水化合物（引自"百度"）

老人健身后要合理补充"快碳"，而且最好是优质碳水化合物，因为运动健身会消耗体内的肌糖原，为了使运动后的肌肉快速进入合成状态，降低肌肉的流失率，应该首先补充一部分优质"快碳"，然后再补充蛋白质，这是力量训练的合理饮食方案。

《中国循环》杂志发表的一篇 10 年观察的研究报道说，如果每天的晚餐中"好"碳水化合物吃得比较多的人，他们的心血管病死亡风险会降低 30%，全因死亡风险降低 18%，如果用同样热量的一份低质量的碳水化合物替代晚餐中高质量的碳水化合物，那么心血管病的食物风险会增加 25%，全因死亡风险增加 19%。因此，对于老年人来说，晚餐增加"好"碳水化合物的比重，适当减少精细粮、增加粗（杂）粮，纠正完全吃精细粮的老习惯，逐步使精细粮的比例逐渐减少到占据总粮食的 1/2 ～ 2/3。在老年人中，进行主食的这种调整，对减少晚年的疾病风险和延缓衰老有重要意义。

第二节　老年饮食中的碳水化合物

随着年龄的增长，老年人基础代谢率逐渐降低，因此能量需求也相应地降低。过多的能量摄入会导致体重增加，引发肥胖等问题，严重影响身体健康。老年人的食欲比年轻人减退，胃肠道的消化吸收功能降低，为适应这种情况，老年人的膳食应搭配易于消化吸收的碳水化合物。虽然老年人的总能量需求降低，但膳食中的营养质量仍应得到保证。特别是蛋白质、维生素、矿物质的需求量反而会增加，供能碳水化合物摄入的同时，必需要注意其他营养素的全面平衡的摄入。

一、老年人怎样吃碳水化合物

老年人在摄入碳水化合物时需要注意以下几个问题：

1. 控制总能量摄入

由于老年人的能量消耗相对年轻人低一些，故过多的能量摄入会引起身体健康问题。因此，老年人碳水化物以占总热量的 50% 左右较好。老年人在食用碳水化合物时，应根据自身情况适当减少能量的摄入。适当减少主食和点心等高热量食品，给身体留出更多吸收营养的空间。

2. 选择优质碳水化合物

老年人在摄入碳水化合物时，应选择富含膳食纤维、维生素、矿物质等营养素的优质碳水化合物。常见的优质碳水化合物包括全谷物、豆类、蔬菜、水果等。这些食品不仅可以提供能量，还可以增加身体对营养素的吸收和利用效率，为身体健康提供保障。

3. 食用多样化碳水化合物

老年人在食用碳水化合物时，应选择不同的碳水化合物食品进行组合，细粮、粗粮和豆类宜均匀搭配，既有足够的营养而且营养也平衡。粗细搭配，粗粮的比例最好在1/2以上。老年人胰岛素对血糖的调节作用减弱，糖耐量低，故有血糖升高趋势。某些简单的碳水化合物过多摄入，在体内可转化为甘油三酯，易诱发高脂血症，所以老年人应控制富含单糖——蔗糖的糖果、精制甜点心等的摄入量，一般认为每天摄入蔗糖量不应超过30～50克。碳水化合物主要来源为淀粉，大部分可从粮食、薯类中获取；其次也可适量食用一些含果糖多的食物，如各种水果、蜂蜜、果酱等。碳水化合物常是我国老年人饮食中的主食，能作为主食或代替部分主食的食物有很多，不仅是精米白面，比如：精细粮类：精白米、精白面；全谷物：玉米、小米、红米、黑米、紫米、高粱、大麦、燕麦、荞麦等；杂豆类：绿豆、红豆、黑豆、芸豆、豌豆；块茎类：红薯、紫薯、山药、马铃薯、藕、芋头、南瓜等。但是与精致谷物比，全谷物含有更多的天然成分（见下表5-2，表中数值可能随样品不同而异）。

表5-2　精细谷物与全谷物营养成分比较（每100克可食部分）

食物	蛋白质（克）	维生素B$_1$（毫克）	维生素B$_2$（毫克）	烟酸（毫克）	维生素E（毫克）	铁（毫克）	锌（毫克）	膳食纤维（克）
精制大米	7.3	0.08	0.04	1.1	0.2	0.9	1.07	0.4
精制小麦	13.3	0.09	0.04	1.01	–	–	0.94	0.3
全麦	13.21	0.502	0.165	4.957	0.71	3.6	2.6	10.7
糙米	7.94	0.401	0.093	5.091	0.59	1.47	2.02	3.5
燕麦	16.89	0.763	0.139	0.961	–	4.72	3.97	10.6
荞麦	9.3	0.28	0.16	2.2	0.9	6.2	3.6	6.5

食物	蛋白质（克）	维生素 B_1（毫克）	维生素 B_2（毫克）	烟酸（毫克）	维生素 E（毫克）	铁（毫克）	锌（毫克）	膳食纤维（克）
玉米	8.5	0.07	0.04	0.8	0.98	0.4	0.08	5.5
小米	9	0.33	0.1	1.5	0.3	5.1	1.87	1.6
高粱	10.4	0.29	0.1	1.6	1.8	6.3	1.64	4.3
青稞麦仁	8.1	0.34	0.11	6.7	0.72	40.7	2.38	1.8
黑麦	9	0.37	1.7	1.7	1.15	4	2.9	14.8

注："–"表示微或无

根据"中国居民膳食指南"的意见，老年人的三餐应该餐餐有充足的由各种谷类食物制成的主食（包括粗粮和细粮），采用不同的烹调方法，做成花式多样的食品。主食为大米时，老人们应该使用多样化的吃法，比如：蒸米饭时，加点糙米、燕麦、黑米等（全谷物1/3）；煮粥时，可以试试小米粥、燕麦粥、八宝粥、绿豆粥等；馒头、面条、烙饼用全麦面粉做；做包子时候，也可以试试豆沙包；红薯、紫薯、山药、马铃薯等可以代替部分主食。蒸煮是最好的烹饪方法。主食烹调，多推荐蒸煮，油炸烤制类主食少吃。据中国食品网推荐，大米采用以下吃法更健康，如大米加小米，适合于经常失眠心烦的老人；大米加糙米，糙米中含有多种活性物质，其含有的膳食纤维是白米的3～4倍，能刺激和加速老年人的肠道蠕动；大米加燕麦米，能延缓餐后血糖上升的速度，增强饱腹感；大米加玉米，闻起来香、吃起来味美，营养比较丰富；大米加红豆，后者含有大量钾、膳食纤维、维生素和矿物质，而且还有消肿利尿作用；大米加杂豆，谷类蛋白质中缺乏赖氨酸，豆类蛋白质富含赖氨酸，两者一起吃可使蛋白质起互补作用。

为使米饭吃得更加合理、健康，这里推荐煮米饭时的一些小技巧，首先不要长时间浸泡大米：大米浸泡过久，表面的无机盐和可溶性维生素会溶于水中，造成一定程度的营养损失。更重要的是，大米浸泡太久，米饭中碳水化合物的水解率增加，加速糊化，进食后可能会导致血糖上升过快，不适合需要控制血糖的人食用。正确的做法是淘完米马上下锅煮。如果想浸泡米增加口感，提前浸泡 10 分钟就可以。米不必反复清洗，煮饭注意米水比例：淘米时不必用手搓，米淘得太干净会损失很多维生素、矿物质和可溶性蛋白；米饭稍微干一点、硬一点，更有利于稳定血糖，不过加水太少可能会煮不熟。相关实验发现，当米水的比例达到 1∶2 时，可以正好熟并煮出"整粒大米"。另外建议缩短煮饭时间，因为煮的时间越长，米饭中 B 族维生素流失越多，且糊化程度越高，摄入后消化速度快，升血糖速度也快。所以最好用高压锅煮饭，能缩短煮饭时间，减少维生素的流失，同时，由于锅体完全密闭，可减少因氧化造成的损失。烧饭时米中可以加点其他的食料。中国农业大学食物营养研究室的一项实验表明，按米饭重量的 1% 加入食用油后，米饭的消化速度减慢，上升血糖的速度减慢，有利于糖尿病人控制餐后血糖。特别是橄榄油，效果最好。一方面橄榄油中富含优质脂肪酸，能增强胰岛素的敏感性；另一方面，橄榄油能帮助减慢食物在胃中的消化速度。此外，"粗细搭配"是我们平时听得比较多的饮食原则。相对于精制大白面，粗粮中保留了更多的营养物质，尤其是 B 族维生素，如按照 1 份大米加 1 份粗粮的比例蒸饭，维生素 B1 摄取量能提高 2～3 倍。同时杂粮保留的谷皮、糊粉层能帮助延缓消化吸收。煮饭时加入不同的杂粮，会取得不同的营养成分，如小米中含有色氨酸能助眠，平时睡不好的可以加它；黑米中富含花青素，想养颜的可以加它；燕麦富含 β–葡聚糖，能促进坏胆固醇的代谢。同时杂粮保留的谷皮、糊粉层能帮助延缓消化吸收。很适合"三高"和有心脑血管疾病的人。同样也可在米饭中加入豆类，因为杂豆类含有的蛋白质比大米高出 2～3 倍，而蛋白质在胃肠中消化速度比碳水化合物慢得多，可以更长时间地占据胃肠空间，从而增强饱腹感；它又富含谷物中所缺少的赖氨酸，很适合跟大米进行组合搭配，达成营养互补。民间流传的顺口溜也可供大米饭中加豆类时作参考："健脾胃、消水肿加红豆；消暑清热加绿豆；补肾、增力壮骨加黑豆"。但是粗杂粮摄入的数量同样应该控制，添加粗杂粮方法必须适当。首先应该提前浸泡粗杂粮，通过浸泡去除其中含有的阻断营养物质吸收的植物凝集素。浸泡后粗杂粮种子处于萌发状态，使一些不容易吸收的营养素释放，有利于机体吸收，从而使粗杂粮的营养价值上升一个等级。经过这样处理后口感也可获得提升，煮好的杂粮饭也软糯一些。

近年来对有关油炸食食品对机体的危害报道已经屡见不鲜。例如《健康时报》饮食版曾刊文表示，油炸碳水化合物如油条、油饼等油炸面食是营养最差的主食吃法之一，不但油脂和能量升高，而且在油炸等过程中，维生素和矿物质等遭到大量破坏，更重要的是，淀粉类经过高温煎炸后会产生丙烯酰胺，这是一种神经毒素，对人类可能是致癌物。所以，为了延缓衰老，老年人应该尽量少吃油条、炒饭、酥饼等食品。

食用大米不宜暴晒。暴晒后更容易保存的观点是错误的。实际上暴晒后大米内在的水分迅速蒸发，会使大米产生干糙的感觉，而且很快会出现许多碎米。大米不是越白越好、越精越好，高精度的大米外观虽然好看，含糠少一点，杂质也少，口感是优于普通大米，但是精加工大米营养成分在加工过程中流失更多，营养价值降低。

对于我国大多数老年人来说，大米和面粉还是碳水化合物的主要来源，因此老年人在选择和购买大米、面粉和面制品时特别应该注意识别它们的品质优劣和产地：一般来说，米袋子上标准号 1345 是普通大米。如有以下数字是较好的大米：19266、22438、18824、20040。再具体一点，大米的执行标准 GB/T1354 是普通大米（粳米）；GB/T19266 是真正的五常大米；GB/T18824 是盘锦大米；GB/T22438 是原阳大米。目前市售的面粉一般应该是没有任何添加剂的，因为国家面粉无添加剂执行标准曾经修订，并于 2023 年 1 月 1 日正式执行，因此现在使用此标准的无添加剂面粉编号为高筋面粉的国家标准号是 GB/T8607，这是蛋白质含量高于 12% 的面粉，适合用于制作面包和饺子皮等。中筋面粉的国家标准号是 GB/T1355，蛋白质含量在 9.5～11.5% 之间，适用于普通家庭使用，如水饺、包子或蒸馒头等。低筋面粉的国家标准号是 GB/T8608，购买时应该认清此编号。不必专门挑选价格高的。买面条时一定有看清楚成分表上钠含量，最好选择钠含量为零或低钠面（＜500 毫克钠 /100 克），还要注意面中含有的碳酸钠 / 碳酸氢钠，碳酸钠的碱性比较高，过多会破坏胃液的酸碱平衡，所以最好购买不含有碳酸钠或含碳酸钠少的面条。

　　玉米也是老年人选择主食的杂粮时喜爱的食品。它含有丰富的膳食纤维、不饱和脂肪酸、矿物质和玉米黄素，营养价值较高的部分主要在玉米粒，因此吃玉米必须把整个玉米粒吃下去，包括玉米的胚根和胚芽，换句话说，吃玉米要把玉米棒上的玉米粒啃干净，这样营养价值才高。吃玉米一定要咀嚼充分，如果在主食的基础上吃玉米那么主食要减量，这样细粮粗粮搭配才合理。玉米的缺点是它所含的蛋白质里缺少一种人体必需氨基酸赖氨酸，影响其蛋白质的质量。也有少数老人胃肠道功能不佳，吃玉米后有腹胀、腹泻、嗳酸者，就不适合食用。

　　荞麦面是很多人钟爱的保健食品，不少健身老人都在作为主食吃，其实，荞麦面含有的热量不低，每100克热量大约为350大卡，和其他面条差不多，但是由于它由黑全麦粉和荞麦粉加工而成，属于优质碳水化合物，其膳食纤维是普通面条的6倍，因此升糖指数比普通米面低，饱腹感也很好。挑选荞麦面时建议买荞麦粉含量>20%的较好，不然与吃普通白面条相差不大。

　　燕麦分成两大类，一是皮燕麦，二是裸燕麦，就有点像大米分成粳米和籼米一样。我国主要生产裸燕麦，皮燕麦大多是进口的。裸燕麦的总蛋白量、各种氨基酸含量、油酸和亚油酸含量以及黄酮含量都明显高于皮燕麦，皮燕麦的淀粉含量也高，所以皮燕麦的热量也高，作为健康食品裸燕麦更合适。但是燕麦毕竟是粗粮，进食数量和进食方式均要适当。

　　马铃薯或称土豆，是一种比较好的碳水化合物，它含有丰富的淀粉、膳食纤维和钾等矿物质，既可以作为主食，民间也将其作为蔬菜。由于它含有淀粉较多，因此如把土豆作为蔬菜吃，则应适当减少进食其他的主食量。烹调土豆丝或土豆片前，如将其放在清水里漂一下，既可减少淀粉含量，而且炒菜时也不容易黏锅。

　　老年人吃粗粮或杂粮时应该注意粗细搭配，粗粮和细粮的比例1:1或2:1，减轻粗粮和杂粮给胃肠道增加负担。选择和加工杂粮或粗粮时应该正确使用那些升糖指数高过大米饭的杂粮，有人将其称为"伪粗粮"，如糯玉米、黄小米、黑糯米等，它们是一些口感又黏又糯的谷物，所以加工时不要煮得太烂，最好同时搭配其他杂粮或黄豆类和蔬菜。另外，别将这些粗粮打成粉，然后加水变成糊后食用，因为这样更容易使血糖升高。如确有需要，建议把冲粗粮的水换成牛奶（或豆浆）。

二、老年饮食中碳水化合物的食用量

碳水化合物作为主食的食用量因人而异。济南大学食品科学与营养系于2017 年在《健康时报》饮食版刊文表示，中国居民平衡膳食指南推荐，成年人每人每天"谷类薯类及杂豆"数量为 250～400 克（以粮食的干重计），这是总量。具体最好这样分配：全谷粗杂粮和杂豆类 50～150 克，薯类 50～100 克（干重，如按鲜重算，约是干重的 5 倍），其余为精米白面。经过这么一搭，"主食"的颜色更漂亮，口感更复合，营养搭配更合理。50 克主食大约相当于一个拳头大（图 5-4）。老年人进食的数量一般采取其下限为妥。精细粮大约占据 1/2 左右，粗杂粮约占 1/3～1/2。

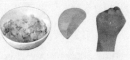

1份米饭=约半碗米饭（3.3 寸碗口）
1份馒头=中等身材成年女性的拳头大小

一份主食规定为 50 克的生大米或面粉，100 克土豆，85 克红薯。做熟后，一份米饭（110 克）在 3.3 寸碗（标准碗）盛好后为半碗；1 份馒头（80 克）约为一个成人中号手的拳头大小；土豆红薯含水量高，1 份生土豆或红薯切块放标准碗约为大半碗）

图 5-4 健康老人每天摄入碳水化合物的建议量（取自中国居民膳食指南）

根据中国营养学会的《中国居民膳食营养参考摄入量》2013 修订版的建议，成年人包括老年人的平均碳水化合物需要量是 120 克，日常摄入碳水化合物的热量，应占总热量的 50%～65%，而糖分应该在 10% 或以下。WHO 和联合国粮食及农业组织建议健康人士每天从碳水化合物中摄取的能量应占每日总热量的 55%～75%；而糖分的摄入量，应限定于每日总热量的 10% 或以下。据此假设，一个成年人每天总热量所需 2000 千卡，每克醣类提供 4 千卡的能量，所以每天应该摄取 275～375 克的碳水化合物，而摄取的最好是复合碳水化合物和天然的糖。每天的糖分摄取亦不应超过 50 克（包括含天然糖分的蜜糖、糖浆和果汁，以及添加的糖分）。

主食摄入的粮食一般分为粗粮和细粮，粗粮以玉米为代表的一类粮食，口感差一些，但是进入身体后升糖慢，大约需要 4 小时，因此常常在没有完全吸收前就被消耗了；细粮是以米饭为代表，口感好，升糖快，摄入后 2 小时左右血糖到达高峰，老人们应该根据自己身体的情况选择。以下一些粗粮可以代替大米饭，它们能延长饱腹时间：绿豆、薏仁、燕麦、黑豆、荞麦、豌豆、黑米、玉米、赤小豆等，因此适合减重或减肥老人食用。适合晚上吃的碳水化合物（主食）：红薯、紫薯、南瓜、玉米、山药、土豆、芋头、莲藕、全麦面包、荞麦面、玉米面条、五色糙米等。适合降脂控糖老人食用的主食：黑豆、红豆、绿豆、薏米、玉米、紫薯、糙米、燕麦等。

对于肥胖或超重老人，不适合晚上吃的碳水化合物（主食）如下：米饭、馒头、包子、饺子、面包、烙饼、米粉等等。患有糖尿病或者有糖调节障碍（糖尿病前期）的老人，主食不适宜以米面为主，建议用多种其他类似的适当食物代替，如可用意大利面代替白面条，用全麦吐司代替白吐司，用荞麦面代替米线，用甜玉米代替糯玉米，用杂粮饭代替白米饭。

中国食品网曾经发布一个健康主食排名，依次为以下九大类：燕麦片、紫米、小米、纯的荞麦面、全麦面制品（全麦意大利面、全麦面包等）、各种豆类（红豆、绿豆、豌豆等）、山药和芋头、各种薯类（红薯、紫薯、土豆等）、甜玉米。

碳水化合物的摄入量要适当，摄入太多或过少者的预期寿命均短于中度摄入者。主食（碳水化合物）摄入太多，热量高，容易发胖。适当多吃一些粗粮对机体有好处，但是在主食中粗粮细粮应该有合理的搭配（粗粮约占 1/3～1/2）。玉米、荞麦、高粱米等粗粮中含有丰富的膳食纤维，人体代谢需要的大量维生素 B 也来源于主食大米和粗粮，因此老年人饮食中的主食碳水化合物的摄入量和粗细粮的搭配都要适当。中南大学湘雅公共卫生学院的研究表明，当每天摄入的碳水化合物占摄入总能量的 53.7% 时，人体血清中的一种长寿相关蛋白达到最高值，它能有效对抗衰老并延长寿命，由此可见，某些老年人为了控制体重或减肥完全不吃碳水化合物或者碳水化合物吃得太少，可能会影响寿命。

第三节　碳水化合物与血糖

碳水化合物含糖，很多是高糖食品，例如红薯每 100 克含糖 30.3 克，相比之下，土豆、芋头、玉米、山药的含糖量大约是红薯的 1/3。由于各种不同的食物含糖量不同，消化吸收速度也不一样，其升糖作用是不同的。面条、螺蛳粉、炒饭、白米粥、肉夹馍、馒头等食物摄入后，经消化吸收升糖作用明显快速。一般认为升糖最快的食物：白米粥、蛋炒饭、粽子、油条、小米粥、糯米糕、土豆泥等，糖尿病老人、减肥老人、超重老人建议少吃。升糖慢的主食：如黑米、燕麦片、薏米、荞麦面、小米、玉米等。适合有糖代谢障碍和糖尿病的患者食用。对于肥胖或超重的老人，建议可以选择以下碳水化合物作为主食：

1. 土豆 / 红薯：热量低，饱腹感强。

2. 南瓜：富含膳食纤维，吃了容易饱。

3. 玉米：早餐用玉米替代原来的各种粥，摄入的热量可以减少一半以上，而且不会有饥饿感。

4. 紫薯：一日三餐均可食用，将其与其他动植物蛋白搭配在一起，非常适合给肥胖和超重老人作为主食使用。而且还可使大便通畅。

5. 其他还有莲藕、山药、荞麦、芋头等都是营养丰富，热量较低、膳食纤维丰富，饱腹感强的食物。

这里谈谈红薯。红薯富含碳水化合物、钾、叶酸、维生素 C、β - 胡萝卜素、B 族维生素和大量膳食纤维，营养丰富，但是老年人吃红薯应该控制食用量，建议每天最多吃 100 克左右（大约老太太的两个拳头大），可安排在早餐或午餐食用，而且红薯、白薯、紫薯、马铃薯、山药、芋头等可以换着吃。生红薯不好消化，因此煮熟或烤熟了吃比较合适。红薯皮含有碱性物质，不宜食用。如果红薯表面出现黑褐斑，则说明该红薯已被黑斑病菌污染，不宜继续食用。

一、老年饮食中的碳水化合物与血糖指数

血糖指数（GI），也称升糖值。是反映食物对血糖水平产生影响的指标，主要用于评价食物对人体餐后血糖的影响。碳水化合物根据 GI 高低分成高、中、低三种类型：

1.高 GI 碳水化合物：简单碳水化合物食品通常都是高 GI 食品（GI 大于或等于 70），它们吸收快，可以即时大幅度升高血糖。因此对糖尿病患者不利，而且它会导致老年人患冠状动脉硬化性心脏病的风险增加。

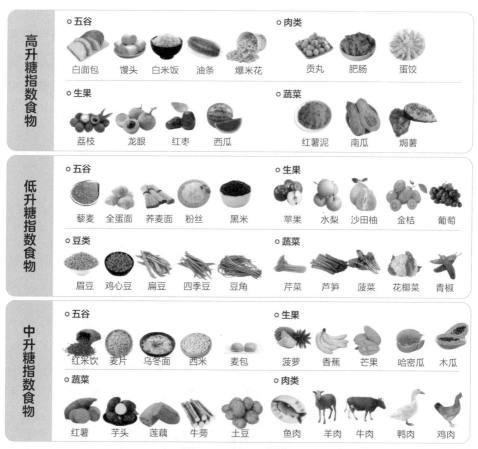

图 5-5　升糖指数（GI）不同的食物（引自"百度"）

（GI 值小于或等于 55 是低 GI 食物；GI 值大于 55 或小 70 是中 GI 食物；
GI 值大于或等于 70 是高 GI 食物）

2. 低 GI 碳水化合物：低 GI 食物（GI 小于或等于 55）升糖作用较缓慢，有助于维持正常血糖，它对人体来说，是一种，能使机体保持正常血糖水平的食物。在此情况下脂肪更容易燃烧，能量保持稳定。此类食品的纤维素含量比较高，有降低胆固醇的作用，而且在减少低密度脂蛋白 LDL（坏）的同时升高高密度脂蛋白 HDL（好）。

3. 中 GI 碳水化合物介于两者之间。（GI 值大于 55 小于 70）。

图 5-5 和表 5-3 是血糖指数高低不同主要食物。学会识别各种食品的血糖指数，有助于更好的选择碳水化合物并保持身体健康。

表 5-3　常见食物升糖指数（GI）和热量一览表（引自"搜狐"）

食品名称	GI 值	热量	食品名称	GI 值	热量	食品名称	GI 值	热量
主食类								
法国面包	93	279	吐司	91	264	土豆	85	235
白米饭	84	356	乌冬面	80	270	红豆饭	77	189
贝果	75	157	面包粉	70	373	胚芽米	70	354
牛角面包	68	448	米线	68	356	意大利面	65	378
糙米片	65	365	白米加糙米	65	353	太白粉	65	330
麦片	64	340	中华面	61	281	低筋面粉	60	368
荞麦面	59	274	全麦面包	58	264	稀饭（白米）	57	71
糙米饭	56	350	燕麦	55	380	全麦面	50	378
全麦面包	50	240	稀饭（糙米）	57	71	全麦面粉	45	328
全麦意大利面	50	378						
蛋豆鱼肉类								
竹轮	60		鱼板	56	96	鲔鱼罐头	55	288
鱼丸	52	113	烤猪肉	51	171	培根	49	405
腊肠	48	497	牛肉	46	318	火腿	46	196
香肠	45	321	猪肉	45	26	羊肉	45	227
鸡肉	45	200	星鳗	45	161	牡蛎	45	60
鲸	45		鲑鱼子	45		虾	45	
蚬	44	51	海胆	44		鲍鱼	44	
烤鳗鱼	43	293	干贝	42	97	喜相逢	40	177
鳕鱼子	40	140	鲔鱼	40	125	沙丁鱼	40	113
花枝	40	88	虾子	40	83	蛤蜊	40	30
竹荚鱼	40		蛋	30	151	豆腐	42	72

食品名称	GI 值	热量	食品名称	GI 值	热量	食品名称	GI 值	热量
炸豆腐	46	150	油豆腐	43	386	纳豆	33	200
百叶豆腐	42	72	毛豆	30	135	花生	22	562
大豆	30	180	腰果	29	576	黄豆	20	
乳类								
炼乳（有糖）	82	331	冰激凌	65	180	布丁	52	126
鲜奶油	39	443	奶油奶酪	33	346	奶油	30	745
脱脂牛奶	30	359	低脂牛奶	26	46	全脂鲜奶	25	67
原味酸奶	25	62						
蔬菜类								
土豆	90	76	红萝卜	80	37	山药	75	108
山芋	75		玉米	70	92	南瓜	65	91
芋头	64	58	栗子	60		红薯	55	132
韭菜	52	118	豌豆	45	93	牛蒡	45	65
莲藕	38	66	葱	30	37	毛豆	30	135
番茄	30	19	洋葱	30	37	香菇	28	18
木耳	26	127	竹笋	26	26	四季豆	26	23
高丽菜	26	23	青椒	26	22	白萝卜	26	18
花椰菜	25	33	茄子	25	22	苦瓜	24	17
芹菜	25	15	蘑菇	24	11	蒟蒻	24	5
豆芽菜	22	15	小黄瓜	23	14	莴苣	23	12
青江菜	23	9	花生	22	562	美生菜	22	14
黄豆	20	417	海带	17	138	昆布	17	
菠菜	15	20	香菇	28	18			
水果类								
草莓果酱	82	262	西瓜	80		凤梨	65	51
葡萄干	57	301	橘罐头	57		香蕉	61	86
葡萄	50		芒果	49	64	哈密瓜	4	42
桃子	41	40	樱桃	37	60	柿子	37	60
苹果	36	54	奇异果	35	53	柠檬	34	54
梨子	32	43	柳丁	31	46	葡萄柚	31	38
橘子	31		木瓜	30	38	草莓	29	34
杏桃	27							

续表

食品名称	GI 值	热量	食品名称	GI 值	热量	食品名称	GI 值	热量
			糖类					
冰糖	110	387	上等白糖	109	384	麦芽糖	105	
黑砂糖	93		蜂蜜	88	297	果糖	30	368
代糖	10	276	低聚糖	10	25			
			零嘴点心类					
巧克力	91	557	麻薯加馅	88	235	牛奶糖	86	433
甜甜圈	86	387	薯片	85	388	奶油蛋糕	82	344
松饼	80	261	红豆沙	80	155	仙贝	80	380
饼干	77	432	胡椒	73		苏打饼干	70	492
蜂蜜蛋糕	69		冰激凌	65	212	布丁	52	126
可可	47		果冻	46	45	牛奶咖啡	39	35
黑巧克力	22	382	凉粉	12	4			
			饮料类					
			（只强烈推荐多喝水，因为你无法得知饮料里面加的糖是哪种）					
可乐	43		橙汁	42		咖啡	16	
红菜汤	10		法式牛奶咖啡	39		啤酒	34	
巧克力奶	47							

二、老年人的空腹血糖及糖耐量试验

空腹血糖（热量单位：千卡）及餐后 2 小时血糖升高是诊断糖尿病的重要依据。但是有时为了排除糖尿病或考虑有早期糖尿病（糖调节障碍）可能时，常常会建议做口服葡萄糖耐量试验。

不同人进食一定数量的碳水化合物（如葡萄糖）后，出现不同的反应。临床上常用糖耐量试验来判断被检查者有无糖代谢异常。被试者清晨空腹静脉采血测定血糖浓度，然后一次服用 75 克无水葡萄糖，服糖后的 1/2、1、2 小时（必要时可在 3 小时）各测血糖一次，以测定血糖的时间为横坐标（空腹时为 0 时），血糖浓度为纵坐标，绘制糖耐量曲线，正常人服糖后 1/2～1 小时血糖达到高峰，然后逐渐降低，一般在 2 小时左右恢复正常值，糖尿病患者空腹血糖高于正常值，服糖后血糖浓度急剧升高，2 小时后仍可高于正常（图 5-6，图 5-7）。

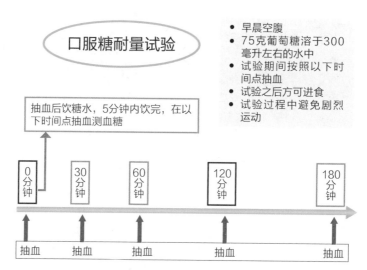

图 5-6　口服葡萄糖耐量试验流程图（引自"个人图书馆"网）

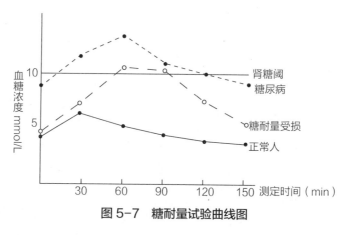

图 5-7　糖耐量试验曲线图

葡萄糖耐量试验多用于可疑糖尿病病人。观察给糖前后血糖浓度的变化，借以推知胰岛素分泌情况。老年人空腹血糖正常值是 3.9～6.1 毫摩尔/升，糖耐量试验结果简单的判定可看图 5-7 曲线。简单判断标准如下：

1.当静脉空腹血糖＜6.1毫摩尔/升，口服葡萄糖2小时血糖＜7.8毫摩尔/升，说明人体对进食葡萄糖后的血糖调节能力正常。

2）当静脉空腹血糖≥7.0毫摩尔/升或口服葡萄糖2小时血糖≥11.1毫摩

尔/升，说明人体处理进食后葡萄糖的能力明显降低，可以作为确诊糖尿病依据之一。

3）当静脉空腹血糖＜7.0 毫摩尔/升，并且口服葡萄糖 2 小时血糖介于 7.8～11.1 毫摩尔/升之间，说明人体对葡萄糖的调节能力轻度下降，是糖耐量轻度异常。

4）当静脉空腹血糖介于 6.1～7.0 毫摩尔/升之间，且口服葡萄糖 2 小时血糖 ≤ 7.8 毫摩尔/升，说明人体对进食葡萄糖后的血糖调节能力尚好，但对空腹血糖调节能力轻度减退，可以考虑是空腹血糖受损。

空腹血糖是指人体在晚餐以后禁食 8 个小时以上测得的血糖水平，而糖化血红蛋白反映 3 个月之内平均的血糖水平。两者间有明确关系，即空腹血糖越高，糖化血红蛋白越高。因为人体除空腹状态外，大部分时间在餐后状态。不同的进食状态后，血糖会发生波动，有时单纯用空腹血糖无法完全反映血糖水平。另外也是为了更好了解过去一段时间里血糖的变化，因此必须测定糖化血红蛋白。检测空腹血糖和糖化血红蛋白以及判断其结果时应该注意：

1. 空腹血糖是指在至少 8～10 小时未进任何食物、饮水除外的情况下，早餐前采集的血液所检测出的血糖值，是糖尿病常用的检测指标之一。空腹血糖的正常参考值范围为 3.9～6.1 毫摩尔/升。一般情况下，受检者的空腹血糖是恒定的，血糖波动水平在正常值范围内，当受检者空腹血糖值＞6.1 毫摩尔/升且＜7.0 毫摩尔/升时，可以考虑为空腹血糖受损有糖调节障碍；当受检者空腹血糖值≥7.0 毫摩尔/升时，可以考虑可能为糖尿病，建议再次复查空腹血糖或建议患者进行口服葡萄糖耐量试验确诊。

2. 糖化血红蛋白浓度可以反映糖尿病患者过去 8～12 周的平均血糖水平，糖化血红蛋白的正常参考值范围为 4%～6%。正常人一般不宜超过 6%。临床上常用糖化血红蛋白作为监测糖尿病控制情况的指标，糖化血红蛋白是由过去一段时间（3 个月左右）的血糖水平所决定的，与检测前是否空腹未进食、是否注射胰岛素、是否服用降糖药物等因素无关。

美国专门研究葡萄糖的生物化学家认为，血糖峰值关系到人体衰老，每次餐后当血糖出现峰值时，它就会加速体内的糖化反应，峰值越大衰老越快，因此体内的葡萄糖不能过多，据此，甚至有人建议，为了延缓衰老，永远不要吃饱，每次进食应该由"饱腹性"用餐改为"营养性"用餐。少食多餐似乎也由此获得一点根据。

第四节　低糖饮食和高糖饮食对老年机体的影响

低糖饮食和高糖饮食都对机体产生一定的影响，两者有不同的作用。

一、低糖饮食对老年机体的作用

一般来说，适当的低糖饮食对大多数人有益。首先低糖饮食可以有效预防和减少人体的龋齿、口腔溃疡等口腔疾病。人体摄入的食物如果含糖量过高，多余的糖分会在身体里转化为脂肪贮存起来，时间长了，就会引起肥胖。反之，如果人体摄入的糖分比较低，我们的身体就把贮存的脂肪转化成糖分供身体利用，所以，低糖饮食有减肥作用。此外，低糖饮食也有防治乳腺癌的作用。成年女性的乳房有很强的吸收胰岛素的功能，如果人体摄入过量的糖的话，会刺激胰岛素分泌，高水平的胰岛素，会加速乳腺癌细胞繁殖和生长。所以常吃低糖食物可以预防和降低乳腺癌的发病率。低糖食物可以避免缺钙和预防胃肠道病症。保持低糖饮食还可以抑制皮肤长痘，起保养皮肤的作用。

低糖饮食是减少糖（碳水化合物）的摄取，主要减少吃含有淀粉类的食物。大致上只要把碳水化合物的摄取量控制在食物总量的 25% 以下都可以称之为低糖饮食，所以简单来说，低糖饮食就是降低碳水化合物的摄取，此时葡萄糖和肝糖的含量也减少了，人体无法消耗葡萄糖和肝糖原产生能量时，就会开始消耗体内的脂肪来作为能量。所以它常常被需要消脂、减肥者采用。

低糖饮食常常采用升糖作用低、不容易发胖的主食，它们有紫薯、玉米、全麦面包、玉米面、燕麦、荞麦面、糙米饭、南瓜、魔芋、土豆等。具有类似作用的水果有火龙果、奇异果、木瓜、番茄、柚子等。此外，日常饮食中各种豆制品是很好的低糖食物，豆类食品富含蛋白质，还含有丰富的矿物质，无机盐以及维生素，是理想的低糖食品。大部分的绿色蔬菜或部分非绿色蔬菜如菠菜、竹笋、小白菜、茄子、黄瓜、芹菜、萝卜、豆芽、莴苣、莲藕等。以及除上所述以外的很多水果都属于低糖食品，如柑橘、桃子、苹果、橙子、草莓、李子、樱桃、梨等。其他还有全燕麦、麦麸、大麦等谷类以及南瓜子、杏仁、核桃、芝麻、榛子等坚果。

二、高糖饮食对老年机体的危害

过量的糖摄入会对机体造成不良影响，它比烟和含酒精的饮料对人体的危害还要快和大。WHO 对 23 个国家人口死亡原因作了调查后得出结论：嗜糖之害甚于吸烟，长期食用含糖量高的食物会使人的寿命缩短约 20 年。WHO 于 1995 年提出"全球戒糖"的口号，他们调查发现，食糖摄入过多会导致心脏病、高血压、血管硬化症及脑出血、糖尿病等。长期高糖饮食，会使人体内环境失调，进而给人体健康造成多种危害。由于糖属酸性物质，长期吃糖过量会影响内环境酸碱度，减弱人体白细胞对外界病毒的抵御能力，使人易患各种疾病。甚至有人发现，长期嗜好甜食的人，容易引发老年性白内障。糖摄入过多容易损伤皮肤，刺激皮肤衰老。经常摄入高糖的食物，过量的糖会和体内的蛋白质结合形成糖基化终末产物（AGEs）。AGEs 能和体内的组织细胞结合，并对它们起破坏作用，引起脏器功能障碍，加速人体衰老，并导致许多老年慢性退行性疾病发生。此外，高糖也会促使人体内的胶原细胞发生糖化反应，高糖又会使酪氨酸酶激活，促进黑色素形成，再加上糖化反应本身也会产生褐色物质，使皮肤变得暗黄，破坏皮肤结构，导致皮肤中的弹性纤维变得僵硬，形成皮肤皱纹和斑点，促使皮肤过早老化，没有弹性、脸色变黄。另外，长期吃糖过多不仅会加速衰老，还会引发肥胖、阿尔茨海默病、糖尿病、动脉硬化等。2023 年 WHO 将人造甜味剂阿斯巴甜（Aspartame）列为可能致癌物（2 B 类致癌物）。美国佛罗里达州立大学的动物实验发现，如每天摄入一定量的阿巴斯甜，大约相当于 227 克无糖苏打水，持续 16 周，则会导致小鼠持续明显的空间学习和记忆缺陷，这种认知缺陷会沿着父系遗传给后代。虽然此结果是从小鼠实验中得到的，但是还是值得我们警惕，因为它表明阿巴斯甜可能影响大脑的认知功能，而且还可能遗传。但是一般认为，每天摄入少于40毫克每千克体重的阿斯巴甜还是安全的。阿斯巴甜代替蔗糖，应用很广，因为它迎合了部分食客喜欢甜味、又怕吃糖的心理，在很多有甜味的饮料中均加入该甜味剂，常见者如无糖可乐、雪碧、口香软糖、蜜饯话梅和饼干类零食等。老年人应该尽量少吃或不吃。

此外，对于糖致癌的问题，历来存在不同看法。近来又有研究发现，高糖饮饮食可能会增加癌症发生的风险。癌细胞对糖有特殊的嗜好，癌细胞代谢需要的葡萄糖数量是正常细胞的10倍以上。葡萄糖不仅通过各种代谢途径促进癌症的发生，而且葡萄糖本身就可能是诱发癌症的信号之一。所以，虽然对此问题目前还有争论，但是以上信息，值得引起重视。

传统观点认为，肥胖是由长期摄入糖太多引起。近年来对此问题有些新看法。目前认为，肥胖与糖之间是有一定联系，不过单纯性肥胖主要是由于总热量的摄入与消耗之间失去平衡所致，不能完全把肥胖的发生归结于糖。美国食品和药物管理局特别工作小组对食糖研究的结果认为，食糖引发肥胖根据不足。理由是：每汤匙食糖含热量16卡，而每汤匙黄油或其他脂类食物含热量是100卡，比食糖高很多倍，一般人每天都吃，但不一定发生肥胖。所以食糖不是使人发胖的真正原因。瑞典几位医学家的研究更进一步证实，食用糖不会导致人体内形成脂肪层，因为根据观察，肥胖人群的食物中脂肪总是比糖多，所以减肥的人首先应减少食用脂肪性食物。欧洲的饮食营养学家认为，如果不滥食过多脂肪食物，那就可以适当地提高糖的用量，而不必担心肥胖。近年来，由于糖对人体健康危害的文章越来越多，一些片面宣传使人们对进食糖顾虑重重，感到"吃糖可怕"。但是美国FDA（食品和药物管理局）对食糖研究的结论是：食糖只要不是长期过量摄入，除对龋齿形成有影响外，说糖能引起其他疾病没有根据。所以作为合理搭配饮食的一部分，吃糖如同吃其他东西一样，只要食用适量，是不会有碍健康的。但是这里特别强调的是，控制摄入数量是关键。

由于碳水化合物，如大米，有明显的升糖作用，因此某些具有升糖作用的饮料和食品，有人将其升糖作用转换成米饭以衡量其升糖效应，如 1 杯奶茶大约相当于 6 碗米饭；1 碗螺蛳粉相当于 8 碗米饭；1 根油条相当于 3 碗米饭；1 份凉皮相当于 4 碗米饭；4 个鸡爪相当于 1 碗米饭；100 克腐竹相当于 3 碗米饭；1 块手掌大的奶油蛋糕相等于 5 碗米饭；1 块巧克力相当于 1 碗米饭；1 碗方便面相当于 4 碗米饭。因此为了延缓衰老，建议老年人尽量远离这些升糖作用明显的食品。对于需要减重或减肥的老年人来说，必须适当控制碳水化合物，特别是大米的摄入量。另外一些高热量食物同样应该少吃，如少喝含糖饮料，据统计。目前市售各种热门饮料，每 100 毫升中少则含有 4～5 克糖，多的含糖量可高达 15 克。除此以外，还有一些高糖食品，如奶茶、方便面、腐竹、雪碧、汉堡包等，对其应该提高警惕。有关含糖饮料及其对机体的危害后面还有专门讨论。

至于由大米煮成的粥，评价贬褒不一。一般来说，粥因其软糯、滑爽，容易消化吸收，长期被人认为可"养胃"，受老人喜爱。但是从另外一个角度说，其营养单一，升糖指数高，制作过程经过长时间熬制，里面的淀粉被分解，容易被人体吸收并进一步分解为葡萄糖，食后升糖迅速，因此糖尿病和肥胖患者宜少吃。但是作者认为，对粥不该一概否定，可以因人而异地选择食用。

三、关于含糖食品

根据"食品安全国家标准"目前市面上按照各种食品不同的含糖量分为以下多种：

1. 无糖或不含糖食品：含糖小于或等于 0.5 克 /100 克固体或 100 毫升液体。

2. 低糖食品：含糖小于或等于 5 克 /100 克固体或 100 毫升液体。

但是实际上所谓"无糖食品"和"零添加"并不是真的没有糖，只是它采用了糖的替代品即甜味剂。下面（表 5-4）列出几种常用甜味剂的特性及其对机体的影响。

表5-4　常用甜味剂的特性及其对机体的影响

甜味剂种类	结晶果糖	木糖醇	甜叶菊	阿斯巴甜
特性	单糖	糖醇	天然代糖	人工代糖
甜度（与蔗糖比）	1.8倍	与蔗糖近似	200～300倍	200倍
对血糖的影响	不依赖胰岛素	无需胰岛素作用	不被吸收，影响小	影响小
产能（卡路里/100克）	405	261	0	365
危害（大量食用后）	血尿酸浓度升高	胃肠道不适	很小	使免疫力下降，有致癌可能

　　总之，摄入过量的糖或碳水化合物对机体有害，但是老年人并非不能吃含糖食品，而是应该少吃，不必"禁糖"，但应"控糖"。控制糖和含糖食品的摄入数量，防止有害作用的出现，以利于延缓衰老。

本章小结

　　醣是一切碳水化合物的泛指。糖指带有甜味的蔗糖（红糖、白糖、砂糖）、葡萄糖、果糖、半乳糖、乳糖、麦芽糖、淀粉、糊精和糖原等。除了葡萄糖、果糖和半乳糖能被人体直接吸收外，其余的糖都要在体内转化为葡萄糖后才能被吸收利用。碳水化合物（简称碳或碳水）是机体供能产热的首要来源。按其升糖作用，它被分成快碳（如粥、面条等）、慢碳（如红薯、玉米等）以及优质碳（如红薯、玉米、燕麦等）、和劣质碳（如曲奇、薯条／薯片、煎饼、面包、并干、蛋糕等各种细粮加工食品），各种食品根据其升糖指数分为高糖、中糖和低糖三种。老年饮食应多选择优质碳和低糖碳水化合物，多品种轮流食用。每天进食碳水数量以250～400克为宜。提倡少食多餐。介绍了空腹血糖和糖耐量试验与进食碳水化合物的关系，提出摄入食糖（包括碳水化合物）只要不过量，不会引起疾病。讨论了高糖饮食对机体的危害和低糖饮食的有益作用。

第**6**章
蛋白质的选择

蛋白质是生命的物质基础，是组成人体一切细胞、组织的重要成分，是生命活动的主要承担者。因此完全可以说没有蛋白质就没有生命。

蛋白质占人体重量的 16%～20%，即一个 60 千克重的老年人其体内约有蛋白质 9.6～12 千克。人体自己合成的蛋白质很少，大部分蛋白质必须通过饮食获得。蛋白质摄入以后经体内酶的分解变成氨基酸，氨基酸是蛋白质的基本组成单位。人体内蛋白质的种类很多，性质、功能各异，但它都是由 20 种氨基酸按不同比例组合而成的。氨基酸分成必需氨基酸与非必需氨基酸两种。必需氨基酸指人体不能合成或合成速度远不能适应机体需要，需要由食物蛋白质供给的氨基酸。除此以外是非必需氨基酸。必需氨基酸有九种，即：赖氨酸、色氨酸、苯丙氨酸、甲硫氨酸、苏氨酸、异亮氨酸、亮氨酸、缬氨酸、组氨酸。由于组氨酸仅是婴儿必需，故成人的必需氨基酸仅有八种（图 6-1）。

氨基酸分子小，蛋白质大，两个或以上氨基酸脱水缩合形成若干个肽键从而组成一个肽链，多个肽链进行多级折叠就组成一个蛋白质分子，故蛋白质有时被称为"多肽"。人体蛋白质基本组成单位是 20 种氨基酸，根据成人 8 种必需氨基酸的含量和比例，食物中的蛋白质被分为"完全蛋白""半完全蛋白"和

"不完全蛋白"。食物中蛋白质营养价值的高低，主要取决于所含必需氨基酸的种类、含量及其比例是否与人体需要相近。蛋白质的氨基酸模式越接近人体蛋白质的氨基酸模式，则这种蛋白质容易被人体吸收利用，称为优质蛋白质。包括多种动物蛋白和植物蛋白，如蛋、奶、肉、鱼以及大豆蛋白质等。老年人每天摄入的蛋白质中应该有 2/3 是优质蛋白。动物蛋白质和植物蛋白质混合食用，不同的动物蛋白和不同的植物蛋白质混合食用，取得氨基酸互补的效果，进一步提高植物性（也包括动物性）蛋白质的营养价值。

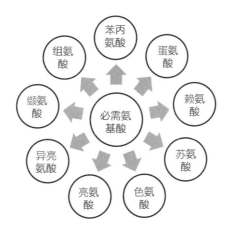

图 6-1　人体必需氨基酸（组氨酸是婴幼儿所必需）

当食物中任何一种必需氨基酸缺乏或过量，体内氨基酸不平衡时，其他氨基酸就不能被利用，影响蛋白质的合成。因此，在饮食中提倡食物多样化，将多种食物混合食用，才能使必需氨基酸互相补充，使其组成模式更接近人体需要，以提高蛋白质的营养价值，这种现象称为"蛋白质的互补作用"。一般讲，鱼肉奶蛋等动物蛋白质的氨基酸模式与人类接近，因此，营养价值也较高，被称为完全蛋白，植物性蛋白质的氨基酸模式离人类氨基酸模式较远，故营养价值较低。氨基酸模式的意义在于饮食应该提倡食物多样化，将多种食物混合食用，使必需氨基酸互相补充，使其模式更接近人体的需要，以提高蛋白质的营养价值。

第一节　老年饮食中蛋白质的功能

蛋白质是生命的物质基础，也是人体生长发育必需的。饮食中的蛋白质具有重要的生理功能。它对老年人的健康具有重要意义。

一、蛋白质的主要生理功能

1. 构成人体组织和细胞：人体组织细胞中，如除去水分，蛋白质约占细胞内物质的 80%。人体各种器官、组织都由蛋白质组成，不同的器官、组织和细胞中所含蛋白质的生理作用各不相同。

2. 供给人体热能：蛋白质是供给人体热能的营养素之一。

3. 参与体内物质代谢的调节：人体的代谢过程，需要由各种酶起催化作用，而各种酶就是一种由生物体细胞产生的蛋白质。另外，参与代谢的各种激素也是蛋白质。

4. 参与人体呼吸系统的运输：人体在生命活动中，需要从空气中吸入氧气和呼出二氧化碳，要完成这种功能，就要靠血液中红细胞内的血红蛋白完成。

5. 具有一定的防御的功能：人体血浆中有抗体（如丙种球蛋白），它能保护人体免受细菌和病毒等病原微生物的侵害，对机体免疫系统有重要作用。

二、蛋白质在老年饮食中的作用

老年人必须认真地从日常膳食中进食蛋白质，因为蛋白质是人体结构的基础，也是人体各种细胞增殖、组织修复的原材料，如想要保持结实的身材必须有足量的蛋白质补充作保障，蛋白质还可提高老年人的抵抗力，延缓机体衰老的速度，使老年人看上去更加年轻、健康。

蛋白质和组成蛋白质的多肽 / 氨基酸与机体免疫系统结构和功能的关系最密切。老年机体免疫系统发生与年龄相关的变化，出现"免疫衰老"，导致老年人基础免疫力相对低下、抵抗力较差，因此补充蛋白质提供制造抗体等免疫物质的原材料，更具重要意义。特定蛋白质或氨基酸可能具有潜在的特定免疫益处，部分特定氨基酸如色氨酸已被发现在免疫激活调节中发挥重要作用，或有助于抑制"免疫衰老"中的异常免疫反应及炎症状态。此外，亮氨酸、异亮氨酸和缬氨酸等支链氨基酸，它们不仅具有促进肌肉蛋白质合成的作用，而且还能支持免疫细胞功能、增强黏膜免疫作用，有助于恢复患者（如肝硬化）中性粒细胞的吞噬功能和自然杀伤细胞活性，帮助恢复其免疫功能。精氨酸能够调节机体免疫防御功能以及加速伤口愈合。可有效改善严重烧伤患者的营养状况以及细胞免疫功能，改善营养不良（如胃癌术后）患者的机体免疫力，有效延长其生存期。但是上述研究大多是在患有严重疾病的老年人中取得的结果，因此它对衰老过程和健康老年人起什么作用，还有待于今后进一步探讨。不过可以肯定的是充足的蛋白质营养补充有助于老年免疫系统的维持和稳定。

饮食中蛋白质缺乏即蛋白质营养不良，它是指因机体蛋白质严重缺乏引起的营养不良综合征，属于蛋白质-能量营养不良相关的一个类型。老年人由于咀嚼功能不良、味觉减退、食欲下降等原因，经常出现进食量明显减少，易引起饮食蛋白质摄入不足。蛋白质摄入不足人体会自动分解体内的氨基酸，使肌肉萎缩分解，促进衰老的进程。而长期慢性疾病、代谢状况改变等因素又使得老年人对蛋白质的生理需求增加。因而蛋白质营养不良常发生在老年人群中。此时，患者常有皮肤黏膜苍白、皮下脂肪减少、毛发脱落等症状，还可伴低蛋白性水肿等的发生。蛋白质营养不良会加剧年龄相关的肌肉损失，是促进老年人肌肉衰减及肌少症发生、发展的重要因素，有人甚至认为肌肉流失是人体衰老的主要原因。

人体蛋白质的数量与机体免疫功能有密切关系，当蛋白质减少10%时，就出现免疫功能降低，容易感染；当蛋白质减少到20%时，肌肉无力，日常生活能力下降，跌倒风险增加，伤口愈合减慢；当蛋白质减少到30%时，因肌肉功能严重下降而致残，患者无法独立坐起，容易发生压疮和肺炎；当蛋白质减少到40%时，死亡风险明显增加，很多老人因此死于肺炎。所以在一般情况下，老年人如出现以下表现时，可能提示体内有蛋白质缺乏：

1.指甲的变化：表现为指甲变薄、软、分层、容易断裂。

2.头发脱落：头发变细、变脆、易脱落。这是由于机体缺乏蛋白质时，为了更好地保存和存储蛋白质，头发中的蛋白质含量减少。

3.水肿：如明确排除心肾肝疾病和用药等原因后，出现明显的下肢水肿，这有可能是长期蛋白质摄入不足所致。

4.免疫功能下降：老年人蛋白质缺乏，抗体形成、免疫功能的修复均会发生障碍，因此免疫力低下，经常感冒，并易患感染性疾病，病情迁移、影响预后。

普通健康人每天每公斤体重大约需要 1.0 克蛋白质。女性一般不低于每天 55 克，男性不低于每天 65 克。需要特别补充蛋白质的老人，如无禁忌蛋白质的疾病，则可按每天 1.2～1.5 克每千克补充蛋白质。这里要注意的是，蛋白质的补充并不是越多越好，过量摄入加重肾脏的负担，造成对机体不利的影响。因此，补充蛋白质时最多不要超过每千克每天 2.0 克。蛋白质摄入过量（指长期摄入超过 35% 总热量的蛋白质），会增加机体肝脏和肾脏的代谢负担，甚至造成机体骨密度降低引起骨质疏松。对于有肝肾病变的老年患者更不宜一次摄入太多的蛋白质，严重时甚至会促进或加重肝肾功能衰竭。

第二节 老年饮食中蛋白质的来源及其作用

饮食中的蛋白质主要来自肉、蛋、奶、和豆类等食品，它分为动物蛋白和植物蛋白两种。一般而言，来自动物的蛋白质（动物蛋白）有较高的品质，它含有充足的各种必需氨基酸，是优质蛋白。所谓优质蛋白就是指含有比较多的必需氨基酸，其氨基酸结构与人体蛋白质的结构相近，容易被人体吸收利用的蛋白质。若体内有一种必需氨基酸存量不足，就无法合成充分的蛋白质供给身体各组织使用，其他过剩的氨基酸也会被身体代谢而浪费掉，所以确保足够的各种必需氨基酸摄取很重要。植物性蛋白质通常会有 1～2 种必需氨基酸含量不足，所以素食者需要摄取多样化的食物，从各种组合中获得足够的必需氨基酸。

老年人的饮食中优质蛋白比例应该比较高，约占蛋白摄入量的30%～50%。优质蛋白氨基酸利用率比较高，各种氨基酸的比例符合人体蛋白质氨基酸的比例。常见的富含优质蛋白质的食物有鱼虾、奶类、蛋类、瘦肉、豆类及豆制品等。动物蛋白质中鱼类蛋白质最好，植物蛋白质中大豆蛋白质最好。一般说来，动物性食品，如奶、蛋，鱼、瘦肉中的蛋白质都含有8种必需氨基酸，数量也比较多，各种氨基酸的比例恰当，生物特性与人体接近，即与人体蛋白质构造很相似，容易被人体消化吸收。植物性食品中，大豆、芝麻和葵花子中的蛋白质为优质蛋白质。另一类非优质蛋白质，含必需氨基酸较少，如米、面、水果、豆类、蔬菜中的植物蛋白等。

2020年国际血脂专家组曾发布过一份文件，从控制血脂的角度专家组提出了蛋白来源金字塔。他们认为，平时常吃的蛋白质可以按其质优程度排列呈优质蛋白质的金字塔（图6-2）。其质优程度的次序如下：顶端第一层是植物蛋白，包括大豆等豆类和坚果；其次是鱼类（鱼肉）；第三层是鸡蛋和奶制品；第四层是家禽类（鸡肉、鸭肉等）；第五层是没有加工过的肉类；最后一层是加工肉。即其优质次序依次为：豆类、坚果＞鱼＞鸡蛋、乳制品＞家禽＞未加工的红肉＞加工过的红肉。但是这恐怕是血脂专家们从有利于控制血脂的角度的看法，因为还有很多专家认为，动物蛋白优于植物蛋白，因此蛋白的优质程度应该以鱼肉、鸡蛋、乳制品等动物蛋白为首。

饮食中吃对了蛋白质可以明显降低老年人心脑血管病的死亡风险，根据一项随访了11年的研究结果表明，多吃优质蛋白，包括优质动物蛋白和优质植物蛋白者，死亡风险降低36%；动物蛋白中，鱼摄入多，死亡风险下降21%；摄入坚果较多者死亡风险降低27%；反之，优质蛋白吃的少者，死亡风险上升52%。由此可见，多吃优质蛋白有利于人体（特别对老年人）保持健康。植物蛋白和某些动物蛋白对心脏都有一定的保护作用。但是图6-2的优质蛋白金字塔是从血脂专家控制血脂角度的看法，实际上很多专家认为，鱼肉蛋白和蛋奶类食品应该作为优质蛋白登上优质蛋白金字塔的塔顶。

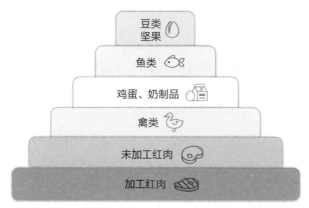

图 6-2　国际血脂专家组提出的蛋白来源金字塔（引自"澎湃新闻"网）

一、适合老年人补充的优质蛋白质

1. 蛋类：鸡蛋的营养十分全面。蛋白质含量在 13% 左右，鸡蛋蛋白质氨基酸组成与人体十分接近，它含有的营养素比较均匀，而且容易被人体吸收。鸡蛋富含多种维生素和矿物质，如维生素 A、D、E、K、B_2、B_5、B_6、B_{12} 和叶酸、钙、铁、锌、磷、硒等。它还含有叶黄素，叶黄素是一种脂溶性维生素，能够帮助眼睛的视网膜抵御紫外线损伤，有助于降低与年龄相关的黄斑病变和白内障的发病风险。由于蛋黄富含维生素 D，因此也有助于骨骼代谢。蛋黄中虽然含有胆固醇（约 200 毫克 / 每个蛋黄），但是目前缺乏进食适量的蛋黄会提升血液胆固醇（低密度脂蛋白）的证据，相反，它会增加"好"胆固醇高密度脂蛋白的水平，改善血脂代谢。鸡蛋的蛋白质氨基酸构成与人体比较接近，容易消化吸收利用，吸收率极高。鸡蛋蛋黄含铁约 7 毫克 / 100 克。鸡蛋中的磷很丰富，但钙相对不足，所以，将奶类与鸡蛋共同食用，营养可互补。鸡蛋中维生素 C 的含量较少，应注意与富含维生素 C 的食品配合食用。鸡蛋每百克含脂肪 11.6 克，大多集中在蛋黄中，以不饱和脂肪酸为多，易被人体吸收。此外其他蛋类食品也有丰富的营养价值。如鸭蛋，它含有较多的铁，对骨骼的生长有好处，中医还认为鸭蛋可清热去火。鹅蛋的卵磷脂含量高，对脑代谢有好处。鹌鹑蛋蛋白质容易被人体吸收，它含有丰富的维生素 B，适合老年人补充维生素 B 用。

从保留营养和容易消化吸收的角度来说，老年人吃鸡蛋的方法首先推荐水煮鸡蛋。这种鸡蛋鲜嫩有弹性，蛋黄刚好熟透，既保证了安全又保存了营养。正确的水煮鸡蛋的方法：冷水加盐，放入洗净的鸡蛋，煮沸持续（根据鸡蛋多少）5～6分钟，关火焖2～5分钟，捞出来过凉水。这样煮出来的鸡蛋的蛋黄一般是黄色（或橘黄色）的。如果鸡蛋煮太久，蛋黄会成为黄绿色，这是因为蛋黄中的铁形成了硫化铁，它不容易被机体消化吸收，对健康不利。

除了水煮鸡蛋外，其次是蒸鸡蛋，也可适量食用水潽蛋。但是溏心蛋尽量少吃，因为没有完全煮熟的鸡蛋，不容易消化吸收，它会增加老年人胃肠道的负担。老年人尽量少吃炒蛋和煎蛋，它们吸油太多，而且蛋黄中的胆固醇和空气接触较充分，氧化比较多，不利于吸收，多吃甚至对机体有害。鸡蛋如果炒着吃，那就不要用味精，因为味精的主要成分是谷氨酸，鸡蛋加热后也会产生谷氨酸，此时味精不仅不会增加鲜味，反而会影响菜肴原有的鲜味和营养价值。

鸡蛋的蛋白质对机体的有益作用可总结如下：

1. 使大脑功能更敏捷：鸡蛋可以增强大脑功能。乙酰胆碱是一种神经递质，在大脑记忆中扮演着化学信使的作用。乙酰胆碱是由胆碱合成的，鸡蛋富含胆碱，因此有增强大脑功能的作用。此外，鸡蛋中的胆碱还有助于细胞膜的构建以及大脑内信号分子的产生。蛋黄富含卵磷脂，对提升大脑活性有很大帮助，老年人最好每天能摄入1000毫克左右的卵磷脂，相当于两个蛋黄，如血脂异常，则可吃一个完整的鸡蛋加一个鸡蛋的蛋白。

2. 有益于眼睛：对于人体视力而言，比胡萝卜更有效的是鸡蛋，因为鸡蛋黄中富含叶黄素，它可以协助您对抗因年龄导致的黄斑病变。黄斑变性是导致50岁以上人群失明的主要原因之一。

3. 有效提高"好"胆固醇：体内的"坏"胆固醇即LDL（低密度脂蛋白）会对人体造成严重的破坏，并导致心血管病变。然而，体内的HDL，即"好"胆固醇可以协助人体去除多余的胆固醇并将其引导到肝脏进行分解。鸡蛋能有效地提高人体内的"好"胆固醇HDL水平。鸡蛋里的碳水化合物含量很低，还能促进新陈代谢。

4. 更长的饱腹感和减重：鸡蛋的外形可能和其他食物一样能让您有饱腹

感，但它其实比其他食物更适合作为饮食计划中的选择。鸡蛋是蛋白质和脂肪的理想混合体，能让人体具有更长的饱腹感。通过食用鸡蛋，您可以有效地减少零食和其他食物的分量。

5. 鸡蛋中富含叶酸，是形成红细胞的重要成分。

6. 增强肌肉和骨骼：体内的蛋白质会被用于形成各种结构和功能的分子和组织。鸡蛋含有可以让身体充分利用的氨基酸和蛋白质。因此摄取鸡蛋蛋白质可以有效地增加肌肉并改善人体骨骼的健康。

7. 减缓皮肤老化：鸡蛋里所含有的氨基酸具有使细胞再生的功能，从而减缓皮肤老化。鸡蛋里含有胶原蛋白，尤其是蛋黄中的胶原蛋白，是皮肤再生的必需品。

8. 能提高身体的维生素 D 含量：鸡蛋富含维生素 D，维生素 D 能促进钙的吸收。多项研究表明维生素 D 能提高机体免疫力，还可能对预防抑郁症有益，因为研究者发现体内缺乏维生素 D 的人更容易患抑郁症。

根据《中国居民膳食指南》意见，一般人每周蛋类的摄入量以 300～350 克为宜。健康老人最好每天至少吃一个鸡蛋（包括蛋白和蛋黄）。每个鸡蛋黄含胆固醇（一个 50 克重的鸡蛋）200 毫克左右，正常人体每日摄入的胆固醇量一般在 300 毫克左右，因此每次吃一个蛋黄（约 200 毫克胆固醇）是合适的。但是胆固醇明显升高者，建议蛋黄适当少吃，减少外源性胆固醇的来源。据北京阜外医院在 102,136 名受试者中食用鸡蛋的观察结果，他们认为每周食用 3～6 个鸡蛋者患心血管疾病和其他疾病的死亡率最低；在 60,952 名成年人中每周吃 3～6 个鸡蛋后总胆固醇降低了 0.606 毫克每分升（mg/dl），甘油三酯降低了 1.465 毫克每分升，低密度脂蛋白（坏胆固醇）降低了 0.848 毫克每分升，高密度脂蛋白（好胆固醇）升高了 0.461 毫克每分升。上述结果说明，正确地食用鸡蛋，胆固醇的各项指标均有改善。据美国波士顿大学的研究表明，每周吃 5 个鸡蛋以上的健康人发生 2 型糖尿病的风险降低 28%，不会对血糖和血压出现不利影响，如果同时增加鱼类和膳食纤维的摄入，糖尿病的风险可降低 26%～29%。高血压的风险降低 32%，如果保证乳制品、水果和蔬菜的摄入，则可降低 25%～41%。

2019 年我国的 50 万居民观察研究的结果证明，与很少吃鸡蛋的人比较，每天吃一个鸡蛋的人血液中的 HDL（好胆固醇）更多，LDL（坏胆固醇）更少，因此对心血管起保护作用。心血管病的发生风险降低 11%，心肌梗死和脑梗死死亡风险降低 18%。中科院的研究结果表明，每周吃 3～6 个鸡蛋可以明显改善血脂代谢。但是目前也有少量与上述观点相反的研究报告值得注意和参考，如韩国一项平均 7.9 年的随访队列研究发现，2 型糖尿病患者如增加鸡蛋摄入量，会增加心血管病风险，在无糖尿病的人群中未发现鸡蛋摄入与心血管病发病风险有关联。美国也有个别研究显示，每周吃鸡蛋大于 6 个，全因死亡率增加 35%。

有些老年人害怕吃鸡蛋会造成体内胆固醇升高，有人甚至只吃蛋白，不吃蛋黄，这是不妥的。鸡蛋含有丰富的蛋白质和胆固醇，正常人体内每天大约可产生 1000～2000 毫克胆固醇，通过外界膳食摄入的胆固醇不会超过该总量的 20%，机体会根据摄入的外源性胆固醇数量调节自身（内源性）胆固醇的合成量，因此一般老人（血脂正常的健康老人）每天吃 2 个以下鸡蛋（一个全蛋，一个蛋黄）不会引起胆固醇升高。

2. 奶类：奶类食品含有丰富的动物蛋白质。它是老人优质蛋白的重要来源。以牛奶为例，其蛋白质含量约 3.5 克 /100 克（国家标准＞2.90）。牛奶的核心成分是牛乳蛋白，是牛奶中很多种蛋白质混合物总称。主要由酪蛋白和乳清蛋白两大部分组成。酪蛋白为牛奶在 20℃，pH 值 4.6 条件下沉淀下来的蛋白质，余下其他蛋白质均称为乳清蛋白。乳清蛋白是蛋白质中的一种顶级的优质蛋白，它合成肌肉蛋白的效率最高。乳清蛋白包括 α-乳白蛋白、β-乳球蛋白、血清白蛋白、免疫球蛋白及其他微量蛋白。牛奶含有丰富的钙。它是老年人钙和优质蛋白的重要来源。此外，牛奶还含有磷、维生素 A、D 等多种营养物质。

牛奶中的蛋白质起以下作用：

1）牛奶蛋白中含有大量的必需氨基酸和优质蛋白：在牛奶总蛋白质中，乳清蛋白的含量为 14%～24%，它是牛奶里最重要的蛋白质。乳清蛋白是水溶性蛋白质，由 α-乳白蛋白和乳铁蛋白两个部分组成。α-乳白蛋白含有大量人体必需而自身不能合成的亮氨酸、异亮氨酸等氨基酸。其他还含有酪蛋白

76%～86%，含有人体必需的支链氨基酸和具有生理活性的多肽成分。牛奶里的这几种氨基酸是人体必需的，虽然所有含蛋白质的食物都含有这几种支链氨基酸，但牛奶(和红肉)中含量最高。

2）避免肌肉损伤，加快体力恢复：很多氨基酸需要在肝脏里代谢，而支链氨基酸可直接在肌肉细胞里代谢，所以补充支链氨基酸混合物，能保护肌肉避免损伤，或缩短体力恢复的过程。

3）改善睡眠：牛奶富含色氨酸，色氨酸在 α-乳白蛋白中的含量最高，而色氨酸是松果体合成褪黑素的原料。晚上服用 α-乳白蛋白能增加血液里色氨酸的利用率，血液里色氨酸含量高时能改善睡眠、愉悦心情，还能提高人的注意力、记忆力与思维能力。

4）抵御病原菌，减少心脏病发病风险：乳铁蛋白是一种含铁的糖蛋白，具有防御病原菌入侵的功能。牛奶里还含有各种大小不同的多肽，大的多肽是组成干酪的营养成分，小的多肽能刺激身体分泌产生饱胀感的蛋白质，因而有一定抑制食欲和减肥的作用。牛奶里含有的乳铁蛋白还有抑制血管紧张素转化酶活性的作用，因此在一定程度上能保护血管、降低血压、减少心脏病发病。

3. 鱼：包括各种海鲜水产品和淡水鱼：以鱼肉为例，深海鱼类是首选，其次是淡水鱼类。它们的蛋白质含量大约是 15%～22%，它不仅蛋白质含量高，而且富含不饱和脂肪酸，特别是 DHA(22 碳 6 烯酸)和 EPA(25 碳 5 烯酸)，对老年人特别合适。它们在深水鱼中的含量丰富(表 6-1)。淡水鱼中含量少一些(表 6-1)，但还是存在，例如，鲥鱼含 DHA 较丰富。几种常见淡水鱼中不饱和脂肪酸和 EPA/DHA 含量大致次序如下。不饱和脂肪酸：鲈鱼＞鲫鱼＞草鱼＞黑鱼＞胖头鱼。EPA 加 DHA：鲈鱼＞黑鱼＞胖头鱼＞鲫鱼＞草鱼。总之，对于补充 EPA/DHA 来说，深海鱼三文鱼中含量是最高的，每天食用 20 克就能满足人体需求，但是价格较高；鲈鱼，是淡水鱼中比较合适的鱼品种。

EPA 和 DHA 属于 Omega-3 不饱和脂肪酸，是鱼油的主要成分，能够帮助人体降低胆固醇，具有促进人体血液循环和消除疲劳等作用，对防治高血脂、高血压有一定效果。DHA 被称为"脑黄金"，主要来源于深海鱼、淡水鱼、海参和藻类等。它是大脑和视网膜的重要组成成分，对视力和智力有一定作用。有助于老年人延缓衰老。作为优质蛋白质的来源，除蛋白质含量比较高外，脂肪，胆固醇含量较少，还能为人体提供微量元素，不饱和脂肪酸，从而降低血清胆固醇、甘油三酯，调节血脂。有材料显示，从不吃鱼的人与每天吃鱼的人比，患阿尔茨海默病的风险明显增加。老年人最好每周吃 2 次以上，特别是深海鱼。此外虾肉蛋白质含量大约 16%～20%，它不仅蛋白质含量高，而且富含钙，热量却很低，适合老年人补充蛋白质食用，特别适合减肥和健身的老人。

表 6-1　几种深海鱼和淡水鱼的鱼肉中 EPA 和 DHA 的含量（引自"科普宿州"）

（含量测定的数值可因不同产地、不同季节取得的样品而变化）

	鱼的品种	EPA（毫克/100 克鱼肉）	DHA（毫克/100 克鱼肉）
海水鱼	三文鱼	1008	1385
	带鱼	720	1334
	凤尾鱼	538	911
	大黄花鱼	191	902
	金枪鱼	283	890
	鲱鱼	969	862
	海鲈鱼	168	585
淡水鱼	鲈鱼（淡水）	130	860
	河鳗	198	471
	鲶鱼	100	450
	鲭鱼	246	325
	鲢鱼	230	190

4. 肉类：包括各种哺乳动物的瘦肉和家禽鱼虾肉。我们一般把猪肉、羊肉、牛肉等哺乳动物的肉称之为红肉，因为它们新鲜时肉质呈红色，把鸡肉、鸭肉、鱼肉、虾肉、贝壳类的肉等称之为白肉，它们的肌纤维比较细腻，脂肪含量低，脂肪中不饱和脂肪酸多，肉眼看上去肉质呈白色。它们都是人体优质蛋白的重要来源，但是两者的营养价值有明显差异。红肉中血红素的含量高于白肉，吸收利用率也很高，因此如果要在摄入优质蛋白的同时增加补铁补血的效果，那么红肉是首选，而且颜色越深血红素含量越高，例如深红色的牛里脊肉就比红白相

间的雪花牛肉补铁效果好。但是红肉含有的脂肪比较多，而且多数为饱和脂肪酸，白肉相对脂肪少，鸡肉的（其他肉也类似）30% 的脂肪在皮下，最好弃皮食用。鸡肉等白肉富含不饱和脂肪酸，尤其是有些深海鱼和贝类富含多不饱和脂肪酸 DHA 和 EPA，它们对大脑和视觉发育、调节血脂、降低心脑血管疾病发病率都十分有利。所以老年人应该多吃白肉。很多研究已经证明，红肉的饱和脂肪酸多，因此摄入多了会增加心脑血管疾病和癌症的发病风险。红肉在高温烧烤、烹饪过程中容易产生苯并芘、杂环胺等致癌物质。最近美国心脏学会的哈森教授团队在《自然·微生物》杂志上发表研究论文认为，红肉含有比较多的肉碱，它在体内代谢过程中会产生对健康有害的三甲胺氧化物，但是产生这种物质是因人而异的，有些长期吃素的人，偶尔一次摄入大量红肉，体内并未产生大量三甲胺氧化物。这是因为平时进食不同的食物，构成了肠道不同的菌群，经常吃红肉的人摄入红肉后体内会有特殊的菌群与其作用，产生大量三甲胺氧化物，而坚持吃素的人，它们体内这种菌群很少，所以即使某次吃了比较多的红肉也不一定产生大量的三甲胺氧化物。体内肠道菌群和各种菌群的比例会因摄入不同的食物产生相应的改变，由此我们得到启发，调整饮食习惯可以调整肠道菌群以及各种菌群之间的比例，坚持减少吃红肉后，肠道菌群可能随之改变，到那时，即使偶尔一次摄入较多的红肉，体内产生对健康有害的三甲胺氧化物可能就比较少。

5. 豆制品：作为豆类食物的一种，含有丰富的植物蛋白，但缺少蛋氨酸，这是一种不完全蛋白，吸收率略低，但它富含多种矿物质，植物雌激素和微量元素，胆固醇含量很少，所以多吃豆制品对老年人健康有促进作用。例如，豆腐对老年人有很多好处：

1）预防骨质疏松。防止腰膝酸软和腰腿痛，因为豆腐富含钙，并且钙磷比例合适，吸收率比较高。

2）增强免疫力。豆腐中含有大豆卵磷脂和丰富的优质蛋白，有利于神经、血管及大脑的生长发育，增强机体免疫力。

3）降低心脑血管病的发病率。豆腐所含的不饱和脂肪酸可分解附于血管壁的胆固醇，因此适量的摄入不仅会降低心脑血管疾病的发生风险，还可减少肥胖的形成。

6. 坚果：坚果含有丰富的优质蛋白，可被人体正常吸收。但是坚果富含碳水化合物，如 100 克腰果里含 30 克左右的碳水化合物，它还容易刺激食欲，吃多了，可能会引起血糖波动，肥胖／减肥老人要少吃；杏仁是含植酸多的坚果，要少吃，而且不宜与牛奶或含有矿物质的食物一起食用，它会影响矿物质的吸收。坚果一般均含有较多的油脂，所以老年人吃坚果不能太多，每天摄入量最好 10～30 克左右，也就是 20 颗左右花生和一小把瓜子，松子、芝麻大约 3 勺，榛子和巴旦木 20 粒左右，但是如果吃核桃（大的）只能 2～3 颗，小核桃约 12 个。下面图 6-3，4 中列出了各种高蛋白和优质蛋白的食物，可供参考。

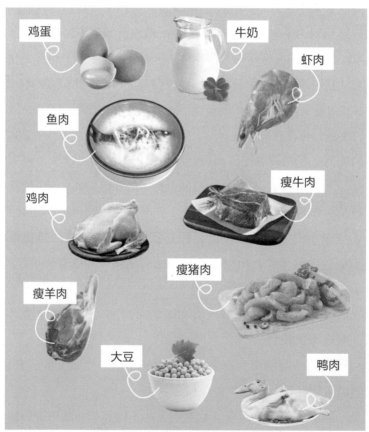

图 6-3　十种高蛋白和优质蛋白食物

蛋类

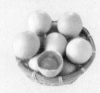

鸡蛋当中含有丰富的优质蛋白质。蛋白质的含量在 12% 左右，蛋黄当中还含有丰富的脂溶性维生素 A、D、E、K，还含有一些矿物质比如铁、锌、镁。

项目	每 100 克可食部分
蛋白质	13 克
脂肪	9 克
碳水	2 克
钠	13 毫克

建议：每日一个，蛋白蛋黄都要吃

牛奶

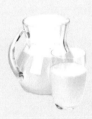

牛奶所含的碳水化合物中最丰富的是乳糖，使钙易于被吸收。还含有品质很好的蛋白质，蛋白质和热量的比例很合理，能保证饮用者不至于摄入"纯"热量。另外还有磷、钾、镁等搭配也十分合理。

项目	每 100 克可食部分
蛋白质	3 克
脂肪	4 克
碳水	5 克
钠	65 毫克

建议：每人每日摄入 300 克或相当量的奶制品。

鱼肉

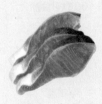

不管是哪种鱼肉，鱼肉富含优质蛋白，易消化吸收，脂肪含量低还含有钙、磷、钾、碘、锌、硒等无机盐，以及维生素 A、维生素 D 等。

这里以三文鱼为例 >

项目	每 100 克可食部分
蛋白质	17 克
脂肪	8 克
碳水	0 克
钠	63 毫克

建议：避免营养流失，最好用清蒸的方式。

虾肉

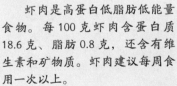

虾肉是高蛋白低脂肪低能量食物。每 100 克虾肉含蛋白质 18.6 克、脂肪 0.8 克，还含有维生素和矿物质。虾肉建议每周食用一次以上。

这里以白虾为例 >

项目	每 100 克可食部分
蛋白质	19 克
脂肪	1 克
碳水	3 克
钠	165 毫克

建议：2~3 岁幼儿每日摄入量为 15~20 克，每周 2~3 次。

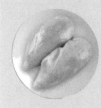

鸡肉

鸡肉中蛋白质的含量较高，很容易被人体吸收。其脂肪含量低还含有较多的不饱和脂肪酸，是很多健身人群喜欢的蛋白质来源。

项目	每100克可食部分
蛋白质	19克
脂肪	9克
碳水	1克
钠	63毫克

建议：吃法多样，炖汤为佳。

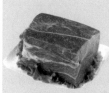

瘦牛肉

瘦牛肉的蛋白质一般在20%以上其氨基酸组成与人体需要接近，且比例均衡，人体吸收利用率高。牛肉的脂肪含量比猪肉、羊肉低，在10%左右。此外，还富含矿物质（钾、锌、镁、铁等）和B族维生素。

项目	每100克可食部分
蛋白质	21克
脂肪	3克
碳水	1克
钠	64毫克

建议：宝宝辅食尽量选择不带筋的瘦牛肉。

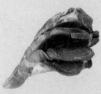

瘦羊肉

瘦羊肉蛋白质的含量在20%左右其矿物质含量丰富，铜、铁、锌、钙、磷的含量高于许多其他的肉类。羊肉中含有的成人必需氨基酸与总氨基酸比值达40%以上，人体吸收利用率高。

项目	每100克可食部分
蛋白质	24克
脂肪	4克
碳水	0克
钠	69毫克

建议：宝宝尽量选择在冬春季食用。

豆类及豆制品

大豆包括黄豆、黑豆和青豆。大豆中蛋白质含量约为30%~40%，必需氨基酸的组成和比例与动物蛋白质相似，是与谷类蛋白互补的天然理想食品。

项目	每100克可食部分
蛋白质	35克
脂肪	16克
碳水	34克
钠	2毫克

建议：每天摄入15~25克大豆或相当量的豆制品。

瘦猪肉

瘦猪肉的蛋白质含量约为 20%，必须氨基酸组成与人体需要接近。猪肉中含有丰富的磷、钾、铁、镁等元素
是人体所需矿物质元素的来源。
猪肉含有微量的水溶性维生素。

建议：每天摄入畜禽肉类总共 40～75 克。

鸭肉

鸭肉的营养价值与鸡肉类似，蛋白质含量约为 16%。
鸭肉是含 B 族维生素和维生素 E
比较多的肉，钾含量丰富，
接近 300 毫克 /100 克鸭肉

图6-4　十种 高蛋白和优质蛋白食物图（引自"百度"）

第三节　蛋白质的品种与挑选

老年人为了正确地从饮食中获取优质蛋白质，对蛋白类食品应该加强认识，购买时注意挑选。

一、蛋类

蛋类中最普通的就是鸡蛋。老年人购买鸡蛋时要注意，鸡蛋要买大小匀称的。新鲜鸡蛋表面不平，有很多明显的小、深、密的颗粒，甚至有少许鸡粪。鸡蛋的两端一定要一头大一头小。蛋壳有沙点、黑点或特别光滑的鸡蛋不要买，这种鸡蛋不新鲜，而且营养价值比较低。将鸡蛋拿起来放在耳边摇晃，若没有声音，那是比较新鲜的鸡蛋，如有水晃动的声音，这种鸡蛋不是陈蛋就是坏蛋。如果发现买回来的鸡蛋打开后蛋白或蛋黄表面发现有血丝或黑点，这种鸡蛋还能不能吃？据中国食品网介绍，鸡蛋出现血丝是母鸡卵巢或输

卵管的轻微出血渗入了鸡蛋，出现黑色/褐色斑点是母鸡输卵管脱落的上皮组织或其他组织/细胞碎片在形成蛋清时被包裹到鸡蛋中去了，因此这种鸡蛋是可以吃的。如发现有白色的小颗粒，这可能是"系带"，它能维持蛋黄在鸡蛋白里的稳定，不妨碍食用。有人建议把刚买回来的鸡蛋放在水中观察其沉浮活动，大致判断鸡蛋的新鲜程度：鸡蛋放入有水的碗里，如果鸡蛋沉下去横着，是一周左右的新蛋；斜着的是两周左右的蛋；立着的是3周左右的蛋；如果直接浮在水面上这是坏蛋（图6-5）。

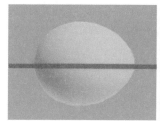 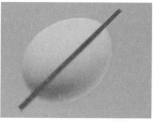 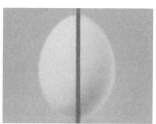

鸡蛋沉在水中呈纵横线状，　　　呈斜线状　　　　　呈直线状，立着
约1周左右新蛋　　　约2周左右的蛋　　　约3周左右的蛋

图6-5　鸡蛋放入水中估计其新鲜度的方法

这里总结一下购买蛋类食品时的几个选择原则（以鸡蛋为例）。看：迎着光源方向去看，新鲜鸡蛋的蛋体全透光，呈橘红色，蛋黄呈圆形呈暗影、保气室较小，旋转时内容物慢慢跟着动。闻：没有异味。摸：新鲜鸡蛋表面粗糙，次品蛋手感发滑、轻飘。听：鸡蛋在耳边轻轻摇晃，新鲜鸡蛋声音比较实或无声，有水声的鸡蛋不新鲜。另外，应该具备识别"激素鸡蛋"的基本知识。个别黑心商户为了让鸡早生蛋和多生蛋，给鸡注射激素，这种鸡生的蛋外形与普通鸡蛋差别不大，但是晃动一下，可以听到鸡蛋里流动声音很大。鸡蛋的蛋壳很薄、易碎、含钙量少，拿在手里感觉轻飘飘的。普通鸡蛋的蛋清蛋黄分明，十分浓稠，但激素鸡蛋比较稀薄，聚不拢。选购时应该拒绝购买这种鸡蛋。老年人如果经常吃这种激素鸡蛋，会对身体的内分泌系统和免疫功能产生有害的影响。另外还应该注意，鸡蛋的营养与蛋壳的颜色关系不大，蛋壳的颜色主要决定于母鸡的品种，只是黄壳的鸡蛋壳比较硬，便于长时间的

保存和运输，白壳鸡蛋脂肪含量比较低。蛋黄的颜色与吃的饲料有关，是由饲料中食物的色素决定，只吃玉米的鸡生的蛋，蛋黄颜色淡黄，因为食物中只有叶黄素，如果饲料中加入胡萝卜，蛋黄的颜色就变成橙色，如果用小麦粒喂鸡，蛋黄颜色就会比较苍白。如果鸡蛋放的时间过长或者鸡的胃肠道功能不好，则它生出来的蛋会有腥味。红壳蛋和白壳蛋均含有 12% 左右的蛋白质，脂肪含量红壳蛋可能高一些，维生素 A_1 白壳蛋高一些。所以从营养价值来看，食用土鸡蛋和洋鸡蛋无明显区别；与鸡蛋颜色也无关。

蛋类的品种不少，除了均含有比较多的优质蛋白外，不同的蛋有不同的特点：鸡蛋钾含量比较高，容易被吸收；鸭蛋钙含量最高，胆固醇含量居中；鹅蛋胆固醇含量稍高，但富含硒铁等营养成分；与鸡蛋比，鹌鹑蛋的卵磷脂、脑磷脂、核黄素含量均较高，它富含维生素 D，胆固醇含量比鸡蛋低，人体对鹌鹑蛋蛋白质的吸收率非常高，故对老年人十分合适。

蛋储存时尽量避免光照，大头向上摆放，不要清洗，以免蛋壳外面的保护膜损伤，影响储存。鸡蛋存放时不要随便塞进冰箱，因为我国对鸡蛋的质量和品质有明确的要求，但对鸡蛋壳上所带的微生物没有明确的指标，鸡蛋壳上最常带有大肠杆菌，必须避免存放或烹调过程中发生污染，为此鸡蛋应单独放置，或者放入袋中/容器中存放，避免与其他食物产生交叉感染。烹饪时应该完全加热，使鸡蛋熟透，利用高温杀灭鸡蛋中可能含有的大肠杆菌。

二、奶类

以牛奶为例。市场上牛奶和奶制品种类很多，这里首先比较一下鲜奶、纯奶、奶粉的特点。纯牛奶经过超高温灭菌，钙和蛋白质不会流失，它并不比鲜牛奶差。鲜牛奶制备过程中杀菌温度比较低，尽可能保留了营养。奶粉营养基本不会流失，仅损失极微量的维生素 A、C，有些强化奶粉营养价值甚至优于鲜牛奶。因此三者仅有口感不同，完全可以结合个人喜欢选择。标明"调制乳"的牛奶中虽然有生牛乳，但是添加剂很多，口味虽好，但是不适合老年人饮用，老年人应该多吃产品标准号为 GB25190 的纯牛奶。目前市场上出售的其他各种牛奶，根据中国食品网分析，它们的特点如下：

1. 水牛奶：它是水牛的母乳，产量很低。营养价值很高。富含蛋白质和钙，维生素和微量元素也丰富，可以说是"奶中黄金"。

2. 全脂牛奶：营养全面，含有大量优质蛋白、维生素和矿物质。

3. 脱脂牛奶：牛奶中的脂肪被去除，维生素和胆固醇含量也比较低。

4. 复原乳：用奶粉或浓缩牛乳加水冲兑还原制成，营养成分低，还含有糖和香精。

5. 舒化奶：将牛奶中的乳糖分解，适合喝牛奶后腹泻的乳糖不耐受人群用。

老年人挑选牛奶时，应该注意：配料中牛奶（100毫升）的蛋白质国家标准是2.9克，一般为3.2克，大于3.6克的牛奶为高级，4.0克左右为顶级，5.0克、6.0克的牛奶是专为运动员设计的。牛奶中钙含量丰富，一般应该大于120毫克。凡是配料表中以水开头的都不是真牛奶，它是牛奶味的饮料；以全脂奶粉开头的产品大都均是风味酸牛乳。配料表名字是调制乳的都是用奶粉和添加剂制成的；配料表里只含有生牛乳，其含量大于80%，蛋白质含量大于2.9%的才是比较好的牛奶。酸奶中配料表写明"风味"或"复原乳"的一般都是有添加剂的非健康酸奶。酸奶含有的碳水化合物最好在10克以内，高于15克的放弃购买，因为这种酸奶配料里含有比较多的糖，营养价值较差。另外，还应注意产地，高档产品的奶大多产地在高原牧场，一般来说，内蒙古、新疆、西藏、宁夏和广西生产的牛奶质量比较好。据中国农科院和农业农业部公布的数据显示，广西水牛奶和青藏牦牛奶都是性价比较高的好牛奶。标明巴氏奶者最新鲜，巴氏灭菌温度在62℃到90℃之间，免疫球蛋白、乳铁蛋白等均得到最大程度的保留，但是保质期一般只有7天，要尽快喝完。其次是高温灭菌奶。

此外，喝牛奶还要注意以下问题：

1. 不要长时间高温煮（包括微波炉加热）牛奶，因为这样会使牛奶的部分蛋白质发生变性，维生素C等在加热过程中部分破坏。

2. 不要与药物同时服用，或者用牛奶代替水吞服药物，因为这样可能会使牛奶中的钙、铁等离子和部分蛋白质在胃肠道里与药物发生不良反应。

3. 不宜与粗粮一起食用，粗粮中的膳食纤维和磷酸肌醇均可降低人体对牛奶中钙的吸收。

4. 建议牛奶最好不要冰冻后服用，因为冰冻会使牛奶中的脂肪和蛋白质分离，乳酪素呈粉状凝结，影响牛奶中钙的吸收。

5. 牛奶最好不要长期与浓茶一起吃，这种喝牛奶的习惯时间一长，也会影响牛奶中钙的吸收。牛奶尽量不要和米汤混合饮用，因为这样会使牛奶中的维生素 A 损失。

6. 喝牛奶的时间，因人而异。如果早上空腹喝牛奶，最好先略微吃一点碳水化合物，以供机体产能利用，这样牛奶中的蛋白质可得到一定的保护和合理的应用。牛奶中含有色氨酸，它在血清中的浓度高时，有轻度镇静作用，因此晚上喝牛奶，可能略有安眠效果。饭前喝牛奶，能增强饱腹感，吃饭时就不会因饥饿而摄入过多，有利于肥胖老人控制体重。

老年人也适宜食用酸奶，选择酸奶时，应该注意配料表里以下三个标注：

1. 看产品的名字。要选择明确写出发酵乳或酸奶的产品，切莫选择写明饮品或饮料的酸奶。

2. 看酸奶的营养成分配料表，如第一位是水的不要买，要选写明生牛乳，而且含量大于或等于85%的。含糖、含果酱多的酸奶不适合老人饮用。

3. 看蛋白质含量：100 克酸奶中蛋白质含量至少大于 2.3 克，如在 2.9～6.2 克左右，则更佳；再看碳水化合物，100 克酸奶中的含量如高于 9 克，这说明该酸奶中含有比较多的白砂糖；如果小于 9 克，最好在 6 克左右，则含砂糖少，这种酸奶更健康。

三、鱼肉和其他水产品

鱼肉和其他水产品不仅蛋白质含量高，容易消化吸收，而且鱼肉脂肪富含不饱和脂肪酸 DHA 和 EPA（表 6-2），对老年人延缓衰老有重要作用。作为优质蛋白的代表，鱼肉中深海水产品尤其值得推荐。

深海鱼：栖息在深海区（水深大于 200 米）的鱼，常见的如黄花鱼、鲳鱼、三文鱼、石斑鱼、多宝鱼、鳗鱼、金枪鱼等。它们的鱼肉无污染，富含优质蛋白和多种氨基酸，优质不饱和脂肪（表6-2）、DHA/EPA（表6-1）和微量元素等。有的鱼肉富含抗氧化成分，如虾青素，其抗氧化能力是普通维生素E的550~1000倍，能有效抗击自由基，具有降低患抑郁症的风险，延缓衰老的作用。深海鱼大多从远洋捕捞，因此以冰冻冷藏鱼为主，储藏时间可以比较长。

表6-2　常吃的几种鱼的蛋白质和脂肪含量

鱼的种类	蛋白质含量（克/100克）	脂肪含量（克/100克）
大黄花鱼	17.7	2.5
带鱼	17.7	4.9
鲤鱼	17.6	4.1
鲫鱼	17.1	2.7

虾肉：选购虾时应该注意虾要新鲜，如有刺激性异味，这是虾腐败后蛋白质产生的挥发性胺类物质，这种虾已经不新鲜。新鲜虾的虾头不脱落，虾壳和虾肉不分离，虾壳颜色不发红（熟虾例外），虾肉有弹性。有时虾头发黑，这倒不一定是虾不新鲜，变黑的原因是虾体内发生"酶促反应"，虾的酪氨酸被酶转化为醌类物质，进而变成黑色素，如果仅仅虾头变黑，身体依然保持青灰色，肉质仍有弹性，那么这种变化并不是由重金属污染/细菌污染引起，它可能是虾吃了藻类或与进食某些饲料造成，这种虾可以吃，但是有时冷冻/冷藏后虾头发黑，虾肉失去弹性，则说明虾可能已经变质，不宜食用。吃虾时如有条件最好把虾背部黑线（虾的消化道）挑除。

贝壳类：如蚝等。它们均含大量优质蛋白、维生素和锌，硒含量尤其丰富。

海参：是值得老年人食用的一种优质蛋白。海参富含海参皂苷、黏多糖、钙、镁、锌、钠、铁、16种氨基酸和多种微量元素。海参蛋白质含量较高，可达22%左右，而且富含DHA和EPA，有助于老年人延缓衰老。由于海参富含蛋白质，肉质软糯，营养丰富，所以是典型的高蛋白低脂肪食物，它是动物蛋白中胆固醇含量很低的食品。海参含有的蛋白质主要是胶原蛋白，它能够促进机体细胞的修复和再生。但胶原蛋白的吸收率比较低。海参富含粘多糖，它具有提高机体免疫力、抗疲劳、抗凝血的功效。至于海参中含有的海参皂苷（也叫海参素），这是海参特有的物质，具有增强免疫力、抗肿瘤作用，但是其含量较少，想要单纯靠食用的方式获取足够的、有效剂量的海参皂苷是不现实的，再加上海参皂苷经过烹饪之后所剩无几。此外，海参中还含有硫酸软骨素，其含量虽然不多，但对机体的骨代谢有一定好处。海参与鸡蛋相比，两者所含蛋白质的数量、质量和各种营养物质各有特点，只是海参价格较高，因此性价比较低。海参是一种典型的高蛋白低嘌呤食物，因此它特别适合高尿酸血症痛风老人食用。

干海参需要在泡发以后食用，它主要富含胶原蛋白，这种蛋白不容易吸收，必须经过高温煮透，慢慢地把它的细胞壁破坏，使它转化为胶原蛋白肽，才能被人体吸收，也只有这样才能使海参的微量元素释放出来，供吸收利用。海参的蛋白质是不溶于水的，煮海参不会造成营养的流失。所以要想真正吃到海参富含的优质蛋白，一定要把海参发好、发透，煮好、煮透。

淡水鱼：如因痛风等原因，不能吃海鱼，也可部分换用淡水鱼。大部分淡水鱼也含有一定量的 DHA/EPA，其中尤以鲈鱼、河鳗、鲥鱼较佳。烹调时如能使用清蒸的方法，则能很好地保留不饱和脂肪酸。缺点是淡水鱼容易受河水（湖水）污染，鱼肉的味道随饲料而改变。挑选时当以活鱼或活杀的鱼为首选，如已死亡，但鱼鳃鲜红、鱼眼睛透亮、没有混浊，鱼鳞光滑发亮，则说明死亡时间不长，可以食用。

四、肉类

中国居民饮食中猪肉最多。猪肉是一种红肉。老年人挑选猪肉时，应该按需选择：要蛋白质丰富的肉，选择里脊肉；肉质比较鲜嫩的肉是臀尖肉；口感比较受欢迎的是五花肉；坐臀肉全都是瘦肉；肉质紧实有嚼劲的是前腿肉；肥而不腻的是后腿肉。我们居民吃肉的习惯与欧美国家不同，欧美居民一般习惯选购冷藏肉，但我国居民，特别是老年人，均喜欢选购（热气）新鲜肉。新鲜肉微生物不受控制，保存时间比较短。实际上冷藏鲜肉是全程冷链低温运输，经过了排酸，口感、风味和安全性更好，并无营养流失，可以冷藏保存，保存时间比较长。

买肉时还要警惕个别不良商人出售经硼砂处理的猪肉，它们为了防止隔夜猪肉不变色，就会在猪肉上抹上一层硼砂，这样可使猪肉颜色呈粉红色，看上去很新鲜，卖相很好，吃口也鲜嫩，但是这种猪肉一旦摄入体内，硼砂很难排出，容易造成体内积蓄，伤害器官，购买时要注意辨别：这种猪肉的瘦肉表面呈红色，里面却是白色的，闻一闻有较浓的碱味，摸一摸表面较滑，有颗粒感。购买时请注意：

看颜色和光泽度：好的猪肉，瘦肉颜色呈淡红色或粉红色，肥肉呈白色有光泽；质量差的猪肉颜色呈灰色或暗红色。

看肥肉层：正常猪肉肥膘比较厚，如果不是买纯精肉的话，就不宜选肥膘比较薄的猪肉。用瘦肉精饲养或杂交猪的猪肉，皮下肥肉很薄，甚至不足1厘米。

看弹性和手感：好的猪肉按压有弹性，外表面微干或略微湿润，有油脂但是不黏手；不新鲜的猪肉或注水的猪肉弹性特别差，一触就是一个凹陷，干燥无光泽。看毛根的颜色：毛根白而干净的是好猪肉，毛根发红者，很可能是病猪。黑毛猪毛根呈黑色。

买猪肉时还应该注意猪肉身体上盖的章：盖蓝章的是母猪肉；盖红章的是公猪肉；盖圆章的是放心猪；盖长方形章的是不适合食用只能提炼猪油；盖交叉章的是禁止销售的猪肉。此外，老年人应该具备一些识别激素速成猪的基本知识。好肉首先弹性要好，然后纤维要细腻，因为正常情况下自然生长的猪，它的肉纤维比较细小，有弹性、能拉丝，颜色暗中带鲜红，瘦肉中夹有肌间脂肪，所以吃的时候软糯香甜。猪的养殖周期愈长，肉味愈香，沉积的氨基酸含量越高，肉味越甜，如果是养了几个月就出栏的速成猪，它们的肉色暗淡，因为生长速度快，所以肉中含有的水分多，吃起来口感比较柴。这种肉千万别买。另外，由于近年来猪瘟常在各地爆发，少数不良摊贩通过不正规途径出售病猪肉甚至死猪肉，因此看到以下这些猪肉一定不要购买：

1.排骨的骨架很小，颜色微黄的肉。骨头小颜色黄说明猪根本没有长大，是仔猪肉。它正是经济价值最高的时候、长得最快的时候被宰了，这不合常理，除了有病或临近死亡，一般情况下这种猪是不会出栏的。

2.骨架粗大，肉色发红发黑。这种猪养殖周期超出了经济价值，这大概率是养殖场里有病的老母猪，已经不能生产，才会低价出售，这种猪大都是现代近亲杂交的洋母猪，它体弱多病，生前滥用药物，体内抗生素和激素的残留比较多。

3.肥肉颜色不白，而且很薄。猪是先长体格后长瘦肉，最后才长肥肉，所以这种猪可能就是用高科技或瘦肉精喂养长大的。

为了掩盖这些不良猪肉的异常颜色，不良摊贩有时会使用有色灯光"美化"猪肉，近来国家已出台禁止使用的规定。老年人购买猪肉时特别应该提高警惕。

另外，切勿购买超市里价格便宜的肉，这种肉很多是由各种食品添加剂制作而成，它们经过深加工，甚至可以是人工合成的"牛排"。其实如果是质量合格的合成牛肉还是可以食用，但是如果吃了那些不合格的"牛肉"，会引起营养不良、腹泻等不适，对身体造成危害。

这里特别提醒老年人在烧煮肉类食品时几点注意事项：冷冻的肉类食品不宜反复解冻，因为冷冻食物如果反复解冻、冷冻，此过程中细菌会随着温度改变大量繁殖，此时，食物看起来没什么问题，实际上可能开始变质，蛋白质受到破坏，已经不宜食用；加工熟食时，注意砧板的清洁，砧板上常常有比较多的细菌，使用时如清洁不到位，轻者腹泻，重者食物中毒。据中国食品网介绍，检验发现，在生熟混用的砧板上每平方厘米含有大肠杆菌 400 多万个。这里特别提醒，砧板需要及时清洗甚至消毒，生熟分开。

另外，从烹调的角度说，猪肉中的五花肉适合做红烧肉；里脊肉适合做锅包肉；后腿肉适合做肉馅。熬油的话，板油比水油香。猪的后碎骨头比较大，没有蹄筋，用它炖出来的猪蹄汤鲜而不油；前碎肉多带蹄筋，用它做出来的红烧猪蹄或卤猪蹄口感比较好。从营养角度说，猪肉各个部位中最值得推荐的是里脊肉；含维生素 B_1 比较多的是大排、腿肉、后肘子、五花肉、里脊肉；低热量的猪肉是里脊肉、蹄筋、猪肚、猪舌和腿肉；低胆固醇猪肉前五名为，里脊肉、肘棒、五花肉、腿肉、后肘肉；高蛋白的部位是蹄筋、猪皮、猪蹄、里脊肉、猪耳朵。

还有一些肉类不适合老年人和糖尿病人食用，如午餐肉、大肥肉、咸腊肉、小酥肉及羊肉卷等。猪皮、猪耳等胆固醇含量较高，而且不易消化，建议老年人尽量少吃。

肉类食品烹调前最好切成大块焯水，但是焯水必须用凉水，煮沸后撇去浮沫，再煮 2 分钟，然后再烹饪加工。相反，假如用沸水焯水的话，肉表面的蛋白质会立即变性、凝固、收缩，导致内部血水无法排出，温度也传不进去，使肉变得外硬里生，吃起来又老又柴。

红肉，包括牛、猪、羊肉，虽然它们的瘦肉属于优质蛋白，但是从致癌角度看，如果长期大量（＞150 克 / 天）摄入红肉，患癌风险增大。同样还有一些深加工的肉类，如腊肉、腌制肉、烟熏肉、酱油肉、火腿等也不宜经常大量吃，因为它们均会增加患消化道癌（胃癌、结肠癌、直肠癌等）、乳腺癌、前列腺癌等的风险。不过瘦牛肉蛋白质含量大约 20%，除了补充蛋白质和血红素铁外，还能补充 B 族维生素，所以它是一种低脂肪、高蛋白，提高机体免疫力的好食品。

白肉中以鸡肉做代表。鸡肉：蛋白质含量大约在 16～20%，对健康不利的饱和脂肪酸含量很低。要从吃的鸡肉中摄取优质蛋白质，鸡的选择十分重要。散养的土鸡为首选。老年人可以参考以下三点来分辨圈养的饲料鸡和散养的土鸡：

1. 圈养鸡抓起来它不挣扎也不尖叫，放在地上不乱跑，一手抓起来就抓到了；反之，如为散养土鸡，一抓就挣扎并尖叫，放在地上大叫乱跑，反应十分灵敏。

2. 圈养鸡羽毛较松散。土鸡羽毛较紧密、光滑发亮，声音洪亮，鸡冠颜色红，脚比较小。

3. 圈养的饲料鸡嘴尖，土鸡则相反，因为它们经常在地上抓食，所以嘴上下比较齐，磨得有些钝。

五、豆制品

黄豆做出豆制品后含蛋白质大约 6%～15%，还含有多种维生素和矿物质，对提高人体免疫力有帮助。豆腐是豆制品一种，重要原料是黄豆。豆腐是老年人喜欢而常吃的一种优良的植物蛋白质来源，但是购买散装豆腐时老年人一定要学会鉴别那些"假豆腐"，因为它们根本不是用黄豆做的。识别要点有三：一看豆腐表面要有布纹；二闻豆腐要有豆香味；三捏豆腐不该轻易碎。这样的豆腐才是天然、健康的植物蛋白制品。腐竹、鱼豆腐等不是真正的豆制品。

老年人食用豆腐时烹饪前宜适当焯水，去除其中的部分钙（特别对体内有结石的老人）。豆腐的蛋白质含量虽高，但由于它的蛋白质中必需氨基酸蛋氨酸的含量偏低，所以食用时最好将其他动植物食品与豆腐一起烹调。例如在豆腐中加入各种肉末或鸡蛋，这样便能更充分利用豆腐中所含的丰富蛋白质，提高其营养价值。此外，豆腐虽富含钙质，但若单食豆腐，人体对钙的吸收利用率较低。故如将豆腐与含维生素 D 高的食物同煮，借助维生素 D 的作用，使人体对钙的吸收率提高很多倍，例如鱼头烧豆腐。也有人建议将海带或其他含碘高的海产品与豆腐同煮，因为豆腐中含有一种皂角苷的物质，它会引起体内碘的排泄，如果长期食用易引起体内碘的缺乏。故如将富含碘的海带与豆腐同煮，则可有取长补短的效果。

但是吃豆腐和各种豆制品不能摄入太多，否则它会对机体造成危害，如对高尿酸血症患者可能会升高尿酸，诱发或加重痛风症状，因为豆腐含较多嘌呤，虽然在加工过程中（包括焯水）已被稀释，痛风／高尿酸血症患者不必禁食，但不仍宜多食。此外豆腐摄入过多也会加重肾脏的负担。豆腐富含植物蛋白，它经过人体的消化代谢后会生成含氮的废物，这种废物要通过肾脏排出体外，所以如果食用过多，会加重肾脏的负担。因此豆腐虽好，但是进食数量必需适当。各种常吃食物中嘌呤含量见本章末表 6-3。

六、坚果

坚果（或称干果）的种类较多，例如黑芝麻、腰果、花生、核桃、开心果、巴旦木等，它们均含有优质蛋白。选择时首先应该买天然坚果，原味的，少吃加工的，因为经过二次加工，口味变重，有很多添加剂，过多摄入会影响健康。各种坚果中含有的成分均不同：南瓜子蛋白质含量高；葵花籽维生素 E 高；榛子钾高；腰果镁高；松子锌高；黑芝麻钙高；山核桃油酸高；亚麻籽 Omega-3 高，巴旦木具有抗突变、促进 DNA 修复和抗氧化延缓衰老的作用。

据中国疾控中心发布的材料，蛋白质含量最高的十种食物为：鸡蛋、牛奶、鱼肉、虾肉、鸡肉、鸭肉、牛肉、羊肉、猪肉和大豆。

第四节　老年人蛋白质的摄入量与补充原则

由于食物中的蛋白质是人体重要的营养物质，因此保证优质蛋白质的摄入是关系到身体健康的重要问题，选用既经济又能保证营养的蛋白质是大家普遍关心的话题。老年人消化系统功能减弱，使摄入蛋白质的生物有效性降低；在人体衰老过程中，体内蛋白质的分解代谢超过了合成代谢，当膳食蛋白质不足时，老年人易出现负氮平衡，因此，老年饮食中应有足量的优质蛋白质。

一、老年人蛋白质的摄入量

中国营养学会推荐的摄入量为每日 75 克（男）及每日 65 克（女），约为每千克体重 1.0～1.5 克。其中要求有 1/3～1/2 的优质蛋白质。老年人蛋白质的补充应该比年轻人多约 7 克/天。但又不宜过多，以免加重肝脏、肾脏负荷。上述推荐量是纯粹的蛋白质，如换算成食物，一个健康老年人（粗略计算）每天大约应摄入 2 块手掌大小的肉，喝两大杯牛奶，1 块肥皂大的豆腐和少些豆子（或干果），加上蔬菜水果和饭，就可得到大约 60～70 克的蛋白质。若需求量比较大（如身材高大等），可以多喝一点牛奶，或酌量多吃些肉类，就可获得足够的蛋白质。然后应该把每天所需的蛋白质总量分配到三餐中，这样蛋白质的利用效果更好。如果集中在一餐，对身体代谢负担大，利用效果也会降低。

根据《2015～2017年中国居民营养与健康状况监察报告》显示，分析摄入蛋白质的来源可以看出，目前谷物仍是老年人膳食蛋白质的重要来源，但是肉类蛋白质比例正在逐年增加（图6-6），从1991年的18.2%增加到2018年的28.7%。总体来说，近年来中国老年人肉类蛋白质摄入增加，蛋白质摄入的质量改善了，但是部分老年人仍然面临膳食蛋白质缺乏的风险。

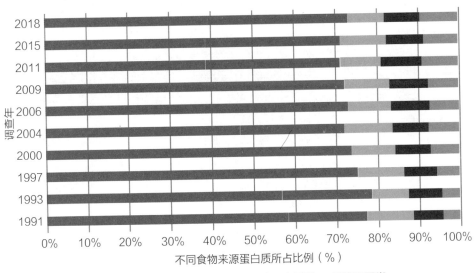

图6-6　近年来中国居民从饮食中摄入的蛋白质来源分布变化

二、老年人补充蛋白质的原则

根据营养学家研究，各种食物中均含数量不等的蛋白质（图6-7）。一个成年人每天通过新陈代谢大约要更新300克以上蛋白质，其中3/4来源于机体代谢中产生的氨基酸，这些氨基酸的再利用大大减少了需补给蛋白质的数量。

谷薯类及其制品

食物名称	蛋白质（克）	食物名称	蛋白质（克）
小麦	11.9	燕麦片	15
小麦粉	11.2	咸面包	9.2
通心粉	11.9	普通面包	8.3
挂面	10.3	蛋糕	8.6
面条	8.3	荞麦	9.3
油条	6.9	薏米	12.8
油饼	7.9	马铃薯	2
馒头	7	番薯	2.1
籼米	8.8	番薯粉	2.7
粳米	7.7	麦淀粉	0.5
稻米	7.4	藕粉	0.2
黑米	9.4	粉丝	0.8
玉米（鲜）	4	河粉	7.7
小米	9		

水产类

食物名称	蛋白质（克）	食物名称	蛋白质（克）
草鱼	16.6	鲴	15.4
海鳗	18.8	鲭鱼	15.3
鲈鱼	18.6	基围虾	18.2
红杉鱼	18.6	海虾	16.8
乌鱼	18.5	河虾	16.4
罗非鱼	18.4	河蟹	17.5
鲮鱼	18.4	海蟹	13.8
白鲳鱼	18.3	螺	15.7
泥鳅	17.9	扇贝	11.1
小黄花鱼	17.9	生蚝	10.9
带鱼	17.7	蛤蜊	10.1
大黄花鱼	17.7	章鱼	18.9
银鱼	17.2	鱿鱼	17.4
鲫鱼	17.1		

蔬菜类

食物名称	蛋白质（克）	食物名称	蛋白质（克）
毛豆（青豆）	13.1	山药	1.9
黄豆芽	4.5	油菜	1.8
西兰花	4.1	大白菜	1.5
刀豆	3.1	甘蓝（卷心菜）	1.5
白菜心	2.8	辣椒（青尖）	1.4
芥蓝	2.8	生菜	1.4
苋菜（绿）	2.8	芦笋	1.4
苋菜（紫）	2.8	茄子	1.1
菠菜	2.6	胡萝卜	1
竹笋	2.6	甜椒	1
豆角	2.5	苦瓜	1
荷兰豆	2.5	丝瓜	1
韭菜	2.4	莴笋	1
韭黄	2.3	白萝卜	0.9
芋头	2.2	番茄	0.9
绿豆芽	2.1	白瓜	0.9
菜花	2.1	黄瓜	0.8
四季豆	2	芹菜	0.8
秋葵	2	南瓜	0.7
芥菜（雪里蕻）	2	节瓜	0.6
莲藕	1.9	冬瓜	0.4

鱼畜肉类及其制品

食物名称	蛋白质（克）	食物名称	蛋白质（克）
猪肉（肥瘦）	13.2	牛肉（瘦）	20.2
猪肉（瘦）	20.3	羊肉（瘦）	20.5
猪肉（软五花）	7.7	鸡	19.3
猪肾	15.4	鸡血	7.8
猪血	12.2	鸭	15.5
广东香肠	18	鸭血	13.6
腊肠	22	鹅	17.9
金华火腿	16.4		

豆、杂豆及其制品类

食物名称	蛋白质（克）	食物名称	蛋白质（克）
黄豆	35	豇豆	19.3
黑豆	36	豆腐	8.1
青豆	34.5	豆浆	1.8
绿豆	21.6	豆腐皮	44.6
蚕豆	21.6	油豆腐	17
赤小豆	20.2	腐竹	44.6
梅豆	18.6	支竹	44.4
扁豆	25.3	干张	24.5
豌豆	20.3	豆腐干	16.2

奶、蛋类及其制品

食物名称	蛋白质（克）	食物名称	蛋白质（克）
鸡蛋	13.3	鹅蛋	11.1
鸡蛋白	11.6	鹌鹑蛋	12.8
鸡蛋黄	15.2	牛乳	3
鸭蛋	12.6	酸奶	2.5
咸鸭蛋	12.7		

菌藻类

食物名称	蛋白质（克）	食物名称	蛋白质（克）
冬菇（干）	17.8	香菇（冬菇）	2.2
金针菇	2.4	海带（干）	1.8
蘑菇（鲜菇）	2.7	海带（浸）	1.1
黑木耳（干）	12.1	紫菜（干）	26.7
黑木耳（水发）	1.5		

坚果类

食物名称	蛋白质（克）	食物名称	蛋白质（克）
核桃（干）	14.9	花生（鲜）	12
栗子（鲜）	4.2	芝麻（黑）	19.1
松子（生）	12.3	芝麻（白）	18.4
杏仁	22.5	莲子	17.2
腰果	17.3		

水果类

食物名称	蛋白质（克）	食物名称	蛋白质（克）
苹果	0.2	柑橘	0.7
梨	0.4	香蕉	1.4
桃	0.9	芭蕉	1.2
李	0.7	桂圆	1.2
葡萄	0.5	木瓜	0.4
橙子	0.8	哈密瓜	0.5

图 6-7　各种常吃的食物蛋白质含量（每 100 克食用部分含克数）

一般地讲，一个成年人每天摄入 60～80 克蛋白质，基本上已能满足需要。每餐食物都要有一定质和量的蛋白质。人体没有为蛋白质设立储存仓库，如果一次食用过量的蛋白质，势必造成浪费。所以对老年人保证每天有足够数量和质量的蛋白质食物补充，但又必需适当。

为了摄入的蛋白质更容易消化吸收利用，在蛋白质的选择、搭配和摄入方式上应该注意几个问题：

1. 应该选择蛋白质含量高、优质，而且容易被老年人消化吸收的蛋白质品种。猪蹄、鸡爪、肉皮等虽然它们含有的蛋白质数量不低，而且富含胶原蛋白，但是胶原蛋白不容易消化利用，因此老年人大量摄入会加重机体肝肾的负担，应该多选择鸡蛋、鱼肉、瘦肉等高蛋白、优质蛋白和容易消化吸收的蛋白补充。多种蛋白轮流吃和混合吃，没有腿的（如鱼）、一条腿的（如蘑菇）、两条腿的（如鸡鸭）、四条腿的（如猪、牛）、多条腿的（如虾、蟹）都要吃。

2.蛋白质搭配时，选择生物学属性越远越好，例如动物蛋白与植物蛋白搭配比单纯的植物性食物混合营养价值高，食物的味道也可能更鲜美一些。有时在各种营养素组成上还可以起互补作用，如肉类里维生素 B_2 丰富，植物蛋白（如豆腐）中含量少，两者搭配就起取长补短的作用。谷类蛋白质含赖氨酸较少，而含蛋氨酸较多；豆类蛋白质含赖氨酸较多，而含蛋氨酸较少。这两类蛋白质混合食用时（如含有豆类的杂粮饭），必需氨基酸相互补充，接近人体需要，营养价值提高。

3.搭配的蛋白质种类越多越好，搭配食物的时间与用餐时间越近越好，最好同时进行，立即就吃。这样可使食物蛋白中的各种氨基酸能获得更多机会组合成接近人体需要的完全蛋白，促进机体对蛋白质的消化吸收利用。

4.食用蛋白质要以足够的热量供应为前提。如果热量（如碳水化合物）供应不足，机体将消耗食物中的蛋白质来作能源。每克蛋白质在体内氧化时提供的热量与葡萄糖相当。用蛋白质作能源是一种浪费，是"大材小用"。例如空腹吃牛奶，就可能在一定程度上造成蛋白质的浪费。

5.改变进餐次序：通常推荐的进食次序先吃蔬菜，后吃肉，最后吃主食。这种吃法对控制餐后血糖有利，但是有人认为，消化吸收功能较差的老年人如采用此种进餐次序，蛋白质被高糖类食物或高纤维类食物包裹，蛋白质在胃内逗留时间缩短，来不及更好地被处理，可能会减少蛋白质吸收效率。因此，为了提高蛋白质的吸收效率，有人建议最好改变进食次序，先吃营养密度高的食物如优质蛋白、优质脂肪，然后再吃营养密度略低的食物，如蔬菜和主食，这样增加蛋白质在胃内停留的时间，以便进行充分的处理，提高蛋白质的吸收利用效率。总之，进食次序应该因人而异。

6）防止老年饮食中 B 族维生素和镁的缺乏：维生素 B_2、B_6、B_9、B_{12} 与蛋白质的吸收利用直接有关，经常应从粗粮补充。蛋白质的消化吸收利用还要有很多酶参与，这些酶的合成需要镁，因此必须重视镁的补充。镁可以通过蔬菜、玉米、红薯、香蕉等食物补充。

表 6-3　食物嘌呤含量表

（引自基层医师公社，数据为每百克食物嘌呤含量，单位为毫克）

低嘌呤食物：每 100 克食物含嘌呤小于 25 毫克；中等嘌呤食物：每
100 克食物含嘌呤 25～150 毫克；高嘌呤食物：每 100 克食物含嘌呤
150～1000 毫克。

主食类							
牛奶	1.4	皮蛋白	2.0	红薯	2.4	鸡蛋黄	2.6
荸荠	2.6	鸭蛋黄	3.2	土豆	3.6	鸭蛋白	3.4
鸡蛋白	3.7	树薯粉	6.0	皮蛋黄	6.6	小米	7.3
冬粉	7.8	玉米	9.4	高粱	9.7	芋头	10.1
米粉	11.1	小麦	12.1	淀粉	14.8	脱脂奶	15.7
通心粉	16.5	面粉	17.1	糯米	17.7	大米	18.1
面条	19.8	糙米	22.4	麦片	24.4	薏米	25.0
燕麦	25.0	大豆	27.0	豆浆	27.7	红豆	53.2
米糖	24.0	豆腐	55.5	熏豆干	63.6	豆腐干	65.5
绿豆	75.1	黄豆	116.5	黑豆	137.4		

动物肉类							
猪血	11.8	猪皮	29.8	火腿	55.0	猪心	65.3
猪脑	66.3	牛肚	79.0	鸽子	80.0	卤牛肉	83.7
兔肉	107.6	羊肉	111.5	鸭肠	121.0	瘦猪肉	122.5
鸡心	125.0	猪肚	132.4	猪腰子	132.6	猪肉	132.6
鸡胸肉	137.4	鸭胗	137.4	鹿肉	138.0	鸡胗	138.4
鸭肉	165.0	猪肝	169.5	牛肝	169.5	马肉	200
猪大肠	262.2	猪小肠	262.2	猪脾	270.6	鸡肝	293.5
鸭肝	301.5	熏羊脾	773.0	小牛颈肉	1260.0		

水产类							
海参	4.2	海蜇皮	9.3	鳜鱼	24.0	金枪鱼	60.0
鱼丸	63.2	鲑鱼	70.0	鲈鱼	70.0	鲨鱼皮	73.2
螃蟹	81.6	乌贼	89.8	鳝鱼	92.8	鳕鱼	109.0

续表

水产类							
旗鱼	109.8	鱼翅	110.6	鲍鱼	112.4	鳗鱼	113.1
蚬子	114.0	大比目鱼	125.0	刀鱼	134.9	鲫鱼	137.1
鲤鱼	137.1	虾	137.7	草鱼	140.3	黑鲳鱼	140.3
红魽	140.3	黑鳝	140.6	吞拿鱼	142.0	鱼子酱	144.0
海鳗	159.5	草虾	162.0	鲨鱼	166.8	虱目鱼	180.0
乌鱼	183.2	鲭鱼	194.0	吴郭鱼	199.4	四破鱼	217.5
鱿鱼	226.2	鲳鱼	238.0	白鲳鱼	238.1	牡蛎	239.0
生蚝	239.0	鲲鱼泥	247.3	三文鱼	250.0	魩仔鱼	284.2
鲑鱼	297.0	蛤蜊	316.0	沙丁鱼	345.0	秋刀鱼	355.4
刀鲳鱼	355.4	凤尾鱼	363.0	鳊鱼干	366.7	青鱼	378.0
鲱鱼	378.0	干贝	390.0	白带鱼	391.6	带鱼	391.6
蚌蛤	436.3	熏鲱鱼	840.0	小鱼干	1538.9	带鱼皮	3509.0
蔬菜类							
冬瓜	2.8	南瓜	2.8	洋葱	3.5	番茄	4.2
姜	5.3	葫芦	7.2	萝卜	7.5	胡瓜	8.2
酸菜类	8.6	腌菜类	8.6	苋菜	8.7	葱头	8.7
青椒	8.7	蒜头	8.7	黑木耳	8.8	胡萝卜	8.9
圆白菜	9.7	榨菜	10.2	苦瓜	11.3	丝瓜	11.4
荠菜	12.4	芥菜	12.4	包心菜	12.4	芹菜	12.4
白菜	12.6	青葱	13.0	菠菜	13.3	辣椒	14.2
茄子	14.3	小黄瓜	14.6	生菜	15.2	青蒿	16.3
韭黄	16.8	空心菜	17.5	芥兰菜	18.5	韭菜花	19.5
芫荽	20.2	雪里蕻	24.4	韭菜	25	鲍鱼菇	26.7
蘑菇	28.4	生竹笋	29.0	四季豆	29.7	油菜	30.2
皇帝豆	32.2	茼蒿菜	33.4	九层塔	33.9	大蒜	38.2
大葱	38.2	海藻	44.2	笋干	53.6	花豆	57.0
菜豆	58.2	金针菇	60.9	海带	96.6	绿豆芽	166.0
香菇	214.0	紫菜	274.0	黄豆芽	500	芦笋	500
豆苗菜	500						

续表

水果干果类							
杏子	0.1	石榴	0.8	凤梨	0.9	菠萝	0.9
葡萄	0.9	苹果	0.9	梨	1.1	西瓜	1.1
香蕉	1.2	桃子	1.3	枇杷	1.3	杨桃	1.4
莲蓬	1.5	木瓜	1.6	芒果	2.0	橙子	3.0
桔子	3.0	柠檬	3.4	哈密瓜	4.0	李子	4.2
番石榴	4.8	葡萄干	5.4	红枣	6.0	小番茄	7.6
黑枣	8.3	核桃	8.4	龙眼干	8.6	桂圆干	8.6
大樱桃	17.0	草莓	21.0	瓜子	24.2	杏仁	31.7
栗子	34.6	腰果	80.5	花生	96.3	干葵花籽	143.0

其它							
蜂蜜	1.2	米醋	1.5	糯米醋	1.5	果酱	1.9
番茄酱	3.0	粉丝	3.8	冬瓜糖	7.1	味精	12.3
酱油	25.0	枸杞	31.7	味噌	34.3	莲子	40.9
黑芝麻	57.0	白芝麻	89.5	银耳	98.9	白术	98.9
鸡肉汤	< 500	鸡精	< 500	肉汁	500	麦芽	500
发芽豆类	500	酵母粉	559.1				

本章小结

蛋白质是由氨基酸多肽组成。人体必需氨基酸有 9 种：赖氨酸、色氨酸、苯丙氨酸、甲硫氨酸、苏氨酸、异亮氨酸、亮氨酸、缬氨酸、组氨酸（婴儿必需）。人体自己无法合成，必须从食物摄入补充。食物中蛋白质营养价值的高低，主要取决于所含必需氨基酸的种类、含量及其比例是否与人体需要相近。含有较多必需氨基酸、其氨基酸模式接近人体蛋白质、容易被人体吸收利用的蛋白质称为优质蛋白质。介绍了蛋白质的生理功能和作用，讨论了各种适合老年人食用的优质蛋白的特点及正确的选择方法。正常老年人每天蛋白质的需要量大约是 1.27 克每千克体重。每天摄入的蛋白质总量应该均匀分布在一天的用餐中，以利吸收利用。提出了老年人补充蛋白质的主要原则。

第7章

如何吃脂肪

脂质又称脂类，它是脂肪和类脂的总称，类脂包括磷脂、固醇类、脂蛋白，糖脂等。磷脂是构成细胞膜的重要成分，也是构成多种细胞器膜的重要成分，受食物影响比较小。脂肪主要是甘油三酯，由甘油和脂肪酸组成。脂肪是细胞内的良好储能物质，也是一种很好的绝热体。脂肪必须在膳食中经常予以补充。由于在食物的主要三大元素碳水化合物、蛋白质和脂肪中，只有脂肪具有一定的诱人香味，因此很受大家欢迎。食物中的脂肪通过消化道消化液的作用，以甘油和脂肪酸的形式被人体吸收，然后利用。

对于人体来说，脂肪分为体内脂肪和膳食脂肪。膳食脂肪中常温下呈液态的我们一般称其为油，呈固态的称其为脂肪，但是常常将他们统称为脂肪。脂肪按来源分为植物性和动物性，通过饮食摄入的脂肪主要由植物油和动物脂肪构成，脂肪的主要成分是甘油三酯、甘油和脂肪酸。脂肪是甘油三酯的储存形式，是能量的储备仓库。脂肪里面也有少量的胆固醇成分。脂肪是人体内含量最多的脂质，发热量比糖类高，是体内主要能量来源。一名正常健康人每天脂肪摄入量约为50～60克，其中饱和脂肪应控制在每日总能量的10%以下。

胆固醇有别于脂肪，但又与脂肪密切相关，胆固醇在体内的吸收一定要伴随脂肪进行，所以，胆固醇与脂肪难分难解。脂肪的摄入水平和摄入的种类都对胆固醇有非常大的影响。胆固醇由肝脏制造，并且分布于机体的所有细胞中，动物性食物中较多，植物中少有。所以当摄入动物性食物时，其中的胆固醇被消化吸收，摄入植物性食物则胆固醇很少。体内自身会合成胆固醇（占总胆固醇的 70%～80%），体内合成的胆固醇称其为内源性胆固醇。经食物摄入的胆固醇称外源性胆固醇。胆固醇分成很多种，主要的两种为高密度脂蛋白胆固醇（HDL-C）和低密度脂蛋白胆固醇（LDL-C），HDL 对心血管有保护作用，通常称之为"好胆固醇"；LDL 增加冠心病的发病风险，故称其为"坏胆固醇"。

第一节　饱和脂肪酸和不饱和脂肪酸

脂肪酸是脂肪的组成部分。脂肪在脂肪酶的作用下分解，产生甘油和脂肪酸，脂肪酸是脂肪的水解产物。脂肪酸在氧的催化下，可氧化分解为二氧化碳和水，释放大量能量，为机体供能，是机体能量的主要来源之一。食物中的脂肪酸主要有两种，根据其结构不同分别是不饱和脂肪酸和饱和脂肪酸。饱和脂肪酸在脂肪酸的化学结构中没有双键。有一个不饱和双键的脂肪酸碳链称之为单不和脂肪酸，有两个以上不饱和双键的称之为多不饱和脂肪酸（图7-1）。另外，脂肪酸的碳链有长有短，又区分为短链、中链和长链脂肪酸。

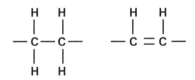

图 7-1　饱和脂肪酸（左）和不饱和脂肪酸（右）化学结构

一、各种不同的脂肪酸和脂肪

长链脂肪酸：不溶于水，例如橄榄油、乳制品、鱼类、肉类中的脂肪酸。长链脂肪酸中存在饱和、不饱和脂肪酸。膳食脂肪绝大多数是长链脂肪酸。

短链脂肪酸：可溶于水，例如牛奶中含有少量短链脂肪酸。肠道菌群也可以使膳食纤维发酵产生短链脂肪酸。短链脂肪酸可以不经过消化直接进入血液，所以可以直接被机体利用产能。

中链脂肪酸：与短链脂肪酸类似，属于饱和脂肪酸。

饱和脂肪酸：一般来说，动物性脂肪如牛油、奶油和猪油比植物性脂肪含饱和脂肪酸多。但也不是绝对的，植物来源的椰子油、可可油、棕榈油中也含有丰富的饱和脂肪酸。动物性食物以畜肉类含脂肪最丰富，且多为饱和脂肪酸。传统的观点认为，摄入较多的饱和脂肪酸对机体有一定危害。由于膳食中饱和脂肪酸存在于动物脂肪及乳脂中，这些食物也富含胆固醇。所以饱和脂肪酸摄入量过高是导致血胆固醇、甘油三酯、低密度脂蛋白胆固醇（LDL-C）升高的主要原因，由此形成动脉粥样硬化斑块，继发引起动脉（如冠状动脉）管腔狭窄，增加患冠心病的风险。故进食较多的饱和脂肪酸也必然进食较多的胆固醇。实验研究发现，进食大量饱和脂肪酸后肝脏合成胆固醇的酶活性增高，使胆固醇合成增加，而且饱和脂肪酸由于凝固点较高，进入人体血液循环后十分容易在血液中凝固或者导致血液黏稠。由于饱和脂肪酸的脂肪连接方式特殊，因此它就不容易被机体分解消耗，慢慢会在人体中沉积，引起肥胖。此外，饱和脂肪酸中含有大量中性脂肪及 LDL（坏胆固醇），这两种物质很容易受自由基攻击，造成氧化损伤，危害血管壁，形成动脉粥样硬化，继而血管狭窄，引发高血压及心脑血管疾病，因此一般认为饱和脂肪酸是对人体有害的。但是近年来认为饱和脂肪酸具有对机体有利的一面，由于饱和脂肪酸化学结构中没有不饱和键，所以它性质比较稳定，不容易氧化，适合烹饪时高温爆炒。优质脂肪中既包括不饱和脂肪酸也包括某些饱和脂肪酸，饱和脂肪酸对机体有一定重要性，例如细胞膜结构的一个重要成分就是饱和脂肪酸，它为细胞膜结构提高了一定的"刚性"和"韧性"，如果细胞膜里饱和脂肪酸缺少或不足，其结构就会受到一定破坏。所以只要适当控制饱和脂肪酸的摄入量，对机体有一定好处，不会有太大的危害。

不饱和脂肪酸：除饱和脂肪酸以外的脂肪酸都是不饱和脂肪酸。以下食物富含不饱和脂肪酸：大豆及豆制品如黄豆、赤小豆、绿豆、蚕豆、豌豆、芸豆；河（湖）鱼、甲鱼及各种海鱼；蔬菜如大蒜、洋葱、大葱、花菜、韭菜、姜、萝卜、西红柿、冬瓜、紫菜等。各种蘑菇如香菇、花菇；水果中石榴、菜果、山楂、橘子；奶类中的酸奶以及核桃、杏仁、花生、瓜子干果等。由于不饱和脂肪酸对机体有保护作用，因此膳食中不饱和脂肪酸不足时，易产生血中低密度脂蛋白胆固醇增加，引起动脉粥样硬化，诱发心脑血管病。不饱和脂肪酸是大脑和脑神经的重要营养成分，摄入不足将影响记忆力和思维力，与老年人产生阿尔茨海默病相关。一般情况下，每天大约食用 1 汤匙普通烹调油即可满足人体的不饱和脂肪酸的需求。

不饱和脂肪酸由于化学结构中含有的双键的多少又分为单不饱和脂肪酸和多不饱和脂肪酸两种。多不饱和脂肪酸通常分为 Omega-3 和 Omega-6，在多不饱和脂肪酸分子中，距羧基最远端的双键在倒数第 3 个碳原子上的称为 Omega-3；在第六个碳原子上的，则称为 Omega-6。单不饱和脂肪酸在膳食脂肪酸中是一类具有特殊的生理功能和独特理化特性的物质，主要是油酸，含单不饱和脂肪酸较多的油品为：橄榄油、芥花籽油、茶油等。它具有降低坏的胆固醇（LDL），提高好的胆固醇（HDL）比例的功效，所以，单不饱和脂肪酸具有预防动脉硬化的作用。多不饱和脂肪酸（如亚油酸）能提高脑细胞的活性，增强记忆力和思维能力。虽然它也有降低胆固醇的效果，但它不管胆固醇好坏都一起降。它稳定性差，不适合加热，在加热过程中容易氧化形成自由基，加速细胞老化及癌症的产生。多不饱和脂肪酸主要是亚油酸、亚麻酸、花生四烯酸等；其中亚油酸、亚麻酸为必需脂肪酸。含多不饱和脂肪酸较多的油有：玉米油、黄豆油、葵花油等等。鱼肉富含优质蛋白和多不饱和脂肪酸，尤其是深海鱼。但是我国居民吃淡水鱼比较多，与深海鱼比，淡水鱼中多不饱和脂肪酸含量低一些。有关内容已在第六章中有过讨论。

脂肪一般分为三类，中性脂肪、优质脂肪和反式脂肪。

中性脂肪：食用肉中的脂肪、黄油、牛油、天然奶油、蛋黄等大部分称其为饱和脂肪，它们在常温下均为固态，又叫中性脂肪，适量的摄入非常必要，但是如吃得过多，就会在皮下或内脏形成脂肪。

优质脂肪：橄榄油、茶油、玉米油、大豆油、菜籽油都含有人体必需的不饱和脂肪酸，是一种优质脂肪，它们的特点是在常温下一般均呈液态的形式，适量摄入不会长胖，对机体有益，而且其烟点比较高，高温爆炒，也不容易产生有害物质。每天的摄入量不要超过 5 茶匙。此外，牛油果、坚果、纯度高的黑巧克力都是优质脂肪。

反式脂肪：面包、烘焙糕点、奶茶、深加工的肉制品、油炸食物、烧烤、膨化食品等食物均含有反式脂肪酸，吃多了不仅会长发胖，而且对机体产生一系列不良影响，值得警惕的是，有时在食品配料表里不写反式脂肪酸，用氢化植物油、精炼植物油、起酥油、脂植末、代可可脂等名称替代。应该注意识别。

我们的日常饮食中摄入的脂肪含有饱和、单不饱和及多不饱和三种脂肪酸，但这三种类型的脂肪酸并非单独存在，它们以不同的比例混合出现于食物中。如各种植物油中都含有饱和脂肪酸，而饱和脂肪中也含有不饱和脂肪酸。一般来讲，脂类食物可以按它所含主要脂肪酸的类型来归类，例如黄油含 45% 饱和脂肪酸、27% 单不饱和脂肪酸以及 3% 多不饱和脂肪酸，所以被列为饱和脂肪。

必需脂肪酸是一种人体需要，而自身又不能产生的脂肪酸，或人体自身产生的数量远远不能满足人体需要的脂肪酸。一般认为，人体必需脂肪酸有两类，一类是 Omega-3 系列的 α-亚麻酸，它比较稀缺；另一类是 Omega-6 系列的亚油酸。

二、Omega-3 和 Omega-6

Omega-3：中文称"欧米伽 3"（ω-3 或 Ω-3）。它是一组多不饱和脂肪酸，常见于深海鱼类、海豹油等的 25 碳 5 烯酸（EPA）和 26 碳 6 烯酸（DHA）中，对人体新陈代谢起着重要作用。人体无法自行合成 Omega-3，它是人体合成各种激素及内生性物质必要的营养素，因此必须靠外来的食物补充（图 7-2）。

Omega-3 脂肪酸对人体的主要作用如下：

1. 促进胆固醇自粪便排出，抑制肝内脂质及脂蛋白合成，能降低血浆中胆固醇、甘油三酯、低密度脂蛋白（LDL）、增加高密度脂蛋白（HDL）。使血管变得畅通、健康及有弹性，降低血栓形成的可能。这将会大幅度地减低心脏病发作或中风的风险。

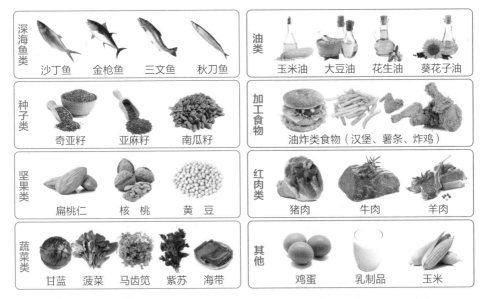

图 7-2　富含 Omega-3（左）和 Omega -6（右）的食物（引自"百度"）

2. 参与花生四烯酸代谢：Omega-3（EPA 和 DHA）影响前列腺素类化合物的形成，起舒张血管、抗血小板聚集和抗血栓作用。可用于防治高脂蛋白血症、动脉粥样硬化、冠心病等心血管疾病。Omega-3 通过以上作用，达到保护心血管功能的作用。

3. 解除关节酸痛不适：Omega-3 具有消炎作用，能减轻肿痛，舒解关节炎的不适感觉。临床研究证实能减轻晨间的僵硬不适。

4. 构成脑细胞膜的必需成分，维护脑部健康。它能使信息在脑细胞之间顺利传送。Omega-3 不仅能增强学习能力、记忆力和专注力，亦能舒解压力及令情绪大为振奋，有助于改善心理健康，对减轻抑郁症的症状有积极影响。

5. 消除偏头痛：临床研究显示，Omega-3 能帮助抑制导致疼痛的前列腺素分泌。降低血液的黏度，促进脑部的血液循环。这将会减少偏头痛的发作次数，亦能减低其严重程度和持续时间。Omega-3 是美国头痛基金会所推荐的营养补给品。

6.皮肤保湿及保健康：它能强化细胞膜，使细胞获得充足滋养，同时能有效地把细胞内的废物予以排除。它能使真皮层分泌出更强力的胶原和弹性纤维，帮助消除皱纹和细纹，改善皮肤的松弛状态。因缺乏 Omega-3 引致的常见皮肤问题包括皮肤粗糙、密集的污斑、脚跟龟裂、湿疹、牛皮癣、粉刺、黑头及白头。

但是近年来有学者报道，使用海洋生物 Omega-3 脂肪酸营养补充剂使房颤发生风险增高，这一效应在补充剂摄入量每天＞1 克的参与者中更加明显，且存在剂量-风险的线性关联。值得引起注意。

WHO 专家经研究发现，缺少 Omega-3 脂肪酸是导致肥胖、高血压、高血脂、心脏病、糖尿病、癌症、记忆力衰退等疾病的重要的诱因之一。Omega-3缺乏可能导致很多严重的精神和躯体的健康问题，还可能是每年高达 9.6 万人过早死亡的一个重要潜在因素。联合国粮农组织（FAO）及世界卫生组织（WHO）联合声明多次强调，Omega-3 为人体必需脂肪酸，人体不能自动合成，只能从食物中获取。每天摄入量不能低于 1.3 克。富含 Omega-3 的食物具有抗炎作用，慢性炎症是机体衰老的重要原因和表现之一，因此多吃以 Omega-3的抗炎食物对于延缓衰老有益。

Omega-6：它也是一种常见的不饱和脂肪酸，包括亚油酸和花生四烯酸等。它的主要食物来源是家禽、某些鱼类、鸡蛋、鳄梨、坚果、谷物、燕麦、多不饱和脂肪酸植物油以及大多数烤制食品等（图 7-2）。所以大多数情况下不需要 Omega-6 营养保健品，饮食中（如肉类和谷物）已经含有过量 Omega-6。尽管身体需要 Omega-6 脂肪酸，但超量摄入这种脂肪酸与心脏疾病，哮喘，特定癌症，关节炎和抑郁症有联系。

对 Omega-6 脂肪酸的研究发现，在正常饮食的情况下，这种脂肪酸可以同时减少好（HDL）和增加坏（LDL）两种不同胆固醇。Omega-6 与抑郁心理有关。美国有研究告指出，如果一个人的饮食中含有太多 Omega-6 脂肪酸，就有造成抑郁的可能性。尽管他们的研究结果是基于小鼠实验，但还是建议人类应该减少 Omega-6，增加 Omega-3 脂肪酸摄入量。值得重视的是过量摄入

Omega-6 会导致身体产生过多促炎细胞因子，导致身体出现炎症以及各种慢性
疾病，可能由此促进衰老。

近年来认为，老年人饮食中保持适当的 Omega-6 与 Omega-3 比例，对于
维护老年健康和延缓衰老十分重要。Omega-3 和 Omega-6 是两种类型的不饱
和脂肪酸。它们都是身体功能所必需的，但在炎症反应和心血管健康方面具有
相反的效果。过多的 Omega-6 和过少的 Omega-3 是当前老年饮食中突出问题，
也很可能是当今社会中许多老年病疾病和衰老的一个原因。

现代饮食习惯使我们很容易获得 Omega-6，所以很多人体内 Omega-6 与
Omega-3 的比值明显升高，从而导致炎症高发。根据近代科学观点，老年人的
很多心脑血管疾病、肿瘤、神经退行性病变和阿尔茨海默病等疾病的发病机制
中均有炎症参与，包括衰老在内，体内都有慢性低度炎症，因此通过饮食调节
Omega-3 与 Omega-6 的比例，可能也是预防和治疗这些老年病和延缓衰老的一
条重要途径。Omega-6 与 Omega-3 从食物中摄入的最理想比例约是 2∶1，但目
前我国饮食中 Omega-6 与 Omega-3 的比例远远超过了此数值。有证据显示，这
种比例的失衡会抵消他们对健康的益处，甚至会导致新的健康问题。这两种脂
肪酸在体内被同一种酶代谢，所以如果 Omega-6 脂肪酸过多，该酶产生多，
此时，Omega-3 脂肪酸即使摄入量足够也无法达到身体所需的水平。2002 年
有研究指出：Omega-6∶Omega-3 达到 2.5∶1 时，会减少直肠癌的细胞增殖，
而比例达到 4∶1 左右就无此效果。我们现在的饮食中 Omega-6 的含量太高。
如玉米油中 Omega-6∶Omega-3 达到 46∶1，大豆油是 54∶8；玉米油 57∶1；
葵花籽油 71∶1；花生油中 Omega-3 很少。因此有人认为要想快速使体内过多
的 Omega-6 和过少的 Omega-3 达到比例平衡，可以适当选择应用深海野生小鱼
与天然海藻生物中提炼出来的富含 Omega-3 的鱼油精华与高多酚的超级精选初
榨橄榄油等食品，补充人们必需的 Omega-3 不饱和脂肪酸，同时也摄入了多酚
类化合物，有效地调节和维持体内 EPA 和 DHA 水平，使 Omega-3 与 Omega-6
达到适当的比例。

所以，普通居民饮食中 Omega-6 和 Omega-3 之间应该保持适当的比值

（大约在4：1左右）。目前中西方饮食中Omega-6与Omega-3的比例都超过10：1。虽然对于摄入的比例怎么才算适当，至今仍有不少争论，但是一般认为目前4～6：1的比例可能更容易做到，也更有利于健康。但是目前我国居民饮食中两者的比例大约是35：1。一般认为，超过10：1时就应该摄取更多富含Omega3的食物（图7-2），例如绿叶蔬菜、豆类植物、鱼和其他海产品。据WHO统计数据显示：爱斯基摩人Omega-3和Omega-6的比例是0.33：1；丹麦人3.5：1；日本人3.3：1；美国人15：1；中国人35：1。这个比例的差异，主要是不同地区的人群的饮食习惯和经常使用的油脂类别不同造成。通过这个比例，可以看出中国人的饮食中明显缺乏Omega3，而且这种严重的比例失衡可能是造成很多现代疾病的重要原因，包括心脑血管疾病、癌症、炎症、自免疫疾病、过敏性疾病等，这也可能与促进衰老有关。所以建议老年饮食中尽量增加Omega-3、减少Omega-6，这个看法希望引起重视（图7-3）。常吃食物中Omega-3含量分布如下：

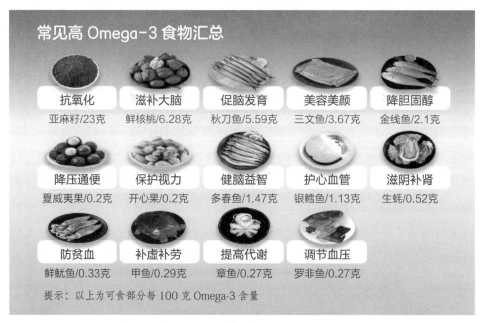

图7-3　富含Omega3的食物对机体的作用（引自"瘦龙健康"与"薄荷健康"）

1. 海鲜类（引自"科普宿州"）

深海鱼和淡水鱼中的 Omega-3 含量见表 7-1 和 6-1。

表 7-1 常吃食物的 Omega-3 含量（引自"瘦龙健康"）

定位	鱼类	注释
含量之王	三文鱼（海水鱼）	含有丰富的 Omega-3 脂肪酸，尤其是 DHA 和 EPA。每天摄入 20 克三文鱼肉可以满足对这两种脂肪酸的需求。
高效优选	鲈鱼（淡水鱼）	淡水鱼中的高脂肪鱼类，富含较多的 DHA 和 EPA。
高效	带鱼、金枪鱼	金枪鱼也可以选择罐头，平时在沙拉和快餐中也经常出现，例如金枪鱼土豆泥，金枪鱼蔬菜卷。

2. 肉蛋类（以下均引自"馋翼"网）

名称	含量（毫克 /100 克）	说明
动物脑	0.8	主要是 DHA
羊肉、兔肉	0.2～0.4	
猪牛鸡鸭	不到 0.1	
蛋奶	忽略	

3. 蔬菜类

名称	含量（毫克 /100 克）	Omega-6 与 Omega-3 的比值
黄豆	1000	8
四季豆	300	1
豆腐	270	8
黑豆	180	1
菠菜	160	<1
青豆	120	<1
西兰花	110	<1
生菜	60	1

4. 水果类

名称	含量（毫克 /100 克）	Omega-6 与 Omega-3 的比值
黑莓	140	2
草莓	90	1.5
樱桃	70	1
芒果	60	<1

5. 坚果类

坚果富含脂肪，大部分坚果的脂肪都超过五成，且脂肪中有八到九成为不饱和脂肪酸。其中含单不饱和脂肪酸较多的是夏威夷果、杏仁果和腰果；多不饱和脂肪酸较多的的则是核桃、各种瓜子和松子仁。

Omega-3 和 Omega-6 两者的作用是相互对抗、相互抑制的。Omega-6 有促炎作用，会使人类身体更容易诱发炎症，Omega3 正好相反，有抑炎作用，能缓解并抑制炎症。Omega-3 和 Omega-6 脂肪酸对人类健康出现相反作用。这是因为它们竞争同一组酶以产生具有相反生理功能的信号分子。虽然 Omega-3 衍生的信号分子是抑炎的，但 Omega-6 衍生的分子是促炎性的（图 7-4），它们竞争结合转录因子以调节不同组的靶基因表达。因此建议老年人日常生活中吃油脂类食品时，应该尽可能少吃 Omega-6 含量高的食品，多吃 Omega-3 含量高的油脂，这才是更加健康的生活方式。大豆油、玉米油等常用的植物油及其制成品都富含 Omega-6。一标准汤匙玉米油（约 15 毫升）包含 7280 毫克的 Omega-6；一标准汤匙大豆油含有 6940 毫克 Omega-6。因此如果经常吃大量的植物油特别是油炸食品，（如方便面等），此时在吃进大量碳水化合物的同时，还吃进了大量的 Omega-6，它对血管、细胞有一定破坏作用。因此要减少 Omega-6 增加 Omega-3 的摄入。

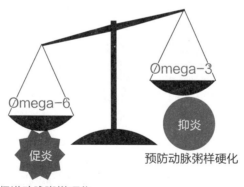

健康的 Omega-6 与 Omega-3 的比例约为 1～4∶1
我国的饮食富含种子油，并且很多地区摄入富含 Omega-3 的海鲜鱼类非常不足，
因此也很难达到健康的比例。日常补充 Omega-3 刻不容缓。

图 7-4　恢复饮食中 Omega-6 和 Omega-3 的正确比例（根据"百度"图修改）

Omega6 与 Omega3 如何吃

Omega-3 主要来自以下食物：深海鱼类、南极磷虾、海豹（海狗）、紫苏子、亚麻籽、奇亚籽、海藻、星油藤、牦牛、带鱼、三文鱼、橄榄油等食品富含 Omega-3。各种植物油也含有不同量的 Omega-3，如亚麻籽油中含 55%，菜籽油中含 10%。有些老年人主要通过保健品获得。这是因为 Omega-3 脂肪酸是我们身体不可缺少的化合物，然而我们的身体不能自己合成，只能通过健康的饮食得到。不少老年人均通过深海鱼油来获得 Omega-3，并试图通过这种方式来降低血脂。深海鱼油富含 DHA/EPA。DHA 是一种特殊的不饱和脂肪酸，可以有效增强脑细胞的正常活动，提高记忆力和注意力，预防阿尔茨海默病的发生。此外 EPA 也是不饱和脂肪酸，它是血液循环的有益的保护因子，因为它能够清除附着在血管壁上的胆固醇，有效降低血液中 LDL 水平，帮助血液保持畅通流动。很多老人血脂比较高，所以容易出现中风等疾病，如能适当吃一些深海鱼油或磷虾油，能预防血栓形成，但鱼油毕竟是保健品，作用有限，不能代替药物治疗。

第二节　顺式脂肪酸和反式脂肪酸

不饱和脂肪酸的分子式因氢原子的方位不同（图 7-5），可分为两种结构：顺式结构和反式结构，分别称为顺式脂肪酸和反式脂肪酸。顺式脂肪酸是自然界绝大多数不饱和脂肪酸的存在形式。反式脂肪酸是人体非必需脂肪酸，它与顺式脂肪酸不同，其性质更接近饱和脂肪酸。反式脂肪酸对人体健康存在危害，因此备受关注。食品中的反式脂肪酸有两种来源，即天然来源和加工来源，天然食物主要来自牛、羊等的肉、脂肪、乳和乳制品。加工来源主要是在植物油的氢化、精炼过程中产生，食物煎炒烹炸过程中油温过高且时间过长也会产生少量反式脂肪酸，加工来源的反式脂肪酸存在于饮食中，是我们重点关注对象。

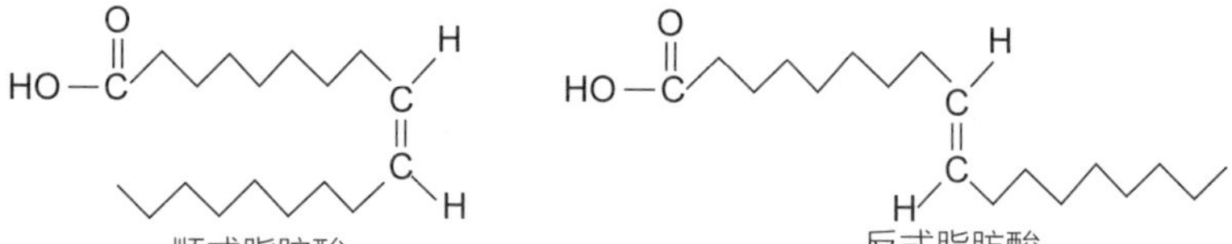

图7-5　顺式脂肪酸和反式脂肪酸的化学结构

一、反式脂肪酸的主要来源

1. 氢化植物油：氢化植物油是反式脂肪酸最主要的食物来源。以不饱和脂肪酸为主的植物油在加压和催化剂的作用下加氢硬化，从液态不饱和脂肪酸变成固态或半固态的饱和脂肪酸。在处理过程中，植物油中一部分不饱和脂肪酸转变成了反式不饱和脂肪酸。虽然氢化植物油不等于反式脂肪酸，但是我们吃到的口感柔软细腻的氢化植物油，基本上都是不完全氢化的脂肪，含有反式脂肪酸。

不饱和脂肪酸氢化时产生的反式脂肪酸数量因加工工艺不同有很大波动。氢化植物油比普通植物油熔点和烟点高，室温下能保持固态形状，可以保持食物外形美观，在油炸食品时油烟也少；由于稳定性好，可以防止变质，使得运输和储存更加便利。此外，它还能够增加食品的口感和美味，成本更加低廉。我国于20世纪80年代初引进氢化植物油技术，并开始应用于食品工业。含有氢化油或者使用氢化油油炸过的食品都含有反式脂肪酸，如人造黄油，人造奶油、咖啡伴侣、西式糕点、薯片、炸薯条、珍珠奶茶等。

食品配料表中一般不会直接出现反式脂肪酸，所以老年人购买食品时要警惕标签上反式脂肪酸的别名。常见"别名"有：植脂末、代可可脂、氢化脂肪、氢化棕榈油、氢化椰油、人造脂肪、人造奶油、人造黄油、人造牛油、植物性酥油、起酥油、酥油、植物奶油、植物黄油、精炼植物油、精炼菜油、精炼棕榈油等。简单的判断氢化植物油的方法：只要是在脂肪、动物油、植物油或某物种的油的名字前加上"氢化、精炼、人造"等字眼的几乎都含有反式脂肪酸。但需排除类似提取、加工工艺的字样，如"压榨""萃取""研磨""小磨"等不应包括在内。

2. 精炼植物油：天然植物油在进行精炼处理时，多不饱和脂肪酸会产生反式脂肪酸。国外研究表明，乳制品和牛羊等动物肉制品中反式脂肪酸的含量一般都比较低，牛奶、乳制品、牛羊肉的脂肪中仅可发现 1%～8% 的反式脂肪酸。

3. 其他来源：日常生活的烹调过程中，尤其是油炸、煎烤时，植物油中的顺式脂肪酸高温受热后也可部分转变为反式脂肪酸，摄入量少时对机体影响不大，但是如长期、大量摄入就会造成对机体的危害。

二、含反式脂肪酸的食品对机体的危害

反式脂肪酸又称反式脂肪，分为天然和人造两种来源。天然的反式脂肪少量存在于牛、羊等动物的肉和乳品当中，但我们经常接触到的反式脂肪，主要是脂肪酸经氢化后的产物，多见于氢化植物油，如人造黄油、代可可脂等。因为这些食物口感更佳，保质期也更长。

在食品加工领域，生产人造黄油等固体脂肪时会产生反式脂肪酸，对植物油进行热处理也会产生反式脂肪酸。含有大量反式脂肪酸的食品主要包括烘焙食品、糖果、炸土豆制品和即食食品等。人造反式脂肪（含有反式脂肪酸的脂肪）在我们日常食用的食品中随处可见，很多零食几乎都含反式脂肪，油炸过程会产生反式脂肪。除了零食，反式脂肪也经常出现在各种饮料中，比如网红奶茶，反式脂肪含量常常超标。此外饼干、巧克力糖果、某些植物油、烘烤食品、油炸食品，这几类均属于反式脂肪食品，多吃了会影响中枢神经系统、使人变得迟钝，还会使人发胖。老年人需要控制摄入。

对于反式脂肪酸，我国卫健委 2023 年公布的指南，成人每人每天食用的反式脂肪酸量不宜超过 2 克。过多摄入会增加低密度脂蛋白和胆固醇水平，增加心脑血管疾病发生的风险。根据 WHO 的数据，反式脂肪酸每年导致 50 万人因心脏疾病过早死亡。2022 年 WHO 发布报告，在全球 80 亿人口中有超过 50 亿人的食物中含有工业生产的有害反式脂肪酸，埃及、巴基斯坦和韩国是受反式脂肪酸相关健康问题影响最严重的国家。反式脂肪酸让卫生系统承担高昂的成本，因此 WHO 提出，希望近年内消除某些食品中的这些不健康成分。反式脂肪酸对老年机体可能造成如下危害：

1. 增加冠心病的患病风险：反式脂肪酸像饱和脂肪酸一样，会增加血液中总胆固醇和低密度脂蛋白（坏）胆固醇含量，引起血脂增高（图7-6）。此外，因反式脂肪酸代谢的速度比较慢，容易在体内蓄积，尤其是在血液中堆积，导致动脉粥样硬化，增加冠状动脉粥样硬化性心脏病和脑梗死发生的风险，它同时还会减少可预防心脏病的高密度脂蛋白HDL（好）胆固醇含量（图7-6），增加患冠心病的发病率。

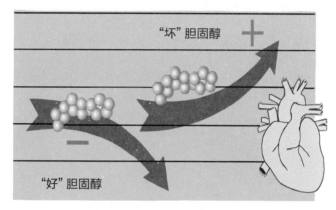

图 7-6　反式脂肪酸对血液胆固醇的影响（引自 cfs）

2. 促进血栓形成：反式脂肪酸在食用之后会增加人体血液的黏稠度，引起血小板聚集，容易导致血栓形成，尤其是老年人。

3. 造成肥胖：反式脂肪酸不容易被消化，而且具有芬芳的味道，容易使人食欲大增，摄入其他更多的食物，导致过多能量在体内蓄积，引起超重与肥胖。

4. 诱发糖尿病：摄入过量的反式脂肪酸，很容易引发腹部肥胖，而腹部肥胖与糖尿病的发生密切相关。反式脂肪酸能提高体内炎症因子水平，在持续无菌性炎症的刺激下，胰腺的胰岛细胞会受到损害，因此可表现出糖耐量下降，进而容易导致血糖持续增高，导致糖尿病发生风险增加。

5. 影响男性生育能力：反式脂肪酸能减少男性激素和精子的活跃性，中断精子的反应过程，影响男性生育能力。

6. 加重肾脏负担：反式脂肪酸在机体内可产生含氮类代谢产物，若机体未及时排出体外，可能会加重肾脏负担，严重时甚至出现肾功能减退。

7. 记忆力减退：如果长期过量摄入反式脂肪酸，可能会使记忆力减退，增加阿尔茨海默病的发生概率。

但是目前学术界对反式脂肪与肥胖、癌症、生育、老年痴呆、糖尿病等常见病的关系尚有争论，现在已明确与其有关的，只有心血管类疾病。因此长期摄入富含反式脂肪的食品的后果就是患心血管疾病的风险增加，WHO 给出的数据是：患心脏病的风险增加 21%，死亡风险率增加 28%。另有证据证明，反式脂肪可加剧血管壁的炎症，引起血管内皮细胞功能障碍，从而促进血栓形成，诱发多种心脑血管疾病。

第三节　老年人脂肪的摄入量和食用油的选择

一名正常健康的老年人每天脂肪摄入量应为 50～60 克左右，其中饱和脂肪应控制在每日总能量的 10% 以下。烹调用油每天应为 25～30 克，相当于 2～3 白瓷汤匙。WHO 以及各国主管部门对饮食中的反式脂肪酸做了规定，此规定是基于它对心血管健康的影响而制定的。WHO 的建议是，每天来自反式脂肪酸的热量不超过食物总热量的 1%（大致相当于 2 克），中国采用了这一目标来做评估。英法等国把 2% 作为推荐标准。需要特别指出的是：这不是一个"安全标准"，只能算是一个"指导意见"，它并不是说超过这个量就"有害"，低于这个量就"安全"，而是说"低于这个量，带来的风险可以接受"。我们追求的目标还应该是尽可能低。

一、老年人脂肪酸的摄入量

我国卫生主管部门于 2011 年发布的国家标准《食品安全国家标准预包装食品营养标签通则》，其中有条款规定，"食品配料含有或生产过程中使用了氢化和（或）部分氢化油脂时，在营养成分表中应标示出反式脂肪（酸）的含量"。另外还规定，每天摄入反式脂肪酸不应超过 2 克，过多摄入有害健康。反式脂肪酸摄入量应少于每日总能量的 1%，过多有害健康。过多摄入反式脂肪酸可使血液胆固醇增高，从而增加心血管疾病发生的危险。因此日常饮食中要尽量减少含反式脂肪酸比较多的食品，控制反式脂肪酸带来的风险。食用油是反式脂肪酸的主要来源之一。根据国家卫健委信息，我国居民平均烹调油的用量过多，大约超过了推荐量的 40% 多。为此，建议控制食用油（主要是炒菜用的油）的使用和摄入量。精炼植物油中含有反式脂肪酸，日常居民购买的食用油绝大部分都是精炼植物油。《中国居民膳食指南》推荐每日植物油摄入量应控制在 25 克左右（约 2.5 汤匙 / 每人 / 天）。一般来说，食用油里含有的 α - 亚麻酸（Omega-3）越高越好，其含量最好在 52～70% 左右。

高脂饮食是指摄入高脂肪含量的食物，包括过量的食用油、油炸类食品、坚果类和肉类食物、奶制品等。一般来说，虽然摄入适量的脂肪对机体无害甚至有益，但是如果老年人长期吃高脂饮食就可能引起体内以下变化：

1.高血脂的形成：体内血胆固醇、甘油三酯和低密度脂蛋白升高，统称为高血脂。其异常的原因尚未完全阐明。长期大量高脂饮食对血脂代谢的影响有以下可能：

1）脂肪摄入总量过多，可能会刺激机体代谢产生超出需要的胆固醇。美国加州大学欧文分校研究人员发现，高脂肪饮食会影响控制身体内部"生物钟"的分子机制，诱发代谢紊乱，导致糖尿病、肥胖等代谢性疾病。

2）脂肪中的多不饱和脂肪酸的某些衍生物是炎症因子，可导致血管内皮炎症，机体在修复受损血管内皮时，导致血小板、胆固醇等物质在局部聚集，引起血胆固醇增多，血黏度上升，血液流动缓慢，血管腔狭窄，血栓形成，组织器官缺血性坏死。

3）动物脂肪中饱和脂肪酸可升高血胆固醇，其机制不明。这些饱和脂肪酸主要是棕榈酸、月桂酸和豆蔻酸，三者之间棕榈酸是动物脂肪中的主要的饱和脂肪酸。

虽然一般都认为血液脂质升高与饮食有关，但是食物来源的外源性胆固醇仅占 20% 左右〔常吃食物胆固醇含量见表（表7-2）〕，而且不一定都成为血液中的胆固醇。当食物来源的（外源性）胆固醇很多时，机体的胆固醇（内源性）调节系统会发生适应性改变，此时肝脏产生较少胆固醇，机体排出更多胆固醇。因此，对于饮食在高脂血症的形成中究竟起多大作用，还需要进一步研究。目前人们普遍对动物脂肪极为敏感，原因是动物脂肪中同时含有胆固醇，认为动物脂肪可以升高血胆固醇引起高脂血症，是心脑血管疾病的大敌。但是大家忽视了人体自身的调节，以及调节机制出现问题而导致的胆固醇升高，企图通过单纯降低动物脂肪和胆固醇的摄入量来达到管理血脂的目的，研究证明这种方法效果有限。

表 7-2　常吃食物胆固醇含量

食物名称	每 100 克食物中含胆固醇毫克数
猪蹄	200
螃蟹	267
银鱼	360
动物内脏	200～400
鹌鹑蛋	515
皮蛋	600
虾米	738
猪脑	2571

2. 大脑活动变慢。研究发现高脂饮食中游离的饱和脂肪酸导致血脑屏障中的蛋白转运体数量下降，使海马和大脑皮层缺乏葡萄糖，出现注意力不集中、反应迟缓等问题。

3. 导致肝病。德国慕尼黑的科学家研究发现，高脂肪食物中的脂质会激活免疫细胞，并迁移至肝脏与肝组织中的细胞发生作用，引发一系列肝病，例如脂肪肝就是由于摄取过多的脂肪、糖，加上缺乏运动导致体内发生以上变化后形成。

4. 高脂肪饮食引起肠道微生物的变化：据青岛青岛大学营养与健康研究所报道，高脂饮食能使肠道"好"细菌的数量减少，而"无益"的细菌数量增加。此时除了微生物组的构成有改变外，体内炎症触发因素增加，从而引起代谢紊乱，导致糖尿病和心脏病的发生。为了研究从低脂肪饮食过渡到高脂肪饮食时肠道微生物组发生的变化及其与体重和血脂的关系，该研究组招募了 200 名非肥胖的年轻人。他们的平均年龄约为 23 岁，在研究开始前的平均脂肪摄入量约占 31%。然后将研究志愿者随机分成三组，持续吃规定的饮食 6 个月。一组饮食含有 20% 的脂肪，另一组每日摄入 30% 的脂肪，而第三组则摄入 40% 的脂肪。结果发现脂肪最低组体重、腰围，总胆固醇和坏胆固醇（LDL）减少最明显。与此同时，肠道有益细菌增加，而且与胆固醇水平降低相关。因此建议一般健康人群的脂肪摄入量应该控制在饮食总量的 30% 以下。日常饮食中的大多数脂肪应来自大豆，花生或橄榄油等。平时多吃蔬菜，豆类，水果，谷物和坚果，避免加工肉类的摄入，少吃红肉和奶酪，平衡饮食中脂肪、碳水化合物和蛋白质的比例。这样也能更好地保持肠道菌群的正常。

5. 高脂饮食与癌症：哈佛医学院的最新研究发现，长期摄入高脂饮食，还有诱发肠癌的可能，并对其发病机制提出假说。他们认为，高脂饮食致癌可能与肠道微生物的变化有关。正常时，肠道干细胞在某些肠道微生物（如螺杆菌等）的作用下，能够提升肠道 MHC-II（组织相容性复合物 II）相关基因的表达，从而帮助免疫系统识别出肠道的异常细胞（如癌变的细胞）。当肠道微生物改变时，MHC-II 表达下降，免疫监视作用减弱，肿瘤容易形成（图 7-7）。

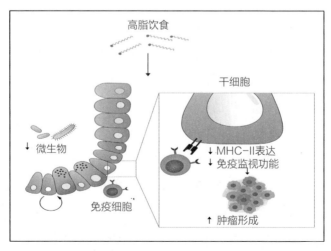

图 7-7　高脂饮食导致肠癌发病的可能机制（引自《Cell：Stem cell》）

因此如果在小鼠体内上调 MHC-II 相关通路的基因，免疫细胞则能更快地识别并清除掉肿瘤细胞。希望动物研究的这种思路符合人类肿瘤的发病机制，从而使它能与当下的抗癌疗法合用，有助于我们根除肠道癌症。总之，高脂饮食对健康存在着巨大隐患，它可能会让我们的免疫系统失灵，从而错过对早期癌细胞的监测，将身体置于更高患癌风险的环境中。

二、食用油的选择

食用油的使用不仅要控制摄入数量，还应该注意食用油种类的选择和使用方式。

1. 橄榄油：富含不饱和脂肪酸，是一种好油，特别是冷压初榨橄榄油，它营养价值高，胆固醇和反式脂肪酸少，富含 α-亚麻酸（Omega-3）。适合中老年心血管病患者和亚健康人群食用，但是高温下（＞190℃）它不稳定，橄榄油中所含有的单不饱和脂肪酸会被破坏，此时不但失去营养价值，而且还可能产生某些有害物质。不足的是橄榄油中维生素 E 含量比较少。它适合凉拌，不宜油炸，但是有人认为可以用作炒菜。合格的橄榄油编号应该是 GB/T2334。为避免氧化，购买时以深色小瓶装的较佳。

2. 动物油：以往一直认为动物油富含饱和脂肪酸，多吃对人体有害。但是近年来不少研究指出，它们适合用于日常中式烹调，而且它们所含有的 Omega-6 与 Omega-3 的比例适合人体吸收利用，适量摄入对人体危害很小，不会促使肥胖。

1）黄油：性质稳定，Omega-6 含量低。烟点高（150℃），富含短链脂肪酸，可以预防肠道疾病，还含有中链脂肪酸、亚油酸和维生素 A，D，K_2 等，但应避免人造黄油和植物黄油。

2）猪油：性质稳定，Omega-6 含量低，烟点高（190℃），富含胆碱、维生素 D 和锌等营养素，适合高温烹饪。

3）牛油：与猪油相同。Omega-6 含量低，烟点高（220℃），富含脂溶性维生素 A，D，K_2 等，适合高温烹饪。

其他如羊油作用也类似。

3. 茶籽油：又名山茶油，它和橄榄油类似，富含单不饱和脂肪酸，容易被人体消化吸收，属于优质的上等植物油。由于它色清味浓，不易酸败变质，烟点高（220℃），经常被大家称作是"东方橄榄油"，适合各种中式烹饪方式，购买时应该选择深色小瓶，避光保存。菜籽油也与其类似。

4. 花生油：Omega-6 含量比较高，以冷压初榨、正规来源比较可靠。

5. 玉米油含 α–亚麻酸少，适合炖煮、炒菜。

6. 大豆油与玉米油类似，含 α–亚麻酸少。可用于炖煮、炒菜，不适合煎炸。它经高温油脂容易氧化，故适合制作清谈菜和面点时使用。

7. 葵花籽油：Omega-6 含量比较高。

8. 尽量少用或不用调和油和含饱和脂肪酸特别多的食用油。

当然理想的食用油中各种脂肪酸比例应该适当，如含有油酸、亚麻油酸（Omega-3）、亚油酸（Omega-6），而且两者应该有一定比例，亚油酸（Omega-6）过多可能会引起炎症，饱和脂肪酸比例过高与动脉粥样硬化有关。但是不能单看一种脂肪酸含量判断食用油的好坏。特别应该重视 Omega-6 与 Omega-3 的比例。应该选择含有多种成分，营养比较平衡的油。例如对椰子油应该一分为二地看待。椰子油含有较高的饱和脂肪酸，但是这种饱和脂肪酸主要是中链脂肪酸（如月桂酸等），容易被机体吸收利用，对健康有好处。椰子油加热不易产生自由基。熔点是 23℃，在这温度之上，它是液体；低于此温度是白色糊状物。其发烟点较低（<177℃），不宜用于炒菜，适合制作凉拌菜时使用。椰子油性能稳定，不需冷藏保存。它在常温中至少可放置 2～3 年。所以对待椰子油既不要迷信有些宣传中夸大的保健功效，也不要否定椰子油的优点。椰子油作为天然食物用作烹调也是均衡饮食的一部分，正常摄取问题不大。

对于食用油的选择建议遵循以下原则：首先应该便于保存，氧化稳定性要好，否则容易产生对机体有害的过氧化物，购买时，优先选择冷压初榨的油，因为高温会增加油脂的氧化程度，产生致癌物质；根据这点要求，黄油、牛油、羊油、猪油、椰子油等比较合适；其次是食用油要适合国人日常习惯使用的高温烹饪方式，油的烟点要高，这样高温烹饪时不容易起烟，能符合这点要求的油如酥油、牛油果油和猪油，它们的烟点可达 220℃以上。除此以外，适合高温爆炒的油还有椰子油、茶籽油、牛油、羊油、鸭油等；最后，食用油的 Omega-6 含量最好尽量低，因为它易引发和促进炎症，增加很多老年性疾病的发病风险，这种油包括橄榄油、黄油、椰子油、牛油、羊油、猪油等。

那么，老年人日常三餐中究竟用什么油？在既考虑食用油的营养要求，又适当照顾老年人用油习惯的前提下，建议首选富含不饱和脂肪酸较多的橄榄油、茶（籽）油和亚麻籽油，其次是葵花籽油、菜籽油、玉米胚芽油、大豆油、花生油等各种植物油。各种食用油都有一定的优缺点，例如橄榄油是由新鲜的橄榄直接冷榨制作而成的，保留了橄榄所含的不饱和脂肪酸、维生素 A、维生素 E 等营养物质，老年人经常吃橄榄油有助于补充能量，不饱和脂肪酸还可以帮助调节血脂，预防心血管疾病；菜籽油含有丰富的亚麻酸（Omega-3）和磷脂，这些物质有利于促进新陈代谢，还可以在一定程度上帮助降压、降脂和提高智力；茶籽油的单不饱和脂肪酸高达 80%，高于大部分油；同时还富含活性营养物质，如维生素 E、角鲨烯、黄酮、类胡萝卜素等。它还含有橄榄油所没有的特定生理活性物质茶多酚和山茶苷，故被人们称为"东方橄榄油"。玉米油是从玉米胚芽中提炼的油，含有不饱和脂肪酸、维生素、脂肪、蛋白质等营养物质，其中含有的不饱和脂肪酸可以辅助降低胆固醇、保护眼睛、延缓衰老等作用。但如果摄入玉米油过多，可能会导致玉米油中的脂肪无法被分解和吸收，引起肥胖。此外，还有可能会刺激胃肠道，引发胃肠道不适。特别是存在胃肠道疾病的患者，容易加重病情。花生油中含有白藜芦醇和 β- 谷固醇等成分，葵花籽油中含有丰富的不饱和脂肪酸、蛋白质、维生素 E 和矿物质，对降低胆固醇，维持心血管健康也有一定的帮助，但是过量食用花生油容易导致身体内脂肪堆积，增加患心脑血管疾病的概率，质量差的花生油还可能含有黄曲霉素，长期食用可能诱发癌症。购买时应注意不买过期的花生油，不买不正规厂家生产的花生油。大豆油中含有丰富的不饱和脂肪酸，能帮助降低胆固醇的水平，保护心脏健康。它还含有磷脂、维生素 E、胡萝卜素等营养物质，能满足机体的营养需求：适量吃大豆油能促进新陈代谢，提高机体自身的免疫力，降低患病的概率。但是吃多了会诱发肥胖。大豆油中含有一定量的雌激素，大量摄入后可能会引起内分泌失调，它还含有异黄酮化合物，大量食用后可能会导致异黄酮化合物摄入过多，对甲状腺的正常功能产生影响。至于食用油的原料到底用的是转基因的或非转基因的，也应该注意油瓶标签上的说明，按需要选择。上述各种类型的种子油是目前我国居民最常用的油，但是有营养学家认为，因其 Omega-6 含量较高，长期大量食用对健康有一定危害，故建议逐步改变用油习惯，尽量少用。炒菜油首先应该采用亚油酸（Omega-6）低的油，而且越低越好。目前我们常用的油中 Omega-6 含量低于 20% 的油为茶籽油、菜籽油、橄榄油、牛油果油等，Omega-6 含量低于 10% 的有酥油、黄油、牛油、羊油、椰子油等。各种不同的食用油中饱和脂肪酸、单不饱和脂肪酸、多不饱和脂肪酸 Omega-3、脂肪酸 Omega-6 的含量比例见图 7-8。

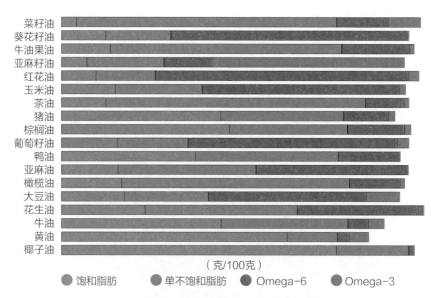

图 7-8　各种不同的食用油中饱和脂肪酸、单不饱和脂肪酸、Omega-3、oega-6 的含量比例（引自"知乎"）

　　总之，炒菜用什么油最合适？目前还有不同意见。每种食用油都有自己的优缺点和适用范围。在选择炒菜用的食用油时，需要根据自己的需求和实际情况来选择。除了不同的食用油含有的成分比较复杂，对健康产生的影响不相同，还涉及各人对各种食用油的认识、爱好和使用习惯。但是在目前情况下，由于大家对食用油营养价值认识上的差异，还受市场供应情况和购买力的限制，再加上难改的用油习惯，只能在加强这方面科普宣传的同时，逐步慢慢地实现食用油的合理更换。另外，必须强调指出，烹调食物时食用油的用量必须控制，而且最好能将各种食用油轮换使用，这样就能更全面地从食用油中摄取各种不同类型的必需脂肪酸。尽量通过食用油使体内 Omega-3 与 Omega-6 的比例得到一定的调整。

　　购买食用油时老年人应该学会从油瓶上的国家标准来识别其质量的优劣：GB 代表国家强制标准，GB/T 代表国家推荐标准，GB/Z 代表国家指导性标准。凡是标明 GB/T2716 的都是调和油，尽量少用；标明 GB/T23347 的是优质橄榄油，是好油；GB/1534 是优质花生油；GB/T1535 是优质大豆油；GB/T1536 是优质菜籽油；GB/T19111 是优质玉米油；G/TB10464 是优质葵花籽油。所以凡是标明上述标准的都是合格的油。市场上的食用油品种很多，选择时首先看的并不是品牌，而是应该注意油的生产工艺，建议老人们购买压榨制成的油，不要选择用浸出工艺制成的油，压制工艺是用物理方法把油压出来，这是最传统和古老的方法，营养成分损失少，没有任何添加剂，可以放心食用，但是由于出油率不高，所以价格可能会高一点。使用食用油时请注意保质期。保质期指的是没有开封状态的油，一旦开封，应该尽快使用，因为油在开封以后油脂和氧气接触，食用油就开始氧化，光照和高温会加快氧化速度，所以保存时应该避免阳光照射和高温。食用油一旦氧化，就产生醛类化合物、酮类化合物和自由基等一些影响人体的有害物质，食用后会对人体的消化系统（特别是肝脏）、肾脏、心脏等造成损害，加速衰老进程。另外，值得注意的是一瓶油里只要有一点油被氧化，则它在氧化过程中产生的自由基就会攻击同一个瓶子里的其他油脂分子，使更多的油氧化。为了防止和减轻食用油中产生这种效应，必须提醒老年人注意，装在瓶中的油用完后，瓶子经过清洗才加入新油，切忌将新油加入没有用完的老油瓶里。

本章小结

脂肪由脂肪酸和甘油组成。血液中以甘油三酯的形式存在，沉积在组织里（如皮下）即为固态脂肪。根据化学结构的不同，脂肪酸分成长链、中链、短链脂肪酸；饱和、不饱和脂肪酸；顺式、反式脂肪酸。根据所含有的脂肪酸的不同，脂肪又分为中性脂肪、优质脂肪和反式脂肪。脂肪是人体能量的主要来源。一名正常老年人每天脂肪摄入量应在50～60克左右，其中对人体不利的饱和脂肪应控制在每日总能量的10%以下。近年来饮食中的不饱和脂肪酸Omega-3和Omega-6引起重视。Omega-3，Omega-6人体不能自己合成，必须由外界通过饮食补充。讨论了它们对机体的不同作用，以及两者（Omega-6∶Omega-3）保持适当比例的重要性（约4∶1），目前国内居民的饮食中Omega-3较少，建议应该增加（如深海鱼、干果等），Omega-6适当减少（如食用油、红肉等）。讨论了食物中的反式脂肪酸对机体的危害和食用油的选择标准。

第**8**章
蔬菜水果不能少

日常饮食中蔬菜与水果是非常普通、不可缺少的食材，但是在老年饮食中如何安排好蔬菜和水果的进食，却有不少值得注意和探讨的问题。

蔬菜

蔬菜是每天饮食中必不可少的食材。蔬菜的营养价值比较高，它可提供人体所必需的多种维生素和矿物质，1990 年国际粮农组织的统计指出，人体必需维生素 C 的 90%、维生素 A 的 60% 均来自蔬菜，可见蔬菜对人类健康的重要性。此外，蔬菜中还有多种多样的植物来源的化学物质，如：类胡萝卜素、二丙烯化合物、甲基硫化物等。这些营养物质在预防慢性、退行性疾病方面可能具有一定作用。随着年龄的增加，老年人体内自由基堆积，继而引起体内组织器官的氧化应激损伤，蔬菜中含有的某些维生素、矿物质、微量元素以及相关的植物来源的化学物质和酶等都是抗氧化剂，对自由基造成的氧化应激损伤有一定的保护作用。研究表明，每周食用超过 6 种绿叶蔬菜，可减少大脑中与阿尔茨海默病发病有关的 β - 淀粉样蛋白的沉积，从而减少阿尔茨海默病的发生。蔬菜不仅是低糖、低盐、低脂的健康食物，同时还能减轻自由基对人体造成的氧化应激损害。因此蔬菜对老年人的健康特别有益。

蔬菜能有效地促进人体对糖、脂肪、蛋白质三大营养素的吸收，如果仅吃动物性食品，蛋白质吸收率为70%；若兼食蔬菜，则吸收率可达90%以上。再者，蔬菜中含特有的植物粗纤维能刺激肠道蠕动，对老年人来说，它能起到助消化、促排便、防肠癌的作用。蔬菜含有丰富的维生素，而且蔬菜中的维生素是按一定比例存在的天然成分，是多种维生素的集合体；与人工合成的维生素制剂不同，两者在性质上会有差别。蔬菜中还有一些虽然不是维生素但对人体的作用与维生素类似的天然物质如叶绿素等，所以蔬菜对健康的作用比单纯的维生素更全面；有些老年人不喜欢吃蔬菜，认为吃蔬菜只是补充维生素，吃一些维生素制剂就可以不用吃蔬菜。其实，这种想法是不正确的，想用维生素制剂代替蔬菜几乎是不可能的，当然，蔬菜也不能完全代替维生素制剂。以维生素C为例，据统计，目前我国约30%的人缺乏维生素C，如果试图对缺乏维生素C的患者用蔬菜治疗，那么患者每天要吃超大量的蔬菜，这很难做到。营养专家建议，健康居民必须保证每天吃1斤（500克）以上的新鲜蔬菜。因为人体所需要的不少营养都是从蔬菜中获得的。随着社会的发展和年龄的增加，环境污染越来越严重，衰老引起的退行性病变也日益明显，因此每天吃一定量的新鲜蔬菜是降低环境对人体危害和延缓人体衰老的一种好办法。

第一节 蔬菜的选择与储存

选择日常食用的蔬菜时主要应该以新鲜为主，时令蔬菜应该作为首选，少吃反季节的蔬菜。民间有四季选择蔬菜的顺口溜可供参考："春吃芽；夏吃瓜；秋吃果；冬吃根。""解暑除湿吃冬瓜；清热解毒吃丝瓜；清心明目吃苦瓜。"具体是指，春天应该多吃蔬菜中的绿色食物，如西兰花、白菜、菠菜、荠菜等；夏天多吃红色食物，如西红柿等；秋天多吃白色食物，如莲藕、蘑菇、白木耳、山药等；冬天多吃黑色食物，如黑木耳等。

一、蔬菜的选择

1. 深色蔬菜：最好占到蔬菜总摄入量的一半。首先鼓励选择新鲜和应季蔬菜，以免储存时间过长，造成一些营养物质（如维生素 C）的流失。另外，在条件允许的情况下，尽可能选择多种蔬菜食用，应特别注意选择颜色比较深、五颜六色的蔬菜（如深绿色、橘红色、桔红色、紫色蔬菜），使其占到蔬菜总摄入量的一半。因深色蔬菜的营养价值一般优于浅色蔬菜。深色蔬菜富含叶绿素、胡萝卜素等。特别是 β-胡萝卜素，是中国居民维生素 A 的主要来源。此外，深色蔬菜还含有其他多种色素物质如叶黄素、番茄红素、花青素等以及芳香物质，它们赋予蔬菜特殊的色彩、风味和香气，促进食欲。常见的深色绿叶蔬菜如菠菜、油菜、芹菜叶、蕹菜（空心菜）、莴苣叶、芥菜、西洋菜、小葱、茼蒿、韭菜、塌棵菜、青菜等等。

2. 十字花科类蔬菜

在选择蔬菜时还要注意增加十字花科类蔬菜如大白菜、小白菜、甘蓝、紫菜薹、青花菜、花椰菜、芥蓝及菌藻类等食物的摄入。

3. 为了从蔬菜中获得足够的营养，同时又满足口感需求，购买各种蔬菜应该精心挑选：

1）豆芽：虽然在口感上绿豆芽比黄豆芽好，但实际上黄豆芽的营养价值比绿豆芽高，蛋白质、维生素 C 和钾含量也是黄豆芽高。

2）茄子：长的茄子比圆茄子好吃，营养价值也高，因为圆茄子生长周期长，皮厚，口感比较差。长茄子"眼睛"越大越嫩（图 8-1）。头上白色多的好吃。

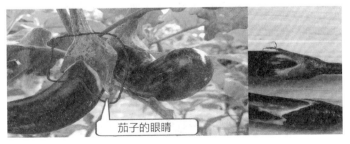

茄子的眼睛

图 8-1　茄子的"眼睛"（引自"百度"）

3）洋葱：紫洋葱的营养价值比白洋葱好，购买时紫洋葱是首选。紫颜色的洋葱适宜炒；白色的洋葱凉拌好。

4）大白菜：有"绿叶""黄叶"之分，它们之间有些不同。绿叶大白菜是晚熟品种，生长周期比较长，外形长，叶片比较薄，脆一些，包心不紧实，耐热性较差；黄叶大白菜正好与其相反；但是黄叶大白菜的粗纤维比较少，口感较细腻，因其含水量多，不宜存放，容易腐烂。另外，建议购买大白菜时三不买，白菜外表过于完美的不买，因为它可能喷了甲醛；有刺鼻气味的不买，它可能喷过防腐剂；外表干净，内部腐烂的不买，不吃。白菜有黑点的不要买。绿色大白菜适合炖煮，如炖豆腐、炖粉条等，而黄色大白菜因其口感细腻，故宜醋熘或做汤。

5）卷心菜：挑选拿在手里重的，轻飘飘的不要买；然后再看颜色，要买深绿色的。这样的卷心菜吃起来比较脆爽，没有异味，而且要选包裹严而紧的。

6）生菜：要选叶片大的不要长的。叶子要比较薄，比较饱满的，还要看颜色，新鲜生菜颜色翠绿，看上去比较鲜嫩。

7）油麦菜：颜色翠绿的叶子嫩一些，新鲜的油麦菜没有黄叶，叶子平整，没有打蔫的，根部不能发烂。

8）番茄：它有"公""母"之分。公的酸，母的甜。顶部有点凹陷是"母"的，凸起来有小尖的是"公"的（也可能是打激素所致）。叶片5叶是公的，口味比较酸；6叶是母的（图8-2），口味比较甜。要选母的买，而且外形要圆润，表皮最好有白色小点（沙瓤的），果蒂要小。熟吃选大红；生吃选粉红。颜色越红越酸甜，越粉越出沙。

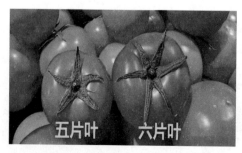

图8-2 番茄（六叶的母，五叶的公；公的酸，母的甜。引自"百度"）

9）土豆：发芽的、坑多的土豆不要买。椭圆形的土豆好削皮，品质也会好一些。颜色白，表面光滑的比较脆，又黄又暗的是硬的。

10）辣椒：直的不辣，越光滑越不辣，直的比较好吃。弯的辣。

11）大葱：选又直又长的；葱白和葱绿长度差不多的大葱口感好。根须短的大葱好，因为大葱自带的营养会被根须消耗，根须长，大葱里面的营养成分减少。葱叶掰起来脆的新鲜，叶间有发黄的是不新鲜的。

12）菜花：不要选花球散开的。要选比较饱满、花球紧的。

13）韭菜：选择叶狭切口平整的。越窄越好吃。

14）黄瓜：表面有粉刺、摸起来砸手的结实的黄瓜是好黄瓜。不要买表面只有疙瘩，没有粉刺的黄瓜，这种黄瓜打药比较多，农药残留多。如果发现黄瓜粉刺疲软，此黄瓜不够新鲜，吃起来不爽口。另外不要买没有籽的黄瓜，这种黄瓜大都是激素用多了，只长黄瓜不长子，对此我们可以从外观辨认，如果把一条黄瓜放平，那么正常的黄瓜一般前面小后面大，近尾部呈弧形，比较尖。如使用激素比较多、没有籽的黄瓜正好相反，前面大，后面小，尾部没有弯曲，也不尖。质地硬的比较好。

15）丝瓜：首先看表皮，好的丝瓜表皮没有腐烂和破损，顶端带花的比较新鲜，纹理细小均匀比较嫩，纹理清颜色深的是老的。用手捏丝瓜，有弹性的新鲜，太软的不新鲜，另外看色泽，嫩绿色有光泽的较好。

16）冬瓜：黑皮的冬瓜肉厚，更好吃。

17）豇豆：表面有损伤的豇豆不好，会影响里面的味道。

18）苦瓜：表面纹路又密又细的更苦。

19）山药：外表须毛越多口感越好，营养价值高。表皮圆润饱满的山药新鲜，粗一点的山药比较糯好吃。

20）胡萝卜：要买表面带泥的。表面十分干净的胡萝卜不要买，这是为了看上去新鲜，能够保持更久，所以把胡萝卜用清水清洗过或者用焦亚硫酸钠泡过。

21）白萝卜：白萝卜叶子新鲜呈嫩绿色的口感好，水分多；根须要直，在一根直线上的好，不能分叉多而杂乱无章；外表要光滑，不要有伤口；萝卜的大小以中等偏小为佳，萝卜身体上的气眼排列整齐在一条直线上的是甜心的，排列不整齐的是辣的。应该选购白萝卜和红心萝卜，因为它们所含有的维生素 C、钙和钾等营养素比红皮萝卜高，其中红心萝卜最佳。萝卜要选择表面光滑、拿起来分量重的。选头顶上圈小的。

22）菠菜：挑选叶子比较尖，比较薄的，焯水容易，口感好，红根的比白根的好，菜根粗壮、菜梗较粗的菠菜口味比较好。颜色越绿越好吃。

23）大蒜：外皮紫色的比白皮的好，紫皮的更有大蒜味，去腥增香效果更好；蒜瓣手感硬实的比较新鲜；饱满有重量的大蒜新鲜质量好。

24）芹菜：要选翠绿色比较嫩，叶子偏白发黄的不要买；菜杆颜色要淡一点，比较硬的水分多，口感好；闻起来香味浓郁的芹菜是好芹菜。

25）莴笋：分量重、手感比较硬实的比较好，颜色不能太深，颜色越深越老，要选颜色浅甚至发白的比较嫩，然后看顶部，顶部叶子绿油油的嫩，如果已经开花那就比较老了。

现将一些日常吃的蔬菜的挑选要点总结成图 8-3。

 玉米 ➡ 玉米外叶鲜绿,略带黄
✓ 选颗粒饱满鲜亮,通透的

 胡萝卜 ➡ 不匀称的较好
✓ 选顶端粗底部细的

 茼蒿 ➡ 抽薹的别买
✓ 每年 3-4 月份吃的口感最好

 包菜 ➡ 包心不紧实不要
✓ 选包的紧实,坚硬的好

 西葫芦 ➡ 选表皮光滑无伤痕的
✓ 越绿的越嫩,颜色发白的就老了

 土豆 ➡ 发芽发绿的不要
✓ 选大小均匀,圆形的好削皮

 茄子 ➡ 嫩茄子手握有粘滞感
✓ 紫茄子要选蒂也是紫色的,发硬的茄子是老茄子

 白萝卜 ➡ 中型偏小更佳
✓ 表皮光滑,手感沉更好

 青椒 ➡ 直的不辣,辣的不直
✓ 挑硬的,辣椒梗不蔫的,红的维C 大于绿的

 洋葱 ➡ 纸皮洋葱更有营养
✓ 表皮越干越好,带有茶色的纹理

南瓜 ➜ 分量越重的水分越足
☑ 选颜色深黄的,条纹清晰粗重的

 四季豆 ➜ 颜色泛白的就老了
☑ 颜色青绿的更嫩,豆荚硬实

 缸豆 ➜ 选外表光滑整齐的
☑ 皱皱的发白的炒起来软软的好吃

 山药 ➜ 须毛越多口感越佳
☑ 铁棍山药最好,摸起来疙瘩越多越好

 西红柿 ➜ 大红的口味浓郁
☑ 熟吃选大红,生吃选粉红

 莲藕 ➜ 颜色很白的不要
☑ 窟窿越多越好,7 孔的为面藕,
9 孔的为脆藕

 菠菜 ➜ 春夏之交最佳
☑ 选叶色深绿,根小色红的

 香菇 ➜ 选用面白色菌褶较整齐的
☑ 选表面呈黄褐色按压有弹性的

 西兰花 ➜ 选摸上去结实有弹性的
☑ 选深色的,花苞之间没有缝隙,紧实

 冬瓜 ➜ 黑皮的肉厚更好吃
☑ 选中间部位线条匀称,无热斑的

图 8-3　各种蔬菜的挑选和选择要点（引自"百度"）

二、几种常吃蔬菜的营养价值

蔬菜品种繁多，不同的蔬菜营养价值不一样，一般来说，颜色越深的蔬菜营养价值也越高。

现将各种不同颜色的主要蔬菜如下表 8-1：

表 8-1　不同颜色的主要蔬菜

颜色	包括的主要蔬菜
深绿色	菠菜、油菜、芹菜叶、空心菜、韭菜、西兰花、茼蒿、荠菜、西洋菜、莴笋叶、青菜、荠菜、塌棵菜等
橙黄色	西红柿、胡萝卜、南瓜、彩椒、红辣椒等
紫红（黑）色	红（紫）苋菜、紫甘薯、红菜苔、紫茄子等

1.绿叶蔬菜：是我们饮食中最常摄入的蔬菜。它们都富含维生素、微量元素和膳食纤维。绿色蔬菜含有丰富的叶绿素、镁、钾、钙等元素，如青菜、小油菜、荠菜等，日常进食可以帮助补充人体所需营养，增强身体素质。绿色蔬菜中也含有多种植物化学物质和丰富的膳食纤维，如油菜、鸡毛菜、空心菜等，

适量摄入有利于促进肠道消化，预防或缓解便秘、痔疮。

它们还富含大量维生素 A、维生素 C、维生素 E 等，可以在一定程度上起到抗氧化、提升肤质的作用，使人精神焕发，恢复精力和体力。另外，绿色蔬菜含有一定量的叶酸，对改善老年机体的代谢有益。

2. 豇豆：豇豆除含有蛋白质、糖外，还含有维生素 A、B_1、B_2、C、钙、多种氨基酸等营养素，含量不大，但比较均衡。鞘内的绿色未成熟豆的营养价值接近于一般蔬菜，是一种好食材。

3. 扁豆：扁豆含有蛋白质、酪氨酸酶、氨基酸、脂肪、磷脂、胆固醇、葡萄糖、半乳糖、生物碱、胡萝卜素、维生素 C、钾、磷、铁、锌以及粗纤维素等多种营养成分。这些物质为人体营养需要的元素。

4. 土豆：土豆中含的营养成分比较全面。碳水化合物占 16.5%，高于山药，主要以淀粉的形式存在，是优质淀粉，因而有时土豆可替代主食。它含有较多的蛋白质，明显高于普通的鲜根类蔬菜，富含赖氨酸等必需氨基酸，对人体的营养价值较高。

5. 芹菜：芹菜是中国人常吃的一种蔬菜，它富含碳水化合物、胡萝卜素、B 族维生素、钙、磷、铁、钠等，同时，中医认为，它具有平肝清热、祛风利湿、除烦消肿、凉血止血、解毒宣肺、健胃利血、清肠利便、润肺止咳、降低血压、健脑镇静等功效，它也是一种碱性食物，适量食用对"三高"的老年患者有利。

6. 辣椒：辣椒的营养丰富，每 100 克的辣椒的维生素 C 含量高达 185 毫克，在各种蔬菜中名列前茅；维生素 B_2、胡萝卜素及钙、铁等矿物质含量也很丰富，对提高的免疫功能有一定功效。对于辣椒对人体的影响，曾经有过各种各样的说法。最近根据中国食品网的信息，经常吃适量的辣椒非但无害，而且还有好处。中国科学院与英国牛津大学一起研究的结果表明，每天吃辣椒的人（没有胃病的健康老人）与几乎不吃辣椒者相比，患食管癌、胃癌、肠癌的风险分别下降 19%、11% 和 10%。如果吃辣椒而且不抽烟、不喝酒患这些癌症的风险更低。少量的辣椒素反而对胃有一定的养护作用。

7. 金针菜：又名"黄花菜"，营养价值很高，含蛋白质、脂肪、碳水化合物、钙、磷和多种维生素。特别是胡萝卜素的含量很多，不亚于胡萝卜。

8. 茭白：茭白中水含量占 92.1%，每 100 克茭白含蛋白质 1.5 克、脂肪 0.1 克，碳水化合物 4.6 克，此外，它还富含钙、磷、铁、B 族维生素、维生素 C、少量胡萝卜素和膳食纤维。这些营养成分对维持机体的正常生理功能有一定的作用。

9. 番茄：番茄又名西红柿，含多种营养成分，有较丰富的维生素、无机盐、碳水化合物、有机酸及少量蛋白质、脂肪。特别是所含的维生素 C、维生素 B_1、胡萝卜素、烟酸等。无机盐的钙、磷、铁、硼、锰、铜等含量也丰富，此外还含有谷胱甘肽、番茄红素、番茄碱和柠檬酸、苹果酸等有机酸。普罗旺斯西红柿是番茄中的一个优秀品种，特点是表面有很多白色小点，犹如满天星，口感佳。有报道说，如果高血压患者每天吃一个番茄，对降低血压很有帮助，如果每天摄入 110 克番茄，发生高血压的风险可降低 36%（与很少吃番茄的人相比）。

10. 萝卜（包括胡萝卜）：萝卜含多种营养成分，如蛋白质、葡萄糖、果糖、脂肪、多种氨基酸、丰富的维生素，尤其是维生素 C，有人称其为是一种"不是水果，胜似水果"的蔬菜。此外，还含有矿物质和微量元素。白萝卜是排酸"高手"，它属于碱性食物，能够帮助中和体内的酸性物质，降低尿酸水平，促进体内水分排出，加速尿酸的排出。胡萝卜被人们视为菜中上品。胡萝卜素在人体小肠转变为维生素 A，具有维护上皮细胞的正常功能，防治呼吸道感染，促进人体生长发育，参与视紫红质合成等重要生理功能。胡萝卜的颜色越深，所含的胡萝卜素越高。

11. 菌菇类：菌菇类食物含脂肪少、蛋白质多，氨基酸比例齐全，富含赖氨酸，可以弥补米饭中赖氨酸缺乏；另一方面，菌菇中含有很多真菌多糖，能通过多条途径调节人体免疫系统，增强免疫力；其抗氧化效果比维生素 E 强，能帮助保持大脑活力。有人把菌菇列入"人类最佳饮食结构"的名单。只是它是一种高嘌呤食物，故高尿酸血症痛风患者不宜多食。

日常生活的三餐饮食中，老人们可以有的放矢地重点选择食用一些具有营养特点的蔬菜食用：如莲藕富含蛋白质，菠菜叶酸多，茼蒿和莴笋富含铁，红薯纤维素丰富，番茄的维生素 C 含量高，油菜是含钙之王，西兰花富含胡萝卜素，豌豆是高纤维蔬菜。还有下列蔬菜含钙丰富：荠菜、紫菜、海带、芥菜、红苋菜、茴香、小油菜、毛豆、芥兰等。此外，还有很多所谓"冠军"蔬菜：芹菜是维生素 B 的冠军、芦笋是含锌冠军、茄子含维生素 E 冠军、白萝卜是含消化酶的冠军、黄瓜是含钾的冠军、土豆是含维生素 B6 的冠军、山药是含黏蛋白的冠军等等。

以下这些常用蔬菜食用不当或多吃容易中毒：

1. 韭菜：韭菜美味以及高效的营养被我国人民所接受。但近日在国家食品安全部门的抽检中却发现在韭菜中含有有机磷农药残留量普遍较高，这类物质进入人体后会引起神经功能紊乱，通常中毒的患者会出现多汗、语言失常等症状。因此在食用这种韭菜之前最好是能将韭菜放入小苏打中浸泡，然后冲洗干净，这样才能将韭菜中的一些残留农药排除。

2. 蚕豆：随着初夏大量新鲜蚕豆的上市，又到了一个蚕豆飘香的季节，但某些家庭中有蚕豆病史的人一定要禁食新鲜蚕豆。因为这是一种遗传性酶缺乏症，患者体内缺少葡萄糖 -6- 磷酸脱氢酶，如果不小心误食，很有可能产生溶血、黄疸和血红蛋白尿等急性溶血性贫血的表现，发现这些情况后一定要及时去医院进行救治。

3. 西葫芦：这是一种夏季常吃的蔬菜。近年来出现有关西葫芦致癌的说法。2013 年香港食品中心发表一份报告，称西葫芦有致癌作用。测定结果显示，炒熟的西葫芦中丙烯酰胺的含量达到每千克 360 毫克，这个含量在各种蔬菜中是比较高的，但是在其他已经被批准食用的食品中，如浓咖啡及其类似制品中有时丙烯酰胺的含量可达到每千克 509 毫克。因此要通过吃西葫芦超过丙烯酰胺的安全量起致癌作用，每天要吃大量西葫芦，这是不现实的。作为蔬菜食用，只要不超量摄入，一般不会中毒。

对于一些有特殊疾病和慢性病的老人，进食蔬菜时应该注意选择。肾功能不全，特别是少尿的患者不宜食用钾的含量高的蔬菜，如菠菜、土豆、雪里蕻、竹笋、口蘑、香菜、芋头、上海青等。有些蔬菜不适合胃不好的老人食用，如韭菜、芹菜，难消化，如果经常吃，就会加重胃不适。辣椒虽然能增加食欲和胃口，对机体也有一定的有利作用，但是它容易刺激胃黏膜，引起或加重胃黏膜损伤，故不适合慢性胃病的患者食用。同样西红柿属于酸性蔬菜，如胃不好的人经常大量吃，容易导致胃酸分泌过多从而加重反酸等症状，也容易加重胃-食道反流引起的反流性食管炎。需要降脂控糖老人，应该选择海带、黄瓜、苦瓜、西兰花、上海青菜、菠菜、空心菜、油麦菜、生菜和莴笋等。预防肥胖或正在减肥 / 减重的老人，则可选择如金针菇拌菠菜、凉拌娃娃菜、凉拌杏鲍菇、小葱拌豆腐、木耳拌黄瓜、拌生菜、生吃西红柿、金针菇烧汤、蔬菜沙拉、蒜泥西兰花、清炒豆芽、冬瓜汤等菜肴。以下蔬菜能明显升高血糖：胡萝卜、土豆、山药、芋头、莲藕。它们都是根茎类的蔬菜，淀粉的含量高，所以明显升高血糖，另外还有南瓜、百合、板栗、菱角以及某些豆类等，淀粉含量均高，血糖高的老人应该适当控制，同时相应地减少主食的摄入量。升糖作用不明显的蔬菜：芹菜、白萝卜、大白菜、黑木耳、西兰花、紫甘蓝、莴笋、黄瓜、苦瓜、西红柿等糖尿患者可适当选择食用。痛风患者应该限制摄入含嘌呤高的蔬菜。大部分蔬菜中的嘌呤含量比较低，一般都在 0～25 毫克 /100 克以下，但是值得注意的是有些蔬菜例外，它们富含嘌呤（表 6-3），对于高尿酸血症和痛风的老人应该限量食用或者尽量不吃。如芦笋、海带等高嘌呤食物，摄入过多会升高血尿酸水平。豆类：各种原生干豆类是植物性食物中嘌呤含量比较高的，但是去皮后经过加工的豆腐豆浆，由于稀释等原因，其嘌呤含量已经降低，痛风和高尿酸血症患者可适量食用。菌菇类：干的菌菇类食品，它的嘌呤含量也高，所以痛风患者（特别是急性发作期）宜限制摄入。

三、蔬菜的储存

如何保存蔬菜才能使它保持新鲜？这里介绍几种蔬菜储存的简易方法供老人们参考。

1. 小葱：把小葱根部排平放在纸上，喷上清水，圈起来，保持根部湿润，这样就可以放得比较久，而且保持新鲜。

2. 大蒜：为了防止它发芽，可以在保存大蒜的袋子中加一些茶叶或盐，然后密封保存。

3. 包菜：吃不完的包菜用小刀将包菜心挖掉，再放几张餐巾纸，用清水把纸弄湿，密封放进冰箱冷藏。

4. 西红柿：把透明胶贴在西红柿底部，可以锁住西红柿的水分，保持新鲜，防止腐烂。

能放冰箱的蔬菜：生菜、菠菜、卷心菜、胡萝卜等。

不宜放冰箱的蔬菜：土豆、洋葱、西红柿、黄瓜、青椒、茄子等。

北方有些地方利用具有比较稳定的温度和湿度的地窖保存（特别是冬天）蔬菜，应该是不错的选择。

第二节　蔬菜的清洗和加工

一、蔬菜的清洗

大多数菜场买回来的蔬菜均有残留的农药、寄生虫或其他脏物，食用前必须仔细清洗。西兰花、菜花等某些蔬菜因其结构原因，比一般蔬菜更容易有虫卵和农药残留，必须反复清洗。常用的蔬菜（水果相同）去除农药和寄生虫的方法归纳起来有三种。第一是光照法。把果蔬放置在阳光下照射。适用于土豆、红薯等。有机磷农药、氨基甲酸酯类农药具有挥发性，阳光照射后会发生多光谱效应，农药会被分解破坏。第二种焯水法。将清洗后的蔬菜放置沸水中焯1～2分钟，再用清水冲洗，继续浸泡不少于10分钟。适用于豆角、花菜、芹菜等。第三是去皮法。表皮有蜡质的果蔬更容易吸附农药。去除表皮食用肉质部分比较安全。一般后两种方法比较有效而且常用。

在一般家庭的日常生活中，清洗蔬菜水果最简单的方法可总结为：一洗、二泡、三去皮：

1. 一洗：用清水洗净蔬菜水果表面的泥沙、污垢和寄生虫卵。

2. 二泡：是重点。用 1% 的小苏打水浸泡。用大约一汤匙（平的）小苏打加 500 毫升水，充分混合溶解后浸泡蔬菜水果 10 分钟左右，可清除 95% 以上的农药残留，这是因为农药大都是酸性的，可被碱性的小苏打中和，然后再用淡盐水和清水冲洗干净。

3. 去皮：对一些表皮光滑的蔬菜水果，能去皮的尽量去皮，不能去皮的用 50℃温水浸泡，以此溶解大多数油性的农药。最后再次用清水冲洗干净。

下面介绍几种蔬菜的特殊清洗方法：

土豆：种植者为了防止土豆的各种病虫害，在刚种植的时候就会使用甲拌磷、多效唑等多种农药，出苗后喷各种杀虫剂和杀菌剂，为了抑制疯长，还使用其他农药，最后还要用药防止土豆发芽。因此华南大学农学院建议，清洗土豆的最好方法是用 5% 的小苏打浸泡 5 分钟再用流水冲洗，去除有机磷农药的残留。

西红柿：有多种农药残留，吃前宜用开水烫 1 分钟，在皮上划一个十字刀口，去皮食用。大棚种植的西红柿为了果形漂亮，产量稳定，常常会采用化学授粉，吃前应该用淡盐水洗干净。

芹菜：有研究报告指出，抽查的芹菜样本中 44% 有农药残留，27% 样本农药残留超标，农药残留主要在叶子上。因此吃时去除叶子，将菜秆焯水 1 分钟可以去除 90% 的农药残留。然后用清水冲洗干净。

菜椒：菜椒都是倒挂着生长的，所以蒂的部分容易有有机磷农药积累，最好是用小苏打浸泡后去蒂，这样可以放心食用。

西兰花：大棚里培育的西兰花，容易有害虫生长，种植过程中使用较多农药，因此西兰花上农药的残留较多，西兰花表面有一层天然果蜡，清水无法进入西兰花内部，因此最好将西兰花切成小块，然后用"蔬果洗洁剂"进行清洗。一般使用盐水加面粉浸泡 5 分钟的清洗方法只能去除部分水溶性农药残留、灰尘、污垢和虫卵，效果比较差。故可以在清水中加小苏打后，抓住西兰花的根部，将西兰花的头部浸入水中，不断晃动，可以清洗出西兰花里可能含有的虫卵和有害微粒。也可用淘米水代替小苏打。

包菜（包括卷心菜和大白菜等）：为了防止病虫害常用很多农药，而且它的叶片包裹，雨水不易冲洗，食用前一定要仔细清洗。洗时，把包菜切开，加入小苏打浸泡10分钟。然后清水反复冲洗。

香菜：用小苏打洗干净。

菠菜：97%的菠菜检查出农药氯菊酯，这是一种杀虫剂，在欧洲是禁止使用的。最好的去除方法是焯水。

豇豆：容易受虫蛀，为了维持产量，通常会喷洒较多农药，而且有些害虫很难杀灭，要反复喷洒。因此一定要用小苏打多次清洗。再用清水冲洗干净。

木耳：一勺淀粉，再加温开水冲泡5分钟。冲洗干净，现泡现用。

香菇：一勺小苏打，浸泡20分钟后清洗。菜场或超市出售的包装好的菌菇类食品，大部分是泡过甲醛的，因为这样能做到久放不坏，尽量少买。

为了防止蔬菜生长过程中出现的病虫害，种植者常常对某些蔬菜喷洒农药。但是下面这几种蔬菜种植过程中是不用或很少用农药的：如生菜、地瓜、萝卜、土豆、香菇、洋葱和莲藕等。有机蔬菜是指生产方式是按照有机农业生产体系生产出来的蔬菜，它不使用农药、化肥等化学物质。有机蔬菜的生产不使用基因技术，还要经过有关部门严格的质量控制和审查，所以要求的生产技术和环境质量都比较高，保证它具有高质量、无污染和营养丰富的特点。只要简单清洗后即可食用。非常适合老年人食用。下面列出农药残留比较少的其他几种蔬菜：

1. 南瓜、丝瓜、冬瓜：南瓜抗病性很强，既没有病害也没有虫害，农药残留极少，耐贮存，所以运输过程中不会使用科技手段和添加剂。丝瓜味道独特，一般的虫子对它不感兴趣，因此不必使用农药。还有冬瓜。

2. 茼蒿：它具有一种怪味，此味道有一定杀伤力，虫子闻到都会避而远之。因此无需多用农药。

3. 生菜：生长速度快，没有什么病虫害，不需要使用农药，打药反而会影响它的生长速度。

4. 洋葱：自带刺激性味道，害虫不喜欢这种味道，因此起保护作用，根本不要用农药。

5. 莲藕：长在淤泥里，自带"铠甲"，因此农药残留较少。

以下几种蔬菜经过不合理的特殊处理，一旦发现，尽量不要购买：

1. 清洗过的胡萝卜，它可能用清水洗的但也有可能是用焦亚硫酸钠泡过，因为这样胡萝卜能保存更久，看上去更新鲜。

2. 韭菜：在种植过程中很容易长韭蛆，菜农为了省事，有时会往它的根部灌注大量的农药悬浮剂，吃过这种韭菜以后会引起腹痛、腹泻，这是由农药残留超标所致。最好不买不吃。

3. 颜色发白的莲藕。正常的莲藕挖出来后表面很快就会被氧化，颜色变黑，因此浸药水保色。此种莲藕尽量不吃。清洗时，应该去皮、切成块，放盐、面粉和白醋，浸泡 10 分钟，然后再用清水冲洗，便能将莲藕中的泥沙溶解、冲洗出来。

近年来认为，试图将买回来的绿叶蔬菜（包括水果）用一般家庭常用的盐水浸泡法清除农药残留是不可靠的，蔬菜经过盐水浸泡以后，由于渗透压的作用，盐和水都被蔬菜吸收进去，吃这样的蔬菜无意中会摄入很多隐性钠盐。因此认为，盐水不能清除农药残留，有时反而使农药残留量增加。应该知道，农药一般分为水溶性和脂溶性两种，种植者为了避免雨水把农药冲洗掉，使用脂溶性的农药更普遍。这种农药不溶于水，用清水或盐水也是洗不掉的。若用盐水清洗，盐水中的氯化钠高了，渗透压升高，破坏蔬菜外表的细胞膜，不仅损失营养，还使农药残留物渗入蔬菜中，因此建议绿叶蔬菜要慎用盐水清除农药残留，清洗蔬菜水果时最好选择无毒的食品级"蔬果洗洁剂"、淘米水、小苏打水和清水。值得老年人参考。

有些蔬菜清洗以后会掉色，天然食物色素掉色很常见，这是因为色素会溶解于水，例如水溶性色素花青素，存在于紫米、黑米、紫薯、黑枸杞等食物中，清洗时细胞破损，花青素溶入水中，造成掉色，属于正常现象。有一种脂溶性色素如番茄红素和胡萝卜素，它们存在于胡萝卜、南瓜、橘子、西红柿、辣椒等食物中，水洗一般不会掉色，如发现清洗时掉色，则为人工染色。绿色蔬菜的叶绿素不溶于水，清洗时不会掉色。

有些蔬菜含有"毒"物质，这些蔬菜烹调以前一定要先焯水。蔬菜中含有的这些有"毒"物质主要有草酸、植物凝集素、亚硝酸盐、皂苷、秋水仙碱、致病细菌等。需要焯水的蔬菜主要有以下几类：

1. 含草酸比较多的蔬菜，例如菠菜、苋菜、新鲜竹笋、苦瓜、茭白、马齿苋、芹菜等有苦涩味的蔬菜。

2. 含亚硝酸盐多的蔬菜：例如香椿、西芹、茭白、芹菜等等。

3. 自带天然毒素的蔬菜：不能生吃，这些蔬菜有毒。应该焯水后充分清洗，然后食用，例如含有较多植物凝集素的豆角、芸豆、扁豆等，以及含有秋水仙碱的鲜黄花菜等。

4. 不容易清洗的蔬菜，容易有虫害、农药残留的蔬菜：如西兰花、菜花、木耳等。

5. 自身有异味的蔬菜：苦瓜有苦味，蘑（香）菇有异味，笋类有酸涩味。焯水去异味。

6. 容易有农药残留的蔬菜：如蒜苗焯水后出现的蓝色液体，可能就是农药波尔多液。

7. 容易有细菌污染的蔬菜，如豆芽被细菌污染的可能比较大，常见的细菌有李斯特菌、沙门氏菌和大肠杆菌等。

8. 含氰苷较多的食物：木薯、白果等。氰苷易溶于水，而且加热可将其破坏。

蔬菜焯水必须沸水下锅，煮5～10秒钟，快速捞起来，四季豆、扁豆、新鲜黄花菜，西兰花、菜花的焯水时间可适当延长，这样不但能够去除一些油性农药残留杀死虫卵，同时也能减少维生素流失，还能去除某些有毒物质和异味。蔬菜焯水一般沸水下锅，因为蔬菜含有水溶性维生素和对热比较敏感的维生素，沸水下锅时间短，可以减少营养物质的流失，一般绿叶菜焯水时间10～15秒就够了。西兰花、胡萝卜等致密厚实的蔬菜需要30秒～1分钟。另外蔬菜焯水时应该注意：

1. 避免焯水时间过长：记得用"宽水旺火，快进快出"，这样可以减少营养流失。

2. 尽量不切小块：大块不容易造成营养流失。

3. 焯水时加点盐和油：防止氧化酶破坏叶绿素，尽量保持颜色翠绿。

4. 焯水后放入冰水中：快速降温，然后烹调时可保持蔬菜口感脆爽。

5. 冷风降温：冷风不易使蔬菜中的营养成分流失。

二、蔬菜的加工

据"中国居民膳食指南"建议，蔬菜应该天天吃，顿顿吃，而且蔬菜要新鲜（不宜储存太久）、品种多样化。但是烹调蔬菜不宜过度加工，避免维生素、矿物质、膳食纤维等过度破坏和丢失，为了尽量保持各种蔬菜的原色、原味，烹饪方式尽量采用蒸、煮、焯、涮等方法。

1. 十字花科蔬菜：如萝卜、油菜、卷心菜、菜花、大头菜、西兰花、甘蓝等均是十字花科蔬菜，它们很有营养，因为富含芥子油苷和黑芥子酶，两者可结合形成异硫氰酸盐，后者被摄入后合成萝卜硫素，这是一种重要的营养成分，萝卜硫素能促进排便。它是一种抗氧化剂，对人体细胞中酶有保护作用，可增强身体排毒酶的活性，有效消除人体内的有害物质，对促进肝脏和肺部的排毒有一定的作用，还能促进身体的新陈代谢。但是形成萝卜硫素的芥子油苷是溶于水的，所以烹饪过程中用大量水的话，可能经水流失，影响营养价值。另外，黑芥子酶怕高温，如长时间高温烹饪，会让黑芥子酶失活，同样减少营养。所以加工十字花科蔬菜时必须注意烹饪方式。

2. 芹菜：吃芹菜时把芹菜叶子全部摘掉是不对的。实际上芹菜叶子的营养价值很高，完全可以食用。只是应该彻底清洗。另外芹菜钠的含量比较高，因此在炒的时候一定要少加盐。

3. 菠菜：含有大量草酸，到了体内遇到钙，容易产生草酸钙沉淀，可能会触发和加重结石的生成或发展，因此炒菜前一定要先焯水，促使草酸溶解于水，去除大部分草酸后再烹调。此外，苋菜、苦瓜也至少要水煮 1 分钟，去除影响钙吸收的草酸。

4.豌豆苗：维生素 C 的含量很高。为了最大限度地保留维生素 C，不宜高温过度烹饪，故以凉拌、低温清炒更合适。

5）茼蒿：钠含量很高，所以烹饪时少加盐。

6）西兰花和花菜要用开水煮 2 分钟，把菜里面的虫子和残留的农药去除。

7）四季豆、扁豆、豆角、黄花菜应该沸水煮 3 分钟，把其中的皂碱等有毒成分清除。这些蔬菜焯水后用凉水过一下，再下锅炒，菜的口感和味道会更好。

蔬菜在烹饪时为了最大限度地保留维生素、膳食纤维和蔬菜的原色原味，建议炒菜时热锅、凉油；绿叶蔬菜最好大火爆炒；炒青菜不要加凉水；炒茄子加点醋不变色；炒莲藕加清水不变黑。

第三节　几种常吃蔬菜的保健功能

蔬菜品种繁多，功能各异，一般均有一定的保健功能，但较微弱。老年人应该根据自己身体的需要和个人的饮食习惯做出选择。

这里首先以老年饮食中比较常吃的黄瓜为例，讨论一下它的保健功能。

黄瓜：有关黄瓜保健功能的研究颇多，研究者认为，黄瓜的含水量是蔬菜之首。它既是菜，也是药。李时珍在《本草纲目》中说：黄瓜味甘、性凉，能够清除血热，解毒消炎。黄瓜的肉、皮、籽、根、瓤、藤、蒂、头均可入药。例如藤有明显的扩张血管、减慢心率、降低血压、降低胆固醇的作用；黄瓜叶泡茶后有清热、化痰、除湿、滑肠、镇痛作用；黄瓜蒂中含有"苦味素"，它是葡萄糖苷所形成的，能提高人体免疫功能、抗菌、解毒，对慢性肝炎和迁移性肝炎的防治有一定作用。

黄瓜的主要保健作用可总结如下：

1.补充水分：黄瓜的含水量达 90%，因此能补充体内的水分，如旅游途中口渴时，吃一根黄瓜补充水分，会感到十分舒服。黄瓜贴在皮肤表面，也能补充皮肤水分，起养颜保水的作用。

2. 补充体内维生素：黄瓜含有丰富的维生素 A、E、C，可补充体内这些维生素的不足。

3. 黄瓜具有提升免疫系统功能的作用，对于防辐射也有一定效用。

4. 黄瓜富含钾、镁等离子，还含促进代谢的酶，因此对体内的新陈代谢起促进作用，如促进体内氧化还原反应、起抗炎抗衰老作用。它能扩张皮肤毛细血管，增加皮下血流，提高皮肤养分，消除皮肤皱纹和眼袋下垂，对抗皮肤衰老，起养颜护肤作用。

5. 黄瓜里含有细纤维，能促进肠蠕动，加速清除体内垃圾，促进机体排毒。并有微弱的降低血糖和胆固醇的作用。

除黄瓜外，其他各种蔬菜具有多种不同的保健功能。

热量比较低的蔬菜：从热量角度看，以下蔬菜的热量也比较低：冬瓜、油麦菜、萝卜、芹菜、鲜海带、娃娃菜、小白菜、油菜、莴笋、西红柿等。适合减肥老人适当地选用。例如，每 100 克莴笋的热量仅为 15 大卡，而其茎中含有莴苣素、维生素、微量元素和膳食纤维，经常吃莴笋能补钙，莴笋的烟酸含量也较高，可改善体内的糖代谢，它含有大量植物纤维素，能促进胃肠蠕动，保持大便通畅。莴苣素是莴苣中所含的一种带有苦味的物质，适当食用可在一定程度上刺激口腔腺体和胃部组织，产生较多的唾液和胃酸，可在一定程度上促进食物消化，并可改善食欲。因此莴苣比较适合减脂老人选用。

具有提高免疫功能的蔬菜：西兰花含有丰富的维生素 C 和叶酸，可以增强免疫系统的功能和细胞再生能力。菠菜富含叶绿素、钾和维生素 B_6，有助于增强身体的免疫系统和抵御疾病。胡萝卜富含维生素 A 和 β - 胡萝卜素，可以提高身体的免疫力，对于预防感冒等疾病具有一定的作用。此外，茭白、山药、香菇、红薯、莲藕、油麦菜、南瓜和芋头等均有一定的提高免疫功能作用。

降尿酸的蔬菜：高尿酸血症已被认为是继高血压、高血脂、高血糖后的第四高。高尿酸血症老人需要降低血液尿酸水平，防止痛风发作。有些蔬菜 / 食物具有一定的降尿酸作用，如木耳：含有丰富的膳食纤维，钾和铁；西红柿含有膳食纤维、维生素、钾、磷等营养素；芹菜的维生素、钾、钠、镁、膳食纤维成分十分丰富；冬瓜含水量高达 96%，几乎不含脂肪，含有葫芦巴碱和丙醇二酸；苦瓜含有生物碱类物质奎宁，并有丰富的维生素 C；草莓富含维生素 C 和钾。上述多种营养素均在一定程度上对降低尿酸起有利的作用。

富含叶酸蔬菜：叶酸是一种水溶性维生素（又称维生素 B_9），是人体细胞生长和繁殖的必需物质，在体内主要参与细胞 DNA 的合成。它是人类细胞生长、分裂不可缺少的成分，能够在一定程度上补充人体所需营养成分，同时能够降低心血管事件的发生、延缓脑细胞衰老。老年饮食中有些蔬菜含有较多的叶酸，如豌豆、茴香、卷心菜、茼蒿等，老人可以适当选用。此外，还有花菜、上海青、西兰花、南瓜等均含有丰富的叶酸。但是叶酸的摄入需要根据老年人的具体情况因人而异地进行，如果老年人能够有日常平衡的饮食，保持正常足量的蔬菜摄入，则从饮食获得的叶酸足够供正常代谢的需要。吃正常饮食的老年人体内不会缺乏叶酸，如果没有疾病，则不需要额外补充叶酸，过量补叶酸反而可能会导致老年人出现食欲不振、精神萎靡等不适症状，不利于身体健康。临床上与叶酸缺乏相关，需要考虑补充叶酸的主要有巨幼细胞贫血和老年人的高同型半胱氨酸血症等疾病。

具有去脂降压作用的蔬菜：微信公众平台"爱健身"等曾总结以下多种蔬菜具有这方面的作用。

1. 芹菜：芹菜是一种理想的绿色减肥食品。因为当你咀嚼芹菜的同时，你消耗的热量远大于芹菜给予你的能量。芹菜含酸性的降压成分，经常食用有一定降压作用。

2. 豆腐：不含胆固醇。具有高氨基酸和蛋白质含量使之成为谷物很好的补充食品。豆腐脂肪的 78% 是不饱和脂肪酸并且不含有胆固醇，故对去脂有利。素有"植物肉"之美称。是一种低脂食品，豆腐的消化吸收率达 95% 以上。富含钙，肥皂大的一块豆腐，即可满足一个人一天钙的需要量。豆腐容易消化吸收，非常适合老年人食用。

3. 洋葱：洋葱中含有二烯丙基硫化物，有预防血管硬化、降低血脂的功能。它还含槲皮素类物质,在醇酮诱导下所形成的苷有利尿消肿作用。这些对预防肥胖、高血脂、动脉硬化等症均十分有益。此外,洋葱还能清除体内氧自由基,增强新陈代谢能力。

4.玉米:玉米含有丰富的纤维素,不但可以刺激胃肠蠕动,防止便秘,还可以促进胆固醇的代谢,加速肠内毒素的排出。玉米胚榨出的玉米油含有大量不饱和脂肪酸,其中Omega-3亚油酸占60%,可清除血液中有害的胆固醇,防止动脉硬化。

5.蘑菇:蘑菇中所含的人体很难消化的粗纤维、半粗纤维和木质素,可保持肠内水分,并吸收余下的胆固醇、糖分,将其排出体外,并对预防便秘、肠癌、动脉硬化、糖尿病等都十分有利。

6.冬瓜:冬瓜中所含的丙醇二酸,能有效地抑制糖类转化为脂肪,加之冬瓜本身不含脂肪,热量不高,对于防止肥胖具有重要意义。它还具有一定的利尿作用,对降压有一定好处。

7.海带:海带中还含有大量的不饱和脂肪酸及食物纤维,它可以迅速清除血管管壁上多余的胆固醇,并且帮助胃液进行分泌,达到消化的目的,对于肠胃蠕动有很大帮助。但是对于高尿酸血症痛风患者和甲状腺病变老人应该慎用。

8)韭菜:韭菜的主要营养成分有维生素C、维生素B_1、维生素B_2、烟酸、胡萝卜素、碳水化合物及矿物质。它还含有丰富的纤维素,每100克韭菜含1.5克纤维素,比大葱和芹菜都高,可以促进肠道蠕动、预防大肠癌的发生,同时又能减少对胆固醇的吸收,起到预防和治疗高血脂、动脉硬化、冠心病等疾病的作用。

9.苦瓜:苦瓜是一种低热量、高纤维的食物,含有大量的维生素C、维生素A和矿物质。它有助于降低血糖水平、促进新陈代谢和消除体内多余脂肪。

但是对于有甲状腺结节的患者以下蔬菜最好少吃:如海带,因为它富含碘。我们日常吃的碘盐中摄入的碘已经足够机体日常代谢的需要了,所以如果有甲状腺结节再额外摄入碘,就有可能会使结节变得更多和更大。同样的还有紫菜。此外，属于十字花科的食物如卷心菜、西兰花等，它们含有少量的硫氰酸，摄入过多可能会造成内分泌系统功能紊乱，对甲状腺造成危害。芹菜、菠菜、小白菜、大白菜、青椒等蔬菜含碘也较丰富，应该控制摄入量。

水果

老年饮食中除了碳水化合物、蛋白质、脂肪和蔬菜外，水果是不可缺少的，因为经常吃水果对机体有很多好处，它不仅能促进老年机体的新陈代谢，还在预防疾病延缓衰老方面起一定作用。

第四节　水果的保健作用及老年人吃水果的选择

一、水果的分类

市场上的水果的品种各式各样，每一种水果含有的成分不同，具有不同的功效。如按水果含有的成分进行分类，则可将其分为：

1.含黄酮类化合物的水果：如葡萄、猕猴桃等。

2.含花青素的水果：如草莓等。

3.含钾丰富的水果：如香蕉等。

4.维生素 C 多的水果：如苹果、橘子等。

水果富含葡萄糖（果糖）、维生素（特别是维生素 C）和膳食纤维等多种营养物质。表 8-2 分别总结了富含各种维生素的水果。表 8-3 总结了各种水果的含糖量。

表 8-2　富含各种维生素的水果（引自营养食疗营）

富含的维生素	水果
维生素 A	芒果、木瓜、桃子、杏子等
维生素 B	香蕉、葡萄、梨、猕猴桃等
维生素 C	柠檬、橙子、柚子等
维生素 E	猕猴桃、牛油果、柿子、葡萄等

表 8-3　常见水果含糖量（每 100 克可食用水果，引自"糖尿病网站"）

种类	含糖量（克）	能量（卡路里）	替代主食（克）	GI（%）	种类	含糖量（克）	能量（卡路里）	替代主食（克）	GI（%）
柠檬	4.9	37	10	–	柑橘	9.7	44	12	43
牛油果/鳄梨	5.3	171	48	–	桑葚	9.7	57	16	–
杨梅	5.7	30	8	–	樱桃	9.9	46	13	22
甜瓜	5.8	26	7	–	梨	10.5	51	14	36
草莓	6	32	9	40	火龙果	11.7	55	15	43
木瓜	6.2	29	8	59	猕猴桃	11.9	61	17	52
杨桃	6.2	31	9	–	苹果	12	53	15	36
西瓜	6.6	31	9	72	无花果	13	65	18	–
芒果	7	35	10	55	石榴	13.6	72	20	–
哈密瓜	7.7	34	9	70	荔枝	16.1	71	20	–
李子	7.8	38	11	24	桂圆	16.2	71	20	–
杏	7.8	38	11	57	柿子	17.1	74	21	–
枇杷	8.5	41	11	–	香蕉	20.8	93	26	52
柚子	9.1	42	12	25	山楂	22	102	28	–
桃	9.1	42	12	28	榴莲	26.6	150	42	–
葡萄	9.3	45	13	43	枣	28.6	125	35	42
菠萝	9.5	44	12	66					

　　如按水果的升糖指数（GI）来分，GI 小于 55 为低 GI 水果；55～70 为中 GI 水果；＞70 为高 GI 水果，则各种水果的分布如下：

　　高（或中）糖水果：香蕉、冬枣、榴莲、山竹、甘蔗、鲜枣、龙眼、石榴、山楂、柿子、荔枝、提子、椰子、蜜橘、车厘子、芒果、葡萄、哈密瓜、波罗蜜、西瓜、人参果、百香果等。

　　柿子：热量不是很高，但它富含葡萄糖和果糖，在肠道中容易被直接和快速吸收，快速升糖。

　　冬枣：升糖指数高达 103，属于高糖高热量水果，因此老年人吃冬枣一定要格外注意控制摄入量。每天最好不要超过 5 克。

　　西瓜：西瓜的升糖指数为 104，一个 8～10 斤的西瓜产生的热量大约相当于 800 多克米饭。

百香果：虽然吃起来很酸，但属于高糖高热量水果。

人参果：虽然不很甜，但是产热多，还是属于高糖、高热量水果。

香蕉：热量高于85%的水果。吃一个普通大小的香蕉要慢走约1小时才消耗掉。

芒果：俗话说"一个芒果三碗饭"，其热量很高，不过其含糖量要比苹果、香蕉、橙子都低，属于中升糖水果。

提子：含丰富的葡萄糖和果糖，属于高糖水果。它不仅含糖量高，而且含碳水化合物也高。控糖期间要少吃。食用过量，容易造成热量堆积，控糖老人不宜多吃。

榴莲：属于特殊类型的水果，脂肪含量比较高，果肉中糖分含量约为25%，属于高升糖水果产热多，吃1斤榴莲的热量相当于吃4.2碗米饭，普通人要散步75分钟才能消耗掉。

荔枝：本身的热量比较低，但是糖分比较高。建议正在控糖的老人不要吃。

山楂：每100克山楂含碳水化合物25.1克，含糖量是苹果的2倍，富含维生素C，能促进脂肪类食物的消化，含有的水溶性膳食纤维、果胶也多，能促进胃肠道蠕动。但是老人控糖期间不宜多吃。

低糖水果：橙子、苹果、火龙果、蓝莓、梨、桃子、杏子、李子、黄瓜、番茄、西瓜、西梅、草莓、柚子、猕猴桃、圣女果等。

"无"糖水果：柠檬、木瓜、樱桃、青梅、番石榴、无花果和雪莲果等。"无糖水果"并非绝对无糖，只是含糖量很少。

老年人吃水果可以结合自己的身体状况，有的放矢地适当选择，重要的是注意把握好食用的数量。食用时间以两餐之间较佳。

二、水果对老年人的保健作用

老年人最好养成每天吃适量水果的好习惯，这对于补充维生素和其他营养元素有很大的帮助。水果在促进机体代谢、加速组织修复、延缓衰老方面起一定有利作用。其主要作用如下：

1.水果富含维生素和糖类，可以使体内营养均衡，在维持内环境稳定、清除自由基和提高机体免疫力方面有重要作用。水果中的矿物质、有机酸、黄酮类物质、类胡萝卜素等对机体的新陈代谢起调节作用，促进体内各种代谢反应，故有延缓机体衰老的功能。水果含有糖分，它会为机体提供一定的热量，但是对不同的老人摄入水果的品种和数量均应有不同的选择和控制，而且不能用水果代替蔬菜。水果虽然富含某些维生素，但是各种水果含有维生素的种类和数量是不同的，以苹果为例，一个中等大小的苹果大约含有维生素 C 2 毫克，如果维生素 C 需要量为 100～200 毫克/天，单靠苹果补充，就要吃 50 个，那显然不可能，因此吃水果要多样，补充维生素也不能单纯靠水果，平时要多吃蔬菜，有时还得用维生素制剂补充。

2. 补充丰富的膳食纤维。水果能通过水分使膳食纤维吸水膨胀、机械性刺激肠道蠕动，润肠通便、促进排便、预防便秘、降低大肠癌的发生。水果含有的有机酸具有开胃和促消化作用。

3. 水果脂肪含量很低，一般在 0.1%～0.5% 之间（少数水果除外，如榴莲），是减重老年人群的良好选择。

4. 水果含有的大量水和维生素能滋养皮肤，使皮肤变得光滑，还能改善皮肤角质层的新陈代谢，帮助皮肤延缓老化、使皮肤饱满紧弹，抑制黑色素的转化，防止皮肤暗淡生斑，增加光泽感，看起来年轻红润。

5. 预防某些慢性疾病：水果中富含钾、镁、钙等多种元素，它们可以促进心肌功能，加速胆固醇转化，在一定程度上降低动脉硬化的发生率。水果含有的维生素 C 也有助于减少感冒的发生。某些水果中含有花青素，它是一种抗氧化性能比维生素 E 高 50 倍的强抗氧化剂，它不但对皮肤好，还有很好的抗衰老作用，如 100 克的紫薯有 60 毫克花青素，虽然比黑枸杞含的花青素低，但是比红薯多 1 倍，此外还有蓝莓和紫葡萄，特别是葡萄皮和籽富含花青素，所以如果葡萄没有农药残留，吃葡萄最好不要吐皮，甚至可以把籽嚼一下。

但是，对于任何一位健康老人，水果摄入量应该适当，建议最多每天吃 300 克左右（大约 2 个拳头大）。水果富含果糖，容易被机体吸收，使血糖较快上升，因此空腹吃水果是不恰当的，空腹会加速水果中的果糖吸收，引起血糖快速升高，长此以往会造成胰岛素分泌的紊乱。另外老年人不要选择太甜的水果食用。吃完水果最好出去散散步，加速血糖的利用转化，尽快恢复体内代谢平衡。至于试图用水果代替饮食的减肥方法，建议老年肥胖人群少用。

三、水果对几种常见疾病的作用

单纯食用水果不能治疗疾病，有些慢性病患者选择一定的水果食用对疾病的治疗可能会起辅助作用，但是水果永远不能代替药物治疗疾病。

1.适合糖尿病和减肥/减重老人食用的水果

糖尿病人和减肥、减重的老人，应该适当控制摄入食物中的热量，水果能产生一定的热量，虽然不高，常常容易被人们忽视，有人称其为看不见的热量。所以宜选择热量低的水果食用。下面列出几种常吃水果的热量：每100克草莓产生热量32大卡；丑橘37大卡；柚子42大卡；梨42大卡；青枣43大卡；蜜橘44大卡；樱桃46大卡；橙子47大卡；番石榴53大卡等。糖尿病人吃水果更应该注意水果的含糖量（表8-4）。有些水果味道并不很甜，但是含糖量不低，产生的热量不低。所以水果不甜不等于含糖量低，产热量低。甜度和糖分（热量）并不一定成正比，如人参果、山楂、百香果、火龙果等；反之，也有些水果比较甜，但是含糖量不是很高，如草莓、西瓜、杏子、甜瓜等。值得糖尿病老年人选择水果时警惕。

表8-4　糖尿病患者可以食用和不宜食用的水果（含糖克/100克水果）

糖尿病老人不宜食用	适量食用	可以食用
冬枣（27.8）	猕猴桃（14.5）	柚子（9.5）
波罗蜜（25.7）	沙糖桔（13.7）	哈密瓜（7.9）
山楂（25.1）	苹果（13.7）	芒果（8.3）
香蕉（22.0）	火龙果（13.3）	西瓜（8.0）
柿子（18.5）	香梨（13.1）	木瓜（7.2）

2.多吃容易发胖的水果

主要是一些产热高、含糖量高的水果，例如：

1）榴莲：热量高，其热量与猪肉差不多，而且含糖高，特别是晚上吃更容易长胖。

2）牛油果：脂肪含量高，每 100 克含有 15 克脂肪，是猪肉的 3 倍。

3）冬枣：含糖量 30～40%，每 100 克含有 27.8 克的糖，比米饭还高。

4）香蕉：含糖量 22%，与米饭接近。

5）椰肉，脂肪含量非常高，每 100 克含有 33 克脂肪，相当于炸鸡的热量。

请记得，晚上千万不要用上述这些水果代替晚餐。同样也应尽量少吃山竹、龙眼和水蜜桃等高糖水果。

3. 对高血压病人有益的水果：对于高血压老人，建议多吃香蕉和苹果，据《营养前沿》杂志介绍，如将香蕉和苹果两种水果联合食用，则降低高血压患者全因死亡率最佳，与很少吃香蕉和苹果的高血压患者相比，每周吃 3～6 次香蕉和苹果的患者，全因死亡风险降低 43%，但是如果高血压病人吃水果选择梨、菠萝或葡萄，则其与全因死亡率之间没有显著关联。

4. 对防治高尿酸血症和痛风有效的水果

1）樱桃：樱桃是低嘌呤水果，每 100 克樱桃中的嘌呤含量约 17 毫克，因此适合痛风关节、炎患者食用。樱桃的果糖含量也较低，每 100 克樱桃的果糖含量小于 10 克，所以痛风患者可以吃樱桃。虽然樱桃并不具有明确的治疗痛风作用，也不能缓解痛风急性发作，但是樱桃中含有的花青素具有微弱的降低尿酸的作用，只是效果比较短暂，有人甚至称其具有"假性"的降尿酸作用。花青素具有的抗炎、抗氧化作用，可以预防痛风的发生。所以对于痛风患者来说，樱桃是一种理想的水果。目前市售的车厘子是英语单词 cherry（樱桃）的音译，它们在台湾、广东及香港被直译为"车厘子"。但是樱桃与车厘子略有不同，樱桃主要是指个小、色红、皮薄的中国樱桃，而车厘子是产于美国、加拿大、智利等美洲国家的个大皮厚的进口水果。其作用类似。

2）梨：美味多汁营养丰富，它含有大量的水分，能有效地使沉积在关节部位的尿酸，通过尿液排出。根据个人的口味生吃或熟吃均有效。

3）桃子：桃子多汁，富含多种碳水化合物、粗纤维和多种有机酸，能利尿和消肿，经常吃桃子能缓解痛风的相关症状。

4）石榴：石榴酸甜可口、石榴叶、皮、花和根都是有药用价值的植物，它含有大量有机酸、糖类、维生素和多种矿物质，具有清热解毒的作用，能降低痛风患者血液尿酸水平，避免尿酸盐结晶沉积。

5）苹果：苹果营养丰富，属于低热量食物，能起到滋补的作用，苹果的营养成分被人体很好地消化吸收，具有减肥的效果，其中维生素 C 能保护心血管系统，而且能维持和调节人体酸碱平衡，缓解痛风发作。

6）柠檬：柠檬味酸甜，含有丰富的柠檬酸，到了体内能形成碱性的体液环境，加速尿酸经肾排出，减轻高尿酸血症，预防痛风发生，减少肾结石形成可能。是一种适合痛风病人食用的水果。

5. 具有降血脂作用的水果

1）橙子：含有丰富的维生素 C。橙子能加速胆固醇转化，从而降低人体血液中的血脂含量。另外，橙子中含有柠檬素和类黄酮成分，它们能增加人体血液中的高密度脂蛋白，降低低密度脂蛋白，从而会减少人们患高脂血症的概率。

2）无花果：含有水解酶、脂肪酶等物质，它们具有降低血脂和分解血脂的功效，可以减少脂肪在人体血管内的沉积，从而起预防冠心病的作用。

3）猕猴桃：猕猴桃中含籽 0.8%～1.6%，其籽细小，形似芝麻，为棕褐色。猕猴桃籽中含有丰富的蛋白质、脂肪和矿物质。有检测显示，从猕猴桃籽中提取的猕猴桃籽油富含黄酮类、多酚类、微量元素硒及其他生物活性物质，其中亚油酸、亚麻酸等不饱和脂肪酸占 75% 以上，故猕猴桃籽油具有辅助降低血脂、软化血管和延缓衰老等功效。

4）山楂：含有三萜类、生物类黄酮和丰富维生素 C 成分，具有扩张血管、降低胆固醇和甘油三酯以及降低血压等作用。另外，它还含有山楂酸、柠檬酸，均有显著的降血脂功效，但是有的老年人食用山楂会引起反酸等胃部不适，须酌情慎用。山楂含钙量最高，对中老年人补钙有益。

5）苹果：含有大量的果胶，它属于一种水溶性膳食纤维，如果与胆汁酸等酸性物质结合，可以吸收身体中多余的胆固醇和甘油三酯，也有利于胆固醇和甘油三酯的分解代谢，并将其排出体外。如果与维生素 C、果糖等物质结合，还能够有微弱的降低血脂作用。此外，苹果还有增强记忆力的作用。它适用于动脉硬化、糖尿病等患者食用。

6）葡萄：味甘微酸、性平，具有补肝肾、益气血、开胃生津和利便之功效。适用于气血虚弱、肺虚咳嗽、心悸盗汗、浮肿等病症的患者食用。现代研究发现，葡萄中含有钙、钾、磷、铁等矿物质以及多种维生素，还含有多种人体所需的氨基酸。葡萄能阻止血栓形成，降低人体血清胆固醇水平和血小板的聚集能力，对预防心脑血管疾病有一定作用。上述物质在葡萄皮和籽中尤为丰富。市上曾有经葡萄提炼而成的保健品制剂出现。

7）荔枝：含有大量的多种维生素和高蛋白，能够帮助身体中的毛细血管扩张，加速血液循环，快速分解身体中过高的胆固醇和甘油三酯，达到降低血脂的作用。经常食用荔枝，还能提高身体的免疫功能，增强抵抗力。但应注意的是荔枝是一种高糖水果，在中医里被认为是一种"热"性的水果，它"火气"很重，过多的食用容易产生"虚火"。甚至出现西医的"荔枝病"，这是空腹时大量食用新鲜荔枝之后出现头晕、心慌、出汗等症状，这是一种低血糖症，严重者会突然昏迷、惊厥、血压下降，抢救不及时可导致死亡。

8）沙棘：沙棘原浆富含独有的活性修复因子，能够清除自由基，分解血液中多余脂肪和毒素，疏通血管，增加血管壁弹性，可预防改善高血脂；沙棘原浆中富含的天然生物碱对高血脂引起的头晕、头痛有显著的预防改善作用。对于高血脂合并有高血压、高血糖的三高人群，用沙棘原浆有一定效果。沙棘以内蒙原生态沙棘原浆较佳。

6. 胃病（胃溃疡、慢性胃炎等）老人应该避免食用的水果。

1）猕猴桃：性寒，富含比较多的果胶，会增加胃酸分泌，增加胃的负担。

2）山楂：有助消化，但是它富含果胶，单宁酸成分比较高，对胃的刺激比较大。

3）冬枣：皮硬，膳食纤维丰富，对于胃黏膜有病变的老人，容易加重胃不适的症状。

4）桃子：含有大分子物质比较多，食用太多会加重胃肠道负担，因此有胃肠道功能障碍的老人尽量少吃。

5）李子：含有比较多的花青素和维生素 C，胃酸分泌过多的老人吃了以后可能会加重症状。

有些水果对于老年人是不适合甚至禁忌的，选择食用时必须注意：如吃降压药后不宜吃柚子，因为柚子中含有柚皮素，它能加快肠道对药物的吸收，抑制细胞色素 P4503A4 酶代谢，此酶能促进药物的分解、代谢和灭活，因此正在服用降压药和他汀类药物的老人最好不要在服药同时吃柚子，否则容易增强此类药物的作用。另外，有些水果不适合有慢性病的老人吃，如肝不好不宜吃榴莲；肺不好少吃芒果；肾不好不吃杨桃；心不好不要吃柿子；肠道不好不宜吃李子等。

水果一般均在成熟后即食，也可理解为生食。但是民间流传把某些水果煮熟了吃，同样也有丰富的营养，例如梨，生吃对于老年人有时会引起脾胃不适，煮熟后虽然维生素含量少了，但是钾含量仍然很高，更适合脾胃功能不好的老人食用。苹果煮熟后吃，其中含有的膳食纤维软化，更容易被人体吸收利用；山楂富含有机酸、果酸等，生吃对某些人的胃产生一定刺激，煮熟再吃，会减少单宁酸（山楂、苹果、葡萄、柿子等具有涩口味的水果中均有）的刺激作用；柚子皮通常被人丢弃，其实它含有丰富的黄酮类物质，具有抗氧化作用，煮熟加热后吃对老年人的健康有益。

虽然水果生吃熟吃对身体都有一定好处，但是应该控制摄入量，一般情况下，每天摄入量在 200 克到 250 克左右。有些水果吃多了会引起身体不适，引起排便增多，甚至腹泻，例如猕猴桃。火龙果因为它含有较多的膳食纤维、果胶和低聚糖，它们均能调节肠道菌群，促进大便形成和排出。西梅含有天然的果胶纤维、山梨醇，吃多了会增加肠道蠕动，从而促进排便。但是也因为这些作用，有时这些水果对某些便秘患者有益。这里必须强调指出，摄入水果对机体虽有不少好处，但是并不是吃得越多越好，一定要控制好数量。水果中常含有丰富的果糖，果糖能形成代谢产物 AGEs（晚期糖基化终末产物），果糖的这种能力是葡萄糖的 10 倍。吃水果后 AGEs 很多，因为果糖是非常活跃的分子，容易与蛋白质、酶和其他分子相互作用和结合，当果糖和蛋白质与酶反应时会形成副产物 AGEs，AGEs 与胶原蛋白交联，损伤皮肤，使胶原蛋白的硬度增加，弹性降低，而且不容易被金属蛋白酶清除，所以如果长期过量吃果糖含量很高的水果，就会使皮肤颜色发黄，出现斑斑点点，皱纹越来越多。果糖这种致衰老的特性比葡萄糖、蔗糖高 2 倍。水果越甜，果糖含量越高，对皮肤的损害越大。所以国外曾经流行吃水果的饮食疗法应该谨慎使用。另外，值得注意的是，吃水果后大量果糖的摄入也可能会促使脂肪肝和肥胖的形成。我们提出每天吃 250 克左右的水果，目的是补充蔬菜里缺乏的维生素和矿物质，但是与此同时也摄入大量果糖，特别是吃水果的时间大多在两餐之间或晚上，此时体内糖的摄入已经满足机体需要，因此水果的果糖成了额外补充，为脂肪肝和肥胖的形成创造条件。为此，有时对于某些肥胖或控糖的特殊老人，可以试用某些蔬菜代替部分水果，如番茄、圣女果、黄瓜、萝卜等。

第五节　水果的挑选、保存和清洗

水果种类繁多，不仅在食用上应该注意品种的选择，而且在购买时应该挑选适合老年人食用的优质果品，一般来说，建议多选择购买营养密度比较高的水果，如浆果类的水果、富含花青素的水果等。正确地选择和购买水果不仅是日常生活的技巧，甚至可以说是一种实用艺术。

一、水果的挑选

苹果：应该选择表皮略微粗糙，丝纹明显，黄里透红的糖分比较多，比较甜，红里透绿的不要买。上下有两个果窝，凹陷越深越甜，最好底部颜色发黄。果柄呈绿色。果皮有少量白色粉末的苹果比较新鲜而且甜。

香蕉：弯的、黄的比较好，柄部青颜色的比较新鲜，颈部"脖子"短的比较甜，屁股发黄、没有棱的是熟的；国产香蕉的果皮颜色较深，呈现出红褐色或者黄褐色，而进口香蕉的果皮颜色较浅，呈现出黄绿色或者绿褐色。此外，国产香蕉的果梗较短，而进口香蕉的果梗较长。

香蕉

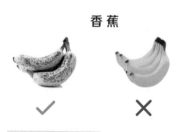

香蕉买有芝麻点的
如果两边绿中间黄不要买，头或尾端发绿是正常的如果两头都发绿说明打过催熟剂

苹果

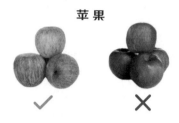

选果蒂浅绿色的
选条纹纹路清晰的吃甜的选果皮红个头大的

不选果蒂发黑的
不选片红的吃酸的选果皮绿里透红的

草莓：颜色青红不均匀的草莓可能使用过膨大剂，好的草莓全身颜色通红、但是表皮上的籽是黄色的。外形呈圆锥形、有草莓香气，分量比较重。

蓝莓和杨梅：蓝莓颜色越深越甜；果霜越多越甜。杨梅紫色的更甜。

西瓜：表面条纹要清晰色深、纹路粗而清晰的甜。要选分量较重，瓜蒂扭曲，按上去皮的质地比较硬的。西瓜屁眼小，果肉多、汁水也多，屁眼大的，果肉不甜，颜色偏白。

桃子和石榴：水蜜桃要选颜色红中偏黄的，要买圆的，不买尖的，桃沟越浅越甜，果窝越深越甜。石榴的屁股张开是熟的，屁股闭合的不要买，果形接近方的有菱角的肉多，圆的不好，颜色微黄的是熟的，红的比较生。俗话说"阴面石榴，阳面桃"，因此石榴要黄，桃子要红。

西瓜

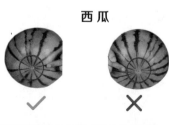

西瓜买屁眼小的，不买屁眼大的。
纹路必须整齐，又黑又绿，瓜底圈越小越好。瓜蒂一定要卷曲

石榴

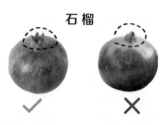

选花苞打开的
选表皮有果肉凹凸感的选表皮红且颜色均匀的

不选花苞闭合的
不选表面平滑的不选表皮有斑点的

菠萝和芒果：菠萝要选矮胖的（不买长的），表皮亮黄，顶上有绿色叶子，刺突坚硬的；芒果要选瘦的（不买胖的），颜色橙黄（青芒除外），质地软硬适中。

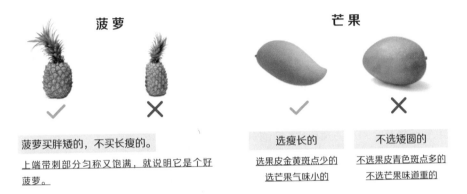

菠萝买胖矮的，不买长瘦的。

上端带刺部分匀称又饱满，就说明它是个好菠萝。

选瘦长的

选果皮金黄斑点少的
选芒果气味小的

不选矮圆的

不选果皮青色斑点多的
不选芒果味道重的

猕猴桃和奇异果：猕猴桃棕褐色，表面有毛，椭圆形，质地略微硬一些，购买后可与苹果一起放在塑料袋里，扎紧袋口，苹果散发出来的气体乙烯有催熟作用。果身扁的猕猴桃比较甜。奇异果要选色泽金黄，园柱形，无毛的。圆的甜，不要选扁的；果毛少的甜，质地宜微软。

橘子：成熟的橘子大都色泽橘黄，质地紧密，大小适当，底（尾）部收口要大（母的），橘杆和叶子深绿色；口感好，比较甜。按起来弹性好，表皮光滑、分量比较重的比较好。

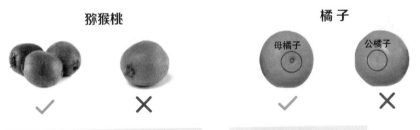

猕猴桃选外形饱满，软硬适中，表皮近黄褐色的。

椭圆形一边大一边小较饱满的，是在阳光下自然生长的。整个猕猴桃捏起来要软硬一致，太软有凹陷的是已经熟透快要坏的。

橘子买母的，不买公的。

挑红的，不全是红色的，是甜脆果；表面红色均匀的是口感较面的。

以沙糖桔为例，个头大的皮比较厚，果肉不丰满，也不能太小的，因为它成熟度不够。大小要选中等的；表皮应该呈橙黄色，有很多颗粒状小点，摸起来手感平滑中有一点凹凸感；用手捏，手感柔软有弹性，这种沙糖桔可能皮薄水分多；叶子颜色翠绿色油亮的是新鲜橘子。

橙子：要选颜色橘黄色、颜色越深，果肉越甜。肚脐要小的，这种橙子皮薄、更甜、水分也多。肚脐越大里面的白色经络多水分少。捏一捏有弹性的皮比较薄，捏不动的皮比较厚。橙子大小近似拳头比较好。

梨：颜色随品种不同而异，但底部要内凹，屁股大的好（母梨），果柄要新鲜，果身有小红点、麻子多的甜和脆。

火龙果：要买胖的不要瘦的。分量重的比较好。果头不能是干的，叶子绿的新鲜。叶片要短，叶片间距离越宽越甜，表皮光滑有光泽，颜色越红越甜。

樱桃：颜色深的更甜；光泽度强的口感好，品质新鲜，果梗硬实绿色的更新鲜。樱桃中偶见小白虫，那是果蝇，淡盐水、淘米水和小苏打浸泡有助于排出小白虫，即使少量摄入不会得病。

柚子：颜色金黄的是熟的，如果是绿色的则是没有熟的柚子。好的柚子表面摸上去很光滑。果型矮胖的皮薄肉多。同样大小的柚子拿在手上分量重的水分多，肉质好。

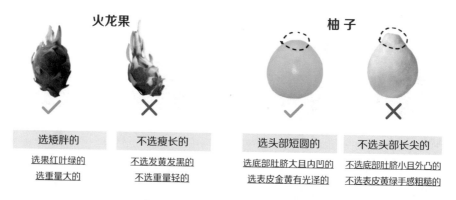

火龙果

选矮胖的	不选瘦长的
选果红叶绿的	不选发黄发黑的
选重量大的	不选重量轻的

柚子

选头部短圆的	不选头部长尖的
选底部肚脐大且内凹的	不选底部肚脐小且外凸的
选表皮金黄有光泽的	不选表皮黄绿手感粗糙的

榴莲：买圆胖的，不要瘦长的，要刺少、果形圆润饱满的肉多，凹凸不平的肉少；果刺越尖，皮越薄；闻起来有浓郁果香味的甜。屁股平的皮薄肉

多，颜色黄的，已经熟了。如果皮上相邻的刺可以捏在一起的是成熟的榴莲。

香瓜和哈密瓜：香瓜果柄新鲜的甜；果身颜色发白的甜；屁股突出的甜。选哈密瓜有注意三点，第一看瓜身，颜色是青灰色、爆纹多而深的甜；第二看果头，果头有糖线的甜；第三看屁股，屁股小的甜，瓜蒂呈青绿色，分量比较重的好。

山竹：果柄要新鲜；屁股花瓣愈多，肉越多；果身微软的是好果。壳摸上去软的好。

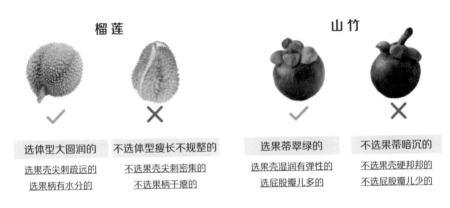

榴莲

✓ 选体型大圆润的
选果壳尖刺疏远的
选果柄有水分的

✗ 不选体型瘦长不规整的
不选果壳尖刺密集的
不选果柄干瘪的

山竹

✓ 选果蒂翠绿的
选果壳湿润有弹性的
选屁股瓣儿多的

✗ 不选果蒂暗沉的
不选果壳硬邦邦的
不选屁股瓣儿少的

老年人购买水果和食用水果时，时令水果应该为首选。什么季节吃什么样的水果，尽量不要吃反季节的水果。这方面适当参考一下民间流传的顺口溜，会有一定帮助：

1月专选猕猴桃　2月甘蔗营养高　3月菠萝正当令　4月山竹胃口调

5月草莓为上品　6月水果数樱桃　7月桃子全身补　8月西瓜暑气消

9月葡萄抗氧化　10月白梨把肺保　11月苹果人皆宜　12月橘子维C高

民间和中医更有依据水果颜色选择它对体内何种脏器有益的传说，虽然其确实效果有待进一步证明，但还是可供老年人选择食用水果时参考。如：

红通心　　白连肺　　黑补肾　　绿向肝　　黄利脾

按照民间流传的经验，水果还可分成凉性、热性、寒性、温性和中性等，购买时可针对不同个体需求加以选择：

凉性水果：橙子、芒果、草莓、枇杷、蓝莓、蛇皮果、火龙果、莲雾等。

热性水果：荔枝、龙眼、榴莲、菠萝、蜜橘、樱桃、山楂等。

寒性水果：西瓜、梨子、香蕉、哈密瓜、甘蔗、柚子、柿子、桑葚、山竹、猕猴桃等。

温性水果：石榴、金橘、杨梅、李子、大枣、杏子、番石榴、覆盆子等。

中性水果：葡萄、提子、苹果、百香果、椰子、无花果、木瓜和菠萝等。

二、水果的清洗和储存

1. 水果的清洗

很多老人清洗水果时常规使用清水或盐水。实际上，不管是清水、浓盐酸还是淡盐水都无法完全清除瓜果表面残留的农药，因为盐主要成分是氯化钠，它是一种稳定的物质，不容易和农药中的化学物质产生化学反应来分解农药，降低农药的毒性。有些果蔬（皮较硬的）虽然可用淡盐水清洗，但是有些是不能用盐水清洗的，因为那些果蔬中的细胞膜非常脆弱，例如草莓，如果遇到浓度比较高的盐水，细胞膜会被盐水破坏，不仅会使被清洗物失去一定的营养，而且反而让残留的农药进入果蔬。所以有条件时可以用淘米水，小苏打水或者在水中加一些面粉，加强摩擦作用，最后用清水冲洗，这样清洗会更加干净。下面介绍几种农药残留比较多的水果清除残留农药方法：

1）桃子：桃子特别容易受到病虫害侵犯，在它生长过程中不规范地使用农药比较常见，农药最多可用到数十种。因此去皮食用是最佳选择。

2）草莓：多年来一直出现在农药残留的黑名单中。90%以上的草莓至少含有一种农药残留，约有1/3的草莓含有十多种农药残留，因此必须仔细清洗后食用才安全。清洗时的关键是不要摘除草莓蒂，否则农药会进入草莓更多。推荐清洗方法为首先用清水洗，然后依次用淘米水、小苏打浸泡5分钟，最后再用清水冲洗干净。

3）樱桃：为使樱桃存放时间延长，有的商家会使用防腐剂，因此用淘米水浸泡15分钟后，再用清水洗净再吃较佳。

4）葡萄：有10种以上的农药残留，皮上尤多。虽然葡萄皮里含有丰富的营养，但是至今无法实现吃葡萄不吐皮。去除农药残留的方法是用小苏打或面粉清洗后再用淡盐水浸泡，最后用清水冲刷后食用。

5）苹果：90% 的苹果检测出有农药残留，其中 80% 以上含有二苯胺，因此宜清洗削皮后吃最安全。

目前认为农药残留比较少的水果有西瓜、香蕉、橙子、柠檬、菠萝、牛油果等。

二、水果的保存

水果是一类富含维生素的食品，而且大多数含糖量高，容易腐烂、变质，因此购买时成熟、新鲜的水果应该作为首选，而且购买以后应该尽早吃完。如果需要保存时，应该注意选择适当方法。

1）通风避光法：是最普通、常见的保鲜方法，只要外皮没有受损，有一些带有角质层的水果可放在阴凉通风避光的常温条件下保存。适合常温下保存的水果有：苹果、哈密瓜、香瓜、白兰瓜、柚子、橙子、柑橘等。但是只能储存短时间，存放周期一般为一周以内。但是在炎热气候下，通风避光常温保存常常失效。

2）低温冷藏法：此时水果保存水果的最佳温度是 7～13℃之间。除了怕被冻伤的亚热带水果外，大多数水果还是非常适合低温保存在冰箱里的，如葡萄、草莓、樱桃、梨、山竹、火龙果、番石榴等。存放一周内食用最佳。要注意的是水果表面的天然果胶能防止水分流失，所以将水果放冰箱前无需清洗，最好将表皮薄、易损伤的水果放入保鲜盒中再冷藏储存，而且应该把坏掉的水果挑出后才冷藏储存。低温冷藏是水果保鲜的一种方式，适合大多数水果。低温可以保持水果的新鲜度和口感，减少细菌的繁殖，可以延长水果的保鲜期。例如西瓜，夏天常温储存的西瓜与冷藏的西瓜相比，12 小时细菌数量提高很多倍。因此夏天最好不吃室温下储存太久的西瓜。冰箱虽然可以冷藏水果，但是冰箱并不是水果的"保险箱"。水果保存太久容易变质、腐烂。放在冰箱里冷脏虽然能够延长某些水果的保质期，但是并不是所有的水果都可以放进冰箱的。不宜放冰箱的水果：香蕉、菠萝、牛油果、木瓜、芒果、百香果等。

3）需要经过特殊的处理后储存的水果：葡萄、提子、山竹：不仅要放入冰箱低温保鲜，还最好放进塑料袋，将空气排出，防止水果氧化。苹果、木瓜、香蕉：释放乙烯多，会加速其他水果的成熟，应套上塑料袋或与其他水果"隔离"。芒果、榴莲、猕猴桃、百香果、木瓜、柿子：放入冰箱前要催熟，不然冰箱的低温环境会阻碍它们的成熟。香蕉最好不放冰箱，因为易"冻坏"。如一定要短期保存，则可用保鲜膜包裹根部，这样可多存放 3 天；也可将香蕉冲洗一会后擦干，室温下悬挂保存。牛油果果肉暴露在空气中易变黑，保存时不要去核，洒上柠檬汁，用保鲜膜包好，放入冰箱冷藏。百香果可以把果肉挖出来，放进密封盒冷冻储存，此后能做成果汁，也能直接食用。如把柑橘放在小苏打水里浸泡 1 分钟，捞出沥干，密封于塑料袋内，能使存放时间延长。

本章小结

　　介绍常吃蔬菜的营养价值、蔬菜的挑选、清洗和保鲜的具体方法，为了去除蔬菜中的有害物质，提出了正确的清洗和焯水方法，并分析了几种常吃蔬菜的营养价值和保健功能。总结了水果对促进老年人新陈代谢和预防疾病的好处，阐述了多种水果在促进机体新陈代谢、加速组织修复和延缓衰老上的作用。为糖尿病老人提供了各种常吃水果的含糖量，为高尿酸血症／痛风老人推荐低嘌呤蔬菜水果。对患其他若干慢性病老人正确食用水果提出建议。提倡多吃当季的新鲜蔬菜和水果，尽量减少选择购买、食用反季节的蔬菜水果。介绍了常吃蔬菜水果的保鲜、清洗和储存方法。蔬菜水果各有作用，一般无法相互替代。

第**9**章
补充维生素和膳食纤维

为了维持老年机体的健康，延缓衰老，延年益寿，老年人的饮食中各种营养要素必须保持平衡。本章讨论维生素和膳食纤维在老年饮食中的作用及其对衰老的影响。

维生素

维生素是维持身体健康所必需的一类有机化合物。它既不是构成身体组织的原料，也不是能量的来源，而是一类调节物质，在新陈代谢中起重要作用。由于体内不能合成或合成量不足，所以维生素虽然需要量很少，但必须经常通过食物供给。维生素通俗来讲，即是维持生命的物质，故名为"维生素"。它是维持人体生命活动、保持人体健康的重要活性物质。维生素在体内的含量很少，需求量也不高，但是不可缺少。

第一节　维生素的分类、来源和作用

维生素的种类很多，通常将其做如下分类。

一、维生素的分类和功能

维生素一般可分为脂溶性和水溶性两大类。脂溶性维生素不易溶于水，而水溶性维生素易溶于水。

1.脂溶性维生素：如维生素 A、D、E 及 K 等。这类维生素的特点是不溶于水，但可溶于脂肪及有机溶剂，如苯溶液、乙醚、氯仿等。在食物中常与脂类共存，在肠道中脂溶性维生素的摄取与脂类的吸收相关。当人体出现脂类吸收不良时，脂溶性维生素的吸收也大幅减少。吸收后的脂溶性维生素主要储存于肝脏，通过胆汁缓慢排出体外。

2.水溶性维生素：如 B 族维生素、维生素 C 等。它们易溶于水，但不溶于脂肪和有机溶剂，摄入过多可从尿中排出，体内不能储存，也不容易出现因摄入过多产生中毒现象。B 族维生素是一类水溶性小分子化合物，普遍以辅酶的形式广泛参与到各种生理代谢过程中。已知的 B 族维生素主要为：维生素 B_1（硫铵）、B_2（核黄素）、B_3（烟酸）、B_5（泛酸）、B_6（吡哆醇）、B_7（生物素）、B_9（叶酸）和 B_{12}（钴胺素）等。

两类维生素都存在于天然食物中，摄取吸收后参与人体代谢过程的调节、控制，但不参与组织细胞合成，也不提供能量。对于人体的生长发育和正常功能维持都具有重要作用。日常生活中要均衡摄入，避免出现某类维生素缺乏。此外，有些维生素属于必需维生素。所谓必须维生素必须满足以下四个特点：外源性：人体自身不可合成，需要通过食物补充；微量性：人体所需量很少，但是可以发挥巨大作用；调节性：维生素必需能够调节人体新陈代谢或能量转变；特异性：缺乏了某种维生素后，人将呈现特有的病态。根据这四个特点，人体一共需要 13 种必需维生素：脂溶性维生素有 4 种，维生素 A，D，E，K；水溶性维生素有 9 种，维生素 B_1，B_2，B_6，B_{12}，叶酸，泛酸，生物素，烟酸，还有维生素 C。

维生素与碳水化合物、脂肪和蛋白质三大物质不同，在天然食物中仅占极少比例，但又为人体所必需。有些维生素如 B6、K 等能由肠道内的细菌合成，合成量可满足机体的需要。很多维生素是体内新陈代谢过程中必需的辅基或辅酶的组成部分。它是人体营养、生长所必需的，对机体的新陈代谢、生长、发育、健康有极重要作用。如果长期缺乏某种维生素，就会引起生理功能障碍而发生某种疾病。人体犹如一座极为复杂的化工厂，不断地进行着各种复杂的生化反应。其反应与酶的催化作用有密切关系。酶要产生活性，必须有辅酶参加。已知许多维生素是酶的辅酶或者是辅酶的组成分子。因此，维生素是维持和调节机体正常代谢的重要物质。

根据维生素来源的不同，又分为食品维生素和药品维生素，它们的区别在于食品维生素是天然食物中存在的，是用于人体正常的生理需要，起到预防疾病的作用。不同的食物含有的维生素种类和含量是不同的。而药品维生素是通过生物合成加工制成的含有一定剂量的药物，用于某些疾病的治疗。或者当人体患有一些疾病，影响含有维生素食品的摄入时，可以通过药物短期补充。

二、各种维生素的作用特点

维生素 A：帮助人体生长和组织修补，对眼睛保健很重要。它能抵御细菌以免感染，保护上皮组织健康，促进骨骼与牙齿发育。

维生素 B_1：促进碳水化合物的新陈代谢，能维护神经系统健康，稳定食欲，刺激生长以及保持良好的肌肉状况。

维生素 B_2：促进碳水化合物、脂肪与蛋白质的新陈代谢，并有助于形成抗体及红细胞，维持细胞呼吸。

维生素 B_3：包括烟酸和烟酰胺，又称维生素 PP 和尼克酸。在体内烟酸可酰胺化为烟酰胺，烟酸稳定性强、能强健消化系统，有助于皮肤的保健及美容，改善偏头痛、高血压、腹泻、加速血液循环，治疗口疮，消除口臭，减少胆固醇。

维生素 B_5（泛酸）：参与能量转换，可与叶酸、维生素 B_6 一起促进抗体产生，还能缓解疼痛、消除疲劳。

维生素 B_6（吡多醇）：可帮助维持钠、钾的平衡，调节体液，增进神经和骨骼肌肉系统正常功能，是天然的利尿剂。它能将体内的色氨酸转化为 5- 羟色胺，5- 羟色胺是一种神经递质，使人放松身心，减轻压力，促进睡眠。

维生素 B_7（生物素）：生物素是人体内多种酶的辅酶，参与体内的脂肪酸和碳水化合物的代谢；促进蛋白质的合成；还参与维生素 B_{12}、叶酸、泛酸的代谢；促进尿素合成与排泄等。

维生素 B_9（叶酸）：又名维生素 M。叶酸是细胞生长繁殖的必需物质，详见维生素 M。

维生素 B_{12}（钴胺素）：制造及更新体内的红细胞，可防止贫血，有助于儿童的发育成长，保持健康的神经系统，减轻过敏症状，增进记忆力。

维生素 C：能治牙龈出血，加速手术后恢复，降低血中胆固醇，预防病毒及细菌的感染，预防癌症和血栓产生，防治感冒，预防过敏症。

维生素 D：有很多种，以 D_2、D_3 最重要，一般统称其为维生素 D。D_2 来源于植物性食物（如蘑菇等），D_3 来源于动物性食物（如鱼、牛肉、鸡蛋等），这是外源性维生素 D。内源性维生素 D 是通过阳光照射，由皮肤中的 7- 脱氢胆固醇转化而来。维生素 D 可以促使人体对钙及磷的吸收利用，使骨骼及牙齿更加坚固。提高免疫力，增强吸收维生素 A 的能力。它可以帮助我们调节神经系统的功能，调节褪黑素的分泌，褪黑素是一种调节生物钟的激素，从而达到有利睡眠的作用。维生素 D 还能调节机体免疫功能。

维生素 E：延缓细胞衰老，增强耐力，配合维生素 A 可保护肺部不受空气污染，预防及溶解血栓，消防疲劳，加速烫伤康复，预防伤疤。帮助机体维持正常生育功能，防止早产及流产。还起到美容养颜、延缓衰老的作用。美国加州大学的研究发现，通过在细胞培养液中添加适量的维生素 E，可以使细胞死亡期限延长两倍以上。

维生素 F：它能防止胆固醇在动脉中凝结、沉淀，对于危害人体的 X 射线提供保护作用，协助内分泌腺的正常功能，促进发育，有助钙吸收，并有一定的减肥功效。

维生素 H：即生物素，它能帮助脂肪、氨基酸及碳水化合物的代谢。促进汗腺、神经组织、骨髓、男性性腺、皮肤及毛发的正常运作和生长，减轻湿疹、皮炎症状。预防白发及脱发，有助于治疗秃顶；缓和肌肉疼痛。

维生素 K：能防止人体内出血及外出血，使血液适时凝结，有助凝血酶原形成。

维生素 M：目前我国一般称其为叶酸。它是一种水溶性维生素，因植物绿叶中含量十分丰富而得名，也称其为维生素 B9，是 B 族维生素的一种。，叶酸与出生缺陷、心血管疾病、肿瘤、老年痴呆等有着密切关系，研究表明，我国老年人脑梗发病率持续升高与饮食中叶酸摄入量不足有关。美国自 1998 年开始，就全面强调饮食中补充叶酸，故其脑梗发病率持续下降。图 9-1 总结了叶酸的来源、正常摄入量及其对机体的影响。但是，在此必须提醒大家，叶酸不能盲目补充，据复旦大学发表在"自然"杂志子刊的研究表明，摄入过量叶酸，可能促进肝细胞癌变，诱发肝癌。

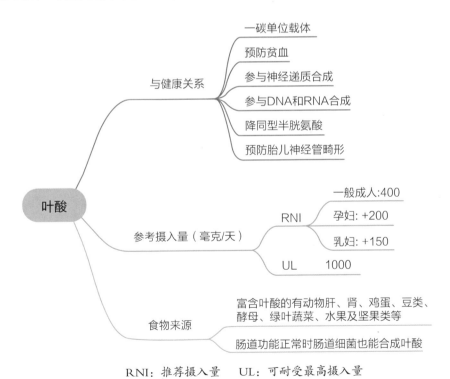

RNI：推荐摄入量　　UL：可耐受最高摄入量

图 9-1　叶酸的来源、正常摄入量及其对机体的影响（引自"知乎·营养师"）

维生素 P：又名芦丁，它是一种天然的黄酮苷，广泛存在于植物中。它具有抗自由基作用，能够清除细胞产生的活性氧自由基，保护生物膜及亚细胞结构的完整性。同时它有抗脂质过氧化作用、抗血小板活化因子作用和抗过敏、抗病毒等功效。此外，它还能增强微血管组织，预防及治疗牙龈出血，增强维生素 C 的效力，增强人体对细菌感染的抵抗力，治疗内耳疾病所造成的水肿及眩晕。

维生素 T：促使血液凝固，有助于人体制造血小板，可治疗贫血及血友病，对治疗记忆力减退、增进记忆有明显功效。

维生素 U：以利于消化道溃疡的治疗，增进伤口愈合，对治疗十二指肠溃疡有显著效果。曾经有报道卷心菜里富含维生素 U。

现将常见的几种维生素的功能、来源列如下表 9-1：

表 9-1　几种最常见维生素的功能及食物来源

维生素的种类	功能	缺乏时的症状	食物来源
维生素 A	促进人体正常发育，增强抵抗力，维持人体正常的视觉	皮肤干燥、夜盲症（夜晚看不见东西）、干眼症等	肝脏、鱼肝油、胡萝卜、玉米等
维生素 B_1	维持人体正常的新陈代谢和神经系统的正常生理功能	易患脚气病、神经炎、消化不良、食欲缺乏等。	牛肉、肾、谷类种皮、豆类
维生素 C	维持正常的新陈代谢，维持骨骼、肌肉和血管的正常生理作用，增强抵抗力	易患坏血病（皮下、牙龈的血管出血）、抵抗力下降	水果、蔬菜
维生素 D	促进钙、磷吸收和骨骼发育	佝偻病（如鸡胸、X 形或 O 形腿等）、骨质疏松症	肝脏、鸡蛋、鱼肝油

第二节　食物中的维生素及其补充

一、老年人摄取维生素的来源

老年人的一日三餐是获得维生素的主要来源。日常普通的饮食中富含维生素的主要食物是谷类食物，比如大米、小米、燕麦、荞麦等；蔬菜类食物如菠菜、韭菜、芹菜、冬瓜、黄瓜、苦瓜等；水果类食物橘子、柠檬、柚子、桃、苹果、梨等；蛋类食物如鸡蛋、鸭蛋、鹅蛋、鹌鹑蛋等。

不同食物富含的维生素种类不一（图9-2）。具体地说，富含各种特殊维生素的食物如下：

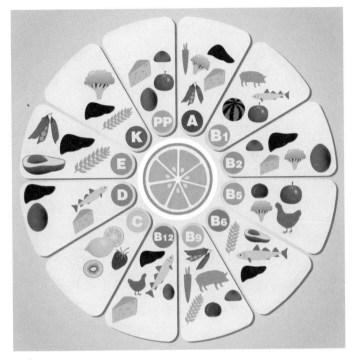

图9-2　几种常见维生素在食物中的分布（引自"百度"）

1. 富含维生素A的食物：动物肝脏，奶与奶制品及禽蛋，绿叶菜类、黄色菜类及水果等。胡萝卜、西红柿、鸡蛋、奶酪、黄油等都富含维生素A。多吃鱼肝油可以补充维生素A。水果主要包括西红柿、葡萄、猕猴桃、芒果、枇杷、樱桃、梨、西瓜等。蔬菜主要包括南瓜、韭菜、黄瓜、菠菜、马齿苋、大白菜、胡萝卜等。其次，绿豆、动物内脏、蛋类、牛奶以及乳制品、鱼类、海产品等，它们也都含有丰富的维生素A。

2. 富含B族维生素的食物：B族维生素主要包括维生素B_1、B_2、烟酸、泛酸、维生素B_6、叶酸、生物素、维生素B_{12}等。具体的食物来源是：

1）富含维生素 B_1 的食物主要包括动物的内脏，像肝脏、心脏、肾脏，还有肉类、豆类、全谷、坚果等；谷物皮、豆类、坚果类、胚芽、米糠中均存在丰富维生素 B_1。

2）富含维生素 B_2 的食物包括动物性食物，比如动物的内脏、蛋黄、乳类、豆类及某些蔬菜，如油菜、菠菜等绿叶蔬菜都能提供维生素 B_2。

3）富含维生素 B_5 的食物：动植物中普遍存在，特别如牛肉、猪肉、蛋类、动物内脏、没有精加工的谷类食品、豆类、坚果、蘑菇、绿叶蔬菜等食物中含量丰富。

4）富含维生素 B_6 的食物：肉类食物如牛肉、鸡肉、鱼肉和动物内脏等，全谷物食物如燕麦等，豆类如豌豆等，坚果类如花生、胡桃等。维生素 B6 含量最高的是白色肉类（如鸡肉和鱼肉）。

5）生物素即维生素 H 它主要来自糙米、小麦、草莓、柚子、葡萄、啤酒、肝、蛋、瘦肉、乳品等食物。

6）富含维生素 B_9（叶酸）的食物：豌豆、茴香以及卷心菜、茼蒿等绿叶菜。

7）富含维生素 B_{12} 的食物：肉类食物中富含维生素 B_{12}。主要来源为肉类、贝壳类及蛋类。植物性食品中基本不含维生素 B_{12}。所以老年饮食一定要荤素搭配。

3. 富含维生素 C 的食物：维生素 C 为水溶性，广泛存在于果蔬类食物中。肉鱼禽类食物及腌制食物中都缺乏维生素 C，且高温久煮时易被破坏。各种水果大多富含维生素 C。苹果中的维生素 C 对心血管有保护作用，是心脏病患者的健康元素。猕猴桃是水果中的维生素 C 之王。橘子和柚子中也含有大量的维生素 C，它能降低血液中的胆固醇，但是高血压患者在服用降压药期间柚子不宜多吃。蔬菜与水果一样，很多蔬菜均富含维生素 C，如红薯除了维生素 A 的含量接近于胡萝卜外，维生素 C 的含量也很丰富，常吃红薯能够降低胆固醇，减少皮下脂肪，是一种对身体健康有益的食物。蔬菜与水果一样富含维生素 C。蔬菜中辣椒富含维生素 C，是很好的补充维生素 C 的食物。西红柿内维生素 C 含量较高，介于水果和蔬菜之间。南瓜含有人体所需的氨基酸，也含有很多维生素 C，有益健康。芹菜维生素 C 的含量很高，能够防癌、防辐射。胡萝卜除含丰富的维生素 A 外，也含丰富的维生素 C，有抑制脂褐素形成的作用。值得注意的是维生素 C 暴露于空气中易于氧化，故蔬菜水果应该选择新鲜的食用。维生素 C 在高温下和长时间放在铜质容器或餐具中也易被破坏。

4. 富含维生素 D 的食物：首选者为动物肝脏及瘦肉类。如猪肝、鸡肝、瘦猪肉、瘦羊肉、瘦牛肉等均富含维生素 D；蛋类食物中也含有丰富的维生素 D，如鸡蛋、鸭蛋、鹅蛋、鹌鹑蛋等。此外，深海鱼中维生素 D 的含量十分丰富，如金枪鱼、三文鱼、黄花鱼、龙利鱼等；其次是谷物及奶类食物如玉米、糯米、大麦以及奶类食物，如牛奶、酸奶、奶酪等，都含有丰富的维生素 D；适量食用香菇及鱼肝油也可补充维生素 D。

维生素 D 的来源与其他营养素略有不同，除了食物来源之外，还可通过多晒太阳，促进自身合成维生素 D。因为太阳光中的紫外线刺激皮肤，将皮下储存的 7- 脱氢胆固醇转化为维生素 D3，这是人体维生素 D 的一个重要来源。口服维生素 D 的时间，可以早上起身后吃，模拟阳光合成维生素 D 的方式，使它符合昼夜节律，第二个合适的时间是随餐服用，与高脂肪的食物搭配吃，如鸡蛋、酸奶等，以利于更好地被吸收利用。维生素 D 不适合晚上吃，因为它干扰褪黑素分泌，会影响睡眠。

5. 富含维生素 E 的食物：主要是一些干果、蔬菜、水果。比如黑芝麻、核桃仁、花生油、腰果、开心果、榛子、瓜子仁等坚果含有丰富的维生素 E。其次是豆制品，比如黄豆、黑豆、红豆等维生素 E 含量比较高。此外，维生素 E 比较丰富的食物还很多，蔬菜中有白菜、菠菜、上海青、生菜、西兰花、茄子等。水果中如榴莲、芒果、樱桃、葡萄、猕猴桃等。老年人不宜多吃的奶油蛋糕也富含维生素 E。

6. 维生素 pp 含量较多的食物有肝、肾、瘦畜肉、鱼以及坚果类等。乳、蛋含维生素 pp 不多，但是其所含的色氨酸能够转化为维生素 pp。玉米虽然含有丰富的维生素 pp，但是不容易被人体吸收和利用。

表 9-2　各种维生素含量高的食物

维生素种类	高维生素含量食物
维生素 A	动物肝脏、鱼肝油、蛋黄、奶油等
维生素 B_1	豆类、糙米、牛奶、家禽等
维生素 B_2	动物肝脏、瘦肉、蛋类、奶类等
维生素 B_3（烟酸）	肉类、鱼类、全麦产品等
维生素 B_5（泛酸）	肉类、蛋类、全谷类等
维生素 B_6	禽肉类、鱼类、豆类等
维生素 B_7（生物素）	蛋黄、花生、牛奶等
维生素 B_9（叶酸）	绿叶蔬菜、豆类、橙汁等
维生素 B_{12}	肉类、鱼类、蛋类、奶制品等
维生素 C	柑橘类水果、草莓、辣椒、绿叶蔬菜等
维生素 D	鱼肝油、蛋黄、牛奶等
维生素 E	坚果、橄榄油等
维生素 K	绿叶蔬菜、动物肝脏等

二、老年人如何补充维生素

维生素是人体不可缺少的元素，一般情况下，只要消化吸收功能正常，正常进食，健康人不会出现维生素缺乏的，不必另行补充。但由于老年人身体的特殊性，衰老过程中容易发生消化吸收障碍以及伴有各种慢性病，特别是代谢障碍性疾病（如糖尿病等），再加上老年饮食上的缺陷，有时需要有额外的维生素适量补充，这种补充既可以通过食物，也可以通过药物（维生素片剂）。但是用量不能过多。

日常生活中坚持科学合理的平衡饮食是老年人补充必需维生素的主要方法和途径。以维生素 C 为例，只有下述老人才需要额外补充维生素：长期吸烟和饮酒、大手术、心肌梗死等原因引起维生素 C 缺乏，表现为牙龈出血，牙齿松动等。德国学者的一项研究显示，维生素 C 能保护血管内皮细胞，通过减少血管内皮细胞死亡而有益于充血性心衰病人。美国《循环》杂志报道，适量补充维生素 C 可以预防动脉硬化，尤其是患有高血压的男性或体重过重的人。如果血液中维生素 C 含量偏低，患中风的概率更高。再以维生素 D 为例，老年人因肝肾功能不良，调节钙磷代谢功能明显降低，易患维生素 D 缺乏症，故老年人需适量补充维生素 D，多晒太阳是重要方法之一。此外，老年性白内障、更年期综合征患者应适当补充维生素 E 和 B_2，糖尿病患者服用维生素 E 可以减少患心脏病和中风的危险，富含抗氧化作用的维生素 C 和 E 的饮食有助于预防高血压。对于血液不易凝固或出现老年性紫癜等有凝血障碍的病人补充维生素 K 是必要的。发生老年瘙痒症时建议服用维生素 A、E、B_1、B_2、B_6 及谷维素等。但是肾功能较差的人不宜多服维生素 C，长期超剂量使用维生素 C 可引起胃酸增多，胃液反流，甚至导致泌尿系结石。长期服用维生素 E 易增强血小板聚集，形成血栓，过量服用还可引起出血，加重高血压、糖尿病或心绞痛，甚至可致乳腺癌。维生素 D 过量可致高钙血症，引起厌食、呕吐、蛋白尿、血尿等，严重的可致肾功能衰竭。还有研究证明，从日常膳食中适当补充叶酸，能降低肠癌发生风险。《美国临床营养学杂志》的论文分析了 7000 多人通过日常膳食摄入叶酸（维生素 B9）的数据，结果表明，在每天摄入量为 400 微克叶酸的正常基础上，如每天再增加 260 微克摄入，则患直肠癌（包括部分结肠癌）的风险降低 7%。因此应该鼓励老年人饮食多样化，常吃富含叶酸的绿叶蔬菜、水果、全谷物、和豆类。

维生素的补充虽然和蔬菜有密切关系，但是维生素与蔬菜之间不能相互替代。蔬菜里除了维生素外还含有矿物质、微量元素、碳水化合物、纤维素等非维生素类营养成分，营养更全面。因此，想用维生素制剂代替蔬菜是错误的。反之，在需要额外补充维生素的老人中，蔬菜也不能完全代替维生素制剂。例如维生素 C，不是所有的蔬菜都富含维生素 C，水溶性维生素 C 在洗菜时容易丢失，在烹调时温度过高或加热时间过长会大量破坏，维生素 C 还容易在空气中氧化。

总之，老年人体内需要的维生素，日常饮食中很多普通食物（如水果）都可以补充（图 9-3），只要老年人注意营养摄入的均衡。英国牛津大学对 2 万多名心血管病和肿瘤患者进行了 5 年随访，结果发现补充维生素 E、C 和胡萝卜素对上述疾病无明显影响，美国心脏病学会也指出，一般情况下，如消化吸收功能正常，只要能正常进食，就不会有维生素缺乏，不必额外补充。但是必须提醒大家，为了从日常饮食中摄取机体必需的维生素，老年人一定要采取"平衡饮食"，尽量选择维生素丰富的食材，食物品种要多样化，避免食物加工中维生素的流失。为此，建议：

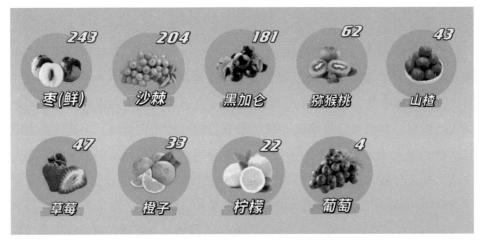

图 9-3　常吃水果中维生素 C 含量
（图中的数字为毫克 /100 克可食部分，引自"百度"）

1. 蔬菜储存、清洗、烹饪过程中维生素会大量损失。各种烹调方法和食物的储存方法都有可能导致维生素损失。据测定，菠菜在 20℃时放置一天，维生素 C 损失达 84%；做蔬菜饺子馅时如把菜汁挤掉，维生素会损失 70% 以上；炒菜时，若炒后再焖，菜里的维生素 C、B$_1$ 将损失 59%。维生素 C 是水溶性的，除了应该防止在洗菜时流失外，还应注意烹调时温度过高或加热时间过长，维生素 C 会被流失、破坏和氧化，蔬菜、水果存放的时间越长，维生素 C 受到的损失就越大，所以要吃新鲜的。

2. 不是所有的蔬菜都富含维生素 C。除非你精心选择绿色、红色、紫色的蔬菜和水果，包括各种深绿色蔬菜、辣椒、西红柿、菜花、苦瓜以及柑橘、红果、草莓、橙子、猕猴桃和酸枣等，并且每天能吃一定量的多种蔬菜和水果，一周内轮流吃各种不同的蔬菜水果。否则就比较难满足人体每天维生素最低需要量。

当完全依赖食物无法达到一定剂量的维生素的保健作用时，用食物之外的营养补充剂来补充人体缺乏的维生素是有必要的，对老年人尤其重要。维生素的补充也不单是"缺啥补啥"，每一种维生素、矿物质都有自己特定的作用，而且人体对营养元素的吸收利用也讲究一定的协同作用，只有全面地补充维生素、矿物质才能促进各种营养元素之间的充分吸收，对体内多余的有害元素进行排除。而且补充维生素最好在饭后服用。吃脂溶性维生素如维生素 A、D、E 的同时，还应多吃一些荤菜。而且千万不能因为补充了维生素而忽略了正常蔬菜水果的摄入，蔬菜水果中的维生素是按照一定比例存在的天然成分，同时还有一些虽然不是维生素但对人体的作用与维生素类似的天然物质如生物类黄酮、叶绿素等，它对健康有一定的作用。总之，人用餐的过程本身就是一个积极调节人体各个机能的过程。

如何正确地服用维生素？这里提供一些建议：水溶性维生素（B、C）可以随时服用，早上起床后喝水时吃可以帮助您养成定时服用的好习惯。当然，例如 B 族维生素可以在两餐之间补充，也可在汤水比较多的正餐时随餐服用，因为它是水溶性的，所以只要有大量的水就会很好吸收。脂溶性维生素（维生素 A、D、E、K），如维生素 D 可以随餐吃，也可以在喝低脂奶、全脂奶、酸奶时服用，只要有少量的脂肪，维生素 D 就会很好地吸收。如果您正在服用他汀类药物、甲状腺素、抗生素或钙制剂等，那么为了防止药物交叉反应，避免影响药物吸收，最好在吃药后半小时左右再服用维生素较妥。

多种维生素 / 矿物质补充剂（Multivitamin/Multimineral supplement）简称它为多维片。主要功能是补充多种维生素、微量元素和矿物质，老年人选择服用可弥补饮食中可能存在的营养缺陷，增强机体抵抗力和预防疾病能力。它是含有维生素及矿物质的复方制剂，所以可补充微量元素，并为机体提供丰富的维生素和钙以及铁、磷、镁等矿物质，补充人体所需的多种营养。多维片对老年人身体和精神都有一定帮助，能够为衰老的机体补充多种维生素和矿物质，维持机体正常生理活动，促进新陈代谢，同时还能增强机体免疫防御功能，减少患病的次数，对维持老年人的身体健康有一定的作用，特别在一些烈性传染病大流行期间，或患病后的恢复期，适当补充更为必要。但选择时要注意，不同人群需要补充的营养物质不完全一样，补充时应该根据不同性别、不同年龄的人群的饮食结构和生活习惯特点进行搭配。为了给不同人群打造专属营养配方，多维片有男士多维片、女士多维片、老人多维片和孕妇多维片等多款产品，大家可以根据自己的需求有的放矢地挑选，这样才能达到针对性补充营养的效果，更好地维护人体健康，达到延缓衰老的目的。

第三节　老年人的维生素缺乏

由于饮食习惯和生活习惯的不同，或因消化吸收不良等疾病的原因，老年人会发生维生素缺乏。但是各人缺乏的维生素种类并不一样，缺乏不同的维生素的表现也不相同，体内各个不同的组织器官的维生素的需求也不一样（图9-4）。因此老年人维生素缺乏应该根据其饮食情况、疾病原因、组织器官出现的变化以及各种临床表现综合判断。

老年人发生维生素缺乏的主要原因：

1. 食物供应严重不足，摄入不足；如：食物单一、进食量少，偏食，食材储存不当、烹饪破坏等。例如维生素C、叶酸受热损失等。

2. 吸收利用降低；如消化系统疾病或摄入脂肪量过少从而影响脂溶性维生素的吸收。

3. 维生素需要量相对增高；如手术和大病后恢复期的老人。

4. 不合理使用抗生素会导致对维生素的需要量增加。

老年人缺乏维生素时常见表现及其食物补充方法见图9-4和表9-3。

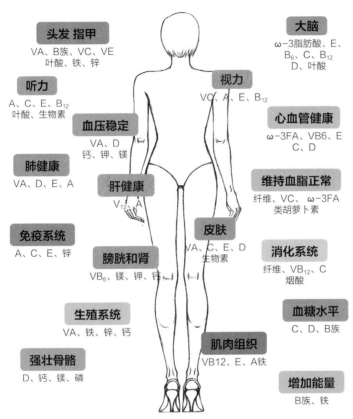

图 9-4　人体各个组织器官所需维生素及矿物质图（引自"骨科医生李晨"）
ω-3FA：Omega-3 脂肪酸　V 维生素

表 9-3　维生素的功能、来源和缺乏引起的病症

名称	主要生理功能	来源	缺乏症
维生素 A（抗干眼病维生素，视黄醇）	1. 构成视紫红质 2. 维持上皮组织结构健全与完整 3. 参与糖蛋白合成 4. 促进生长发育，增强机体免疫力	肝、蛋黄、鱼肝油、奶汁、绿叶蔬菜、胡萝卜、玉米等	夜盲症 干眼病 皮肤干燥
维生素 D（抗佝偻病维生素，钙化醇）	1. 调节钙、磷代谢，促进钙、磷吸收 2. 促进成骨作用	鱼肝油、肝、蛋黄、曝光照射皮肤可制造 D_2	儿童：佝偻病 成人：软骨病
维生素 E（抗不育维生素，生育酚）	1. 抗氧化作用，保护生物膜 2. 与动物生殖功能有关 3. 促进血红素合成	植物油、莴苣、豆类及蔬菜	人类未发现缺乏症，临床用于习惯性流产

名称	主要生理功能	来源	缺乏症
维生素 K（凝血维生素）	与肝脏合成凝血因子 II、VI、IX 和 X 有关	肝、鱼、肉、苜蓿、菠菜等，肠道细菌可以合成	偶见于新生儿及胆管阻塞患者，表现为凝血时间延长或血块回缩不良
维生素 B_2（硫胺素，抗脚气病维生素）	1. α-酮酸氧化脱羧酶的辅酶 2. 抑制胆碱酯酶活性	酵母、豆、瘦肉、谷类外皮及胚芽	脚气病、多发性神经炎
维生素 PP（烟酸，烟酰胺，抗癞皮病维生素）	构成脱氢酶辅酶成分，参与生物氧化体系	肉、酵母、谷类及花生等，人体可自色氨酸合成一部分	癞皮病
维生素 B_2（核黄素）	构成黄酶的辅基成分，参与生物氧化体系	酵母、蛋黄、绿叶蔬菜等	口角炎、舌炎、唇炎、阴囊皮炎等
泛酸	构成 CoA 的成分，参与体内酰基转移作用	动植物细胞中均含有	人类未发现缺乏症
维生素 B_6（吡哆醇、吡哆醛、吡哆胺）	1. 参与氨基酸的转氨作用，脱羧作用 2. 氨基酸消旋等作用	米糠、大豆、蛋黄、肉、鱼、酵母，肠道菌可合成	人类未发现典型缺乏症
维生素 B_{12}（钴胺素）	1. 参与分子内重排 2. 甲基转移 3. 促进 DNA 合成 4. 促进血细胞成熟	肝、肉、鱼，肠道菌可合成	巨幼红细胞性贫血
生物素（维生素 H）	构成羧化酶的辅酶参与 CO_2 的固定	肝、肾、酵母、蔬菜、谷类等，肠道菌可合成	人类未发现缺乏症
叶酸	以 FH_4 辅酶的形式参与一碳基团的转移与蛋白质、核酸合成，与红细胞、白细胞成熟有关	肝、酵母、绿叶蔬菜等，肠道菌可合成	巨幼红细胞性贫血
硫辛酸	转酰基作用	肝、酵母等	人类未发现缺乏症
维生素 C（抗坏血酸）	1. 参与体内羟化反应 2. 参与氧化还原反应 3. 促进铁吸收 4. 解毒作用 5. 改善变态反应，提高免疫力	新鲜水果、蔬菜，特别是柑橘、番茄、鲜枣含量较高	坏血病

表 9-4　维生素、矿物质缺乏的可能临床表现及相应食物补充

临床表现	可能缺乏的 维生素、矿物质	适合补充的食物
脚踝浮肿 精神差，爱打盹	缺钾	香蕉、紫菜、豆腐皮、煮毛豆、松子、榛子、西瓜子、土豆、绿茶
牙齿不牢固 一部分抽筋 腰酸背痛等骨质疏松病症 没有食欲，味觉减弱	缺钙	牛奶等奶类、奶制品、大豆、豆腐、豆腐皮（卷）、油豆腐、胡萝卜缨、黄花菜、荠菜、萝卜缨、苋菜、茴香、小油菜、芥蓝、芝麻酱
免疫力降低 生长缓慢 记忆力下降 易恐，暴躁	缺锌	牛肉、羊肉、鱼类、动物肝、面筋、青菜、核桃、葵花籽仁
皮肤暗黄无光泽 指甲苍白、凹陷 指甲有白线	缺铁	羊肝、猪肝、鸭肝、猪血、牛羊猪肉、鸡蛋、坚果、深绿色蔬菜、鲜桃
眼干涩 胃不适	缺维生素 A	羊肝、牛肝、鸡肝、鹅肝、猪肝、鸭肝、鸭蛋黄、鹅蛋黄、枸杞
喜怒无常、心情不好	缺维生素 B2	香菇（干）、木耳、花生、芝麻、杏仁、猪肝、羊肾、羊肝、冬菇、松蘑、牛肝
伤口不易愈合，虚弱 牙龈出血 抑郁不安 全身慢性疼痛	缺维生素 C	刺梨（木梨子）、酸枣、鲜枣、沙棘、无核蜜枣、白萝卜缨、芥蓝、芥菜
肌肉容易疲劳 抑郁	缺维生素 D	鲑鱼（三文鱼）、沙丁鱼、鸡蛋、牛奶
老出虚汗	缺维生素 D、钙、铁	鲑鱼（三文鱼）、沙丁鱼、鸡蛋、牛奶等奶类、奶制品、大豆及豆制品、牛羊猪肉等红肉
口腔溃疡，舌头红肿，口臭	缺维生素 B6	酵母粉、肝脏、全谷类（特别是小麦）、肉、鱼、蛋、豆类、花生
贫血，手脚发凉	缺维生素 B6、铁、叶酸	肝脏、全谷类、牛羊猪肉等红肉、鸡蛋、豆类、花生

续表

临床表现	可能缺乏的维生素、矿物质	适合补充的食物
易疲劳，精神差	缺维生素 B_1、B_2、B_6	全谷类、全麦面包、葵花籽仁、生花生仁、黑芝麻、香菇（干）、木耳、杏仁、肝脏、肉、鱼、蛋、豆类、花生
头发枯黄，开叉 老年斑	缺维生素 E	黑芝麻、葵花籽仁、核桃干、豆豉、腐竹、松子、千张、黄豆、红豆
出现色斑，皱纹多	缺维生素 A、C、E、硒	动物内脏、海产品、鱼、蛋、肉、粮食、牛奶、葱、蒜、蔬菜、水果、芝麻
反应迟钝 耳鸣 行动易失平衡 手指及脚趾酸痛	缺 B_{12}	藕粉、动物肝脏、肾脏、牛肉、猪肉、鸡肉、鱼类、蛤类、蛋、牛奶、乳酪、乳制品

膳食纤维

膳食纤维是指食物中不被人体胃肠消化酶所分解的、不可消化成分的总和。一般采用从天然食物（魔芋、燕麦、荞麦、苹果、仙人掌、胡萝卜等）中提取的多种类型的高纯度的纤维。当今已扩展到包括许多改良的植物纤维素、胶浆、果胶、藻类多糖等。近年来胚芽米加工技术的成熟，使胚芽米保留大量的膳食纤维，人们在日常三餐中就能得到膳食纤维的合理补充。蔬菜中也含有丰富的膳食纤维。此外，含大量膳食纤维的食物有粗粮、麸子、蔬菜、豆类等。目前国内的膳食纤维食品，多是用米糠、麸皮、麦糟、甜菜屑、南瓜、玉米皮及海藻类植物等制成的。鸡、鸭、鱼、肉、蛋等含膳食纤维比较少。

近年来的研究发现，如果日常饮食中缺少膳食纤维，则容易患肠癌。因此世界各地掀起了一股研制和开发食用膳食纤维的热潮，以致使富含膳食纤维的食品像维生素一样成为广泛流行的保健食品，并将它列为与糖、蛋白质、脂肪、水、矿物质和维生素类似的"营养素"。

与老年人日常饮食密切相关的富含膳食纤维的食物有麦麸、玉米、糙米、大豆、燕麦、荞麦、茭白、芹菜、苦瓜、水果等。实验研究表明，蔬菜纤维比谷物纤维对人体更为有利。下面这些含膳食纤维丰富的食物，建议老年人经常轮流吃：

1. 富含膳食纤维的蔬菜瓜果

1）叶菜：如韭菜、芹菜、油麦菜、白菜等。

2）柑橘类水果：如柠檬、柚子、橙子等，果肉中含有丰富的膳食纤维。

3）瓜茄类：如黄瓜、丝瓜、茄子、西红柿等，有丰富的膳食纤维。

4）香蕉、苹果、葡萄，李子这些水果的果肉富含膳食纤维。

2. 富含膳食纤维的谷物类

1）燕麦：燕麦是公认的"高纤维"食材。价格低廉。燕麦不仅能当早餐，如果把它做成燕麦核桃粥，燕麦红枣糕，酸奶燕麦杯等佳肴，那都是具有养生意义的美食。

2）小麦：它的营养价值比部分主粮高出许多。它富含膳食纤维。平时老年人常吃的包子，馒头，蛋卷，煎饺等美食，都缺不了小麦的参与。小麦最简单的吃法就是熬粥，而且在材料配备上，也可以根据自己的喜好随心所欲的搭配。

3）红薯：红薯是饮食中的高纤维食物，而且其综合营养价值颇高，是一种既饱腹又补益身体的食材。红薯的茎块可以生吃、熟食，而且它还能做红薯粉、红薯花生糊、红薯粉条、拔丝红薯等美味。

4）木耳：木耳的种类比较丰富，最常见的就是黑木耳和白木耳（银耳）。不仅容易储存，而且营养丰富。具有高膳食纤维的特性，非常适合中老年人家常食用。老年人喜欢的黑木耳炒山药，银耳莲子羹，凉拌双耳等等美食，其补益效果非常不错。

第四节　膳食纤维的功能及其对衰老和疾病的影响

膳食纤维，有人把它归属于碳水化合物，也有的单独作为第七大营养素来定义，但实质上，膳食纤维确实是碳水化合物中的一类非淀粉多糖。主要成分来自植物细胞壁的成分，比如纤维素、半纤维素、果胶、木质素等。它与人体的健康密切相关。

一、膳食纤维的分类

膳食纤维与蔗糖、淀粉不一样，很难被人体消化吸收，所以在碳水化合物中就显现出与众不同的一面，恰巧这一面对缓解便秘、增加饱腹感、降低消化率、预防肥胖、延缓餐后血糖升高以及降血脂、预防癌症等都有一定的益处。常见者如秋葵、黑米等（图9-5）。因此有人根据它在体内起的作用戏称其为"肠道的清洁工"。

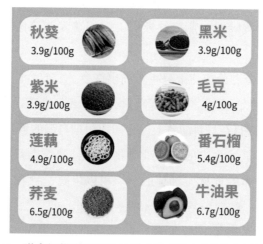

图9-5　膳食纤维含量高的几种食物（引自"养生经验达人"）

根据膳食纤维的溶解度，一般可分为可溶性膳食纤维和不可溶性膳食纤维，简单的理解可溶性膳食纤维就是在小肠内能溶解的，比较亲水、吸水膨胀，并且能被大肠中的微生物酵解的一类纤维，故也称之为水溶性膳食纤维，常存在于植物细胞液和细胞间质中，比如果胶、植物胶等；而那些不溶的，不被大肠中微生物酵解的部分就是不可溶性膳食纤维素或称其为非水溶性膳食纤维。

不溶性膳食纤维：这种纤维不溶于水，可以增加粪便的体积，促进排便。主要存在于谷物、坚果和蔬菜中（图9-6）。

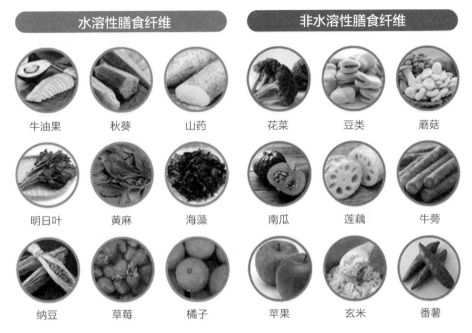

图 9-6　富含水溶性和不溶性膳食纤维的常用食材（引自"搜狐"）

可溶性膳食纤维：这种纤维可以溶解在水中，形成胶状物质，有助于调节血糖水平和降低胆固醇。主要存在于燕麦、豆类、水果和蔬菜中（图 9-6）。

可溶性膳食纤维，在胃里会和胃液以及食物充分混合，吸水膨胀，它不会被消化，只能慢慢地被消化液稀释后经胃肠蠕动，一点一点地排出，由此可以减缓胃排空速度，让人有一种饱腹感，从而有利于减肥。另外，可溶性膳食纤维进入肠道后形成的胶质还能减缓小肠对糖的吸收速度，进而减缓血糖上升速度。还可以阻止食物中的脂肪、胆固醇吸收，以此起到降血脂、降胆固醇的作用。

不溶性膳食纤维，进入肠道。能锁住一部分水分，不让肠道将其马上吸干，所以，作用在于促进肠道蠕动，加快食物在胃肠道内的移动，增加粪便的重量，缩短粪便在大肠内的停留时间，以此来缓解便秘。

但是无论是可溶性膳食纤维还是不可溶膳食纤维，最终酵解后，都会产生短链脂肪酸如乙酯酸、丙酯酸和丁酯酸，均可作为肠道细胞和细菌的能量来源，起到维护肠道健康的作用。在降低胆固醇水平方面，可溶性膳食纤维比不溶性膳食纤维的作用更强。所以，重要的是每天都要足量食用。单靠蔬菜水果获取有时是不够的，以蔬菜为例，每 100 克菠菜含有膳食纤维仅 1.7 克左右，100 克白菜含膳食纤维 0.9 克左右，水果也类似，所以要满足每人每天20～30 克的膳食纤维的补充，全谷粒和麸皮才是我们获取膳食纤维的主要来源，建议每天全谷物、粗杂粮包括杂豆类食物的食用量 50～150 克。此外，蔬菜的摄入量每天 300～500 克，水果 200～350 克，坚果的摄入量 10 克 / 天，或每周 50 克。

二、膳食纤维对人体的作用

膳食纤维摄入后，在体内具有如下的作用：

1. 吸水膨胀、增加饱腹感，进而能够避免过多食物的摄入，在预防超重、肥胖方面的功效非常明显；

2. 能够机械性刺激肠道蠕动，进而能够促进大便排出，预防和缓解便秘方面的功效明显；

3. 能够为肠道的益生菌提供充足的食物，进而能够维持肠道的菌群，提高机体免疫力。人体大约 70% 的抵抗力来自肠道，因此我们应该注意肠道细菌的健康，从食物中摄入各种膳食纤维为肠道细菌提供良好的食品。

4. 能够延缓碳水化合物的吸收速度，进而控制血糖升高。

正因为膳食纤维素具有吸水膨胀、持水能力、胶体形成、离子交换、改善胃肠微生物菌落和产热低等多种对人体有益的功能，起着"肠道清洁工"的作用。由于膳食纤维具有上述这些作用，因此使它拥有如下功能，并对疾病产生一系列有利的影响：

1. 改善便秘：膳食纤维具有很强的持水能力，其吸水率高达 10 倍。吸水后使肠内容物体积增大，大便变松变软，刺激肠黏膜，使肠胃蠕动加快，润肠通便，预防便秘和痔疮。

2. 防治糖尿病：膳食纤维可提高胰岛素受体的敏感性，提高胰岛素的利用率；它能包裹食物的糖分，使其逐渐被吸收，平衡餐后血糖，从而达到调节糖尿病患者的血糖水平，有一定的防治糖尿病作用。用不溶性膳食纤维治疗糖尿病已有许多报道，研究证明，可溶性膳食纤维在降低餐后血糖、胰岛素、胆固醇浓度方面比不溶性纤维要好。由于膳食纤维可以增加胃肠通过时间，且吸水后体积增加并有一定黏度，延缓了葡萄糖的吸收，有助于改善糖耐量。过去糖尿病病人保健食品大多是不溶性膳食纤维多，而现在可溶性膳食纤维的应用，必将进一步改善糖尿病病人的食品风味和治疗效果。甚至有人认为糖尿病的起因与食物中膳食纤维含量太少有关。含有大量膳食纤维的食品，给人体提供的能量很少，纤维中的果胶可延长食物在肠内的停留时间，降低葡萄糖的吸收速度，使进餐后血糖不会急剧上升，有利于糖尿病病情的改善；同时，高纤维食品可降低生理范围内的胰岛素的分泌，降低食物的摄取；高膳食纤维食品在一定程度上可降低糖尿病患者对胰岛素或口服降糖药的需求。

3. 有利于冠心病、高血压等心血管疾病的防治：血清胆固醇含量升高会导致冠心病。胆固醇和胆酸的排出与膳食纤维有密切的关系。膳食纤维可吸附脂肪，并随之排出体外。从而降低胆固醇水平。胆固醇的降低对冠心病、高血压、动脉硬化等心血管疾病的预防和治疗有重要作用。膳食纤维还能够吸附离子，与肠道中的钠离子、钾离子进行交换，从而降低血液中的钠钾比值，起降血压的作用。

4. 抗癌作用：七十年代以来，膳食纤维在抗癌方面的研究报道日益增多，尤其是膳食纤维与消化道癌的关系密切。早期印度的调查显示，生活在印度北部人，膳食纤维的食用量高于南部，结肠癌的发病率也低于南部。据此，进一步的研究发现膳食纤维防治结肠癌有以下原因：结肠中一些腐生菌能产生致癌物质，而肠道中一些有益微生物能利用膳食纤维产生短链脂肪酸，这类短链脂肪酸能抑制腐生菌的生长；胆汁中的胆酸和鹅胆酸可被细菌代谢为细胞的致癌剂和致突变剂，膳食纤维能将胆酸等物质排出体外，防止这些致癌物质的堆积；膳食纤维能促进肠道蠕动，增加粪便体积，缩短排空时间，从而减少食物中致癌物与结肠接触的时间；肠道中的有益菌能够利用膳食纤维产生丁酸，丁酸能抑制肿瘤细胞的生长增殖，诱导肿瘤细胞向正常细胞转化，并控制致癌基因的表达。蔬菜中的膳食纤维素在肠道中发酵产生丁酸等短链脂肪酸，促进细胞分化，可防止肠癌发生。膳食纤维还可增加咀嚼次数，从而增加唾液分泌，而唾液是防癌抗癌的重要物质。还有人认为，β－葡萄糖苷酸酶被认为是与结肠癌有密切关系，通过摄入膳食纤维可以降低这种酶活性，这表明膳食纤维可以减少人们患结肠癌的危险。其实膳食纤维的这一功能早已被人们认识，但过去由于不溶性纤维素口感差，不能被人们接受，可溶性膳食纤维的问世，将对肠癌的预防起良好作用。

流行病学的研究发现，乳腺癌的发生与膳食中高脂肪、高肉类含量，以及低膳食纤维有关。这可能是体内过多的脂肪促进某些激素的合成增加，刺激乳腺细胞变异所致。而摄入高膳食纤维会使脂肪吸收减少，这些激素合成受到抑制，故膳食纤维在一定程度上也能预防乳腺癌。

5.控制体重和减肥：膳食纤维具有吸收水分的特点，食后能吸水膨胀，让人产生饱腹感，抑制进食欲望。膳食纤维取代了食物中一部分营养成分的数量，使食物总摄取量减少。它增加唾液和消化液的分泌，对胃起到了填充作用。膳食纤维与部分脂肪酸结合，这种结合使得脂肪酸通过消化道时，不能被吸收，因此降低了脂肪吸收率，从而有一定的减肥效果。而且它还具有低热量的特点，长期进食有利于体重的控制。膳食纤维比重小、体积大，进食后填充胃腔，需要较长时间消化，延长胃排空时间，使人容易产生饱腹感，减少热量的摄取；同时膳食纤维减少了摄入食物中的热量比值，它在肠内吸引脂肪而随之排出体外，有助于减少脂肪积聚，从而达到减肥目的。

6.减少胆石症的发生。胆石形成与胆固醇合成过多和胆汁酸合成过少有关，由于膳食纤维可结合胆固醇，促进胆汁的分泌与循环，因而可预防胆结石的形成。增加饮食中的膳食纤维含量，可使胆汁中胆固醇含量降低，减少胆石症发生。

7.减少胃肠道憩室病和肠息肉的发生。过去认为憩室病要用低渣、低纤维膳食，但是现在有人观察到，憩室病人（n=62）用高纤维膳后36%症状减轻，52%症状消失。这是因为，膳食纤维使大便通畅，结肠内容物减少后，肠腔变窄，易形成闭合段，对憩室有利。反之，如粪便硬和黏，需要更大的压力来排便，则易得憩室病。膳食纤维能增加粪便体积，能吸水，降低了粪便硬度和黏度，减少了憩室病发生。近年来，肠息肉的患者相应增多。尤其是发达国家，几乎四分之一的成人患此病。过去一直以低膳食纤维来进行治疗，原因是怕膳食纤维会刺激患处，但效果不明显。近年来，使用高膳食纤维治疗则效果显著。事实说明息肉高发与膳食纤维的摄入太少有关。

8. 清除外源性有害物质，吸收肠道毒素：膳食纤维对阳离子有较强的结合和交换能力，能吸附结合有机化合物，可以作为抵御某些环境污染物质的最后屏障，防止它们最终侵害人体，起到解毒作用。目前已发现膳食纤维对汞、铅、高浓度铜、锌，特别是有机阳离子具有清除能力。可使它们的浓度由中毒水平达到安全水平。此外，不溶性膳食纤维可缩短粪便在肠道的停留时间，稀释有害物质在肠道中的浓度，减少有害物如黄曲霉毒素、亚硝胺、酚、多环芳烃等在肠道的滞留时间，从而减少人体对它们的吸收。水溶性膳食纤维被人体消化吸收，进入大肠内为双歧杆菌所利用，促进双歧杆菌增殖。双歧杆菌能分解致癌物亚硝胺，并能提高巨噬细胞的吞噬能力，增加人体免疫功能和对肿瘤的抵抗力。此外，食物在消化分解的过程中，必定会产生不少有毒物质，这些有害物质在肠腔内会刺激黏膜上皮，日久引起黏膜发炎并吸收入血，加重肝脏的解毒负担。膳食纤维在胃肠道中遇水形成致密的网络，吸附有机物、无机物、水分，对维持胃肠道的正常菌群结构起着重要作用；同时，肠内容物中的毒素会被膳食纤维吸附，肠黏膜与毒物的接触机会减少，吸收入血的数量亦减少。

9. 保护皮肤。血液中含有有毒物质时，皮肤就成了其排出废物的一个地方，面部暗疮可能正是由于血液中过量的酸性物质及饱和脂肪而形成的；吸烟和经常便秘的人，肤色枯黄，也是因为粪便在肠中停留时间过长，毒性物质通过肠壁吸收并使血液毒素增加所致。膳食纤维能刺激肠蠕动，使体内代谢废物及时排出体外，减少毒素对皮肤的毒害作用。

10. 保护口腔。现代人由于进食的食物越来越精，越来越软，使用口腔肌肉、牙齿的活动相应减少。增加膳食纤维摄入，则可以增加使用口腔肌肉、牙齿咀嚼的机会，涮除牙缝内的部分污垢，并可锻炼牙床，长期下去，会使口腔得到保健，功能得以改善。

膳食纤维的主要功能总结如下（图9-7）。

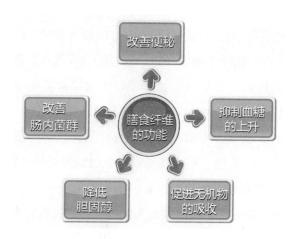

图9-7 膳食纤维的主要功能（引自"有来医生"）

富含膳食纤维的食品虽然有上述种种好处，但也不可多食。正确的平衡饮食原则仍然重要，这样才能保持营养的均衡摄入。

下面列出几种常见食品中膳食纤维素含量的百分比：

麦麸：31%

谷物：4%～10%，从多到少排列为小麦粒、大麦、玉米、荞麦面、薏米面、高粱米、黑米。

麦片：8%～9%；燕麦片：5%～6% 马铃薯、白薯等薯类的纤维素含量大约为3%。

豆类：6%～15%，从多到少排列为黄豆、青豆、蚕豆、芸豆、豌豆、黑豆、红小豆、绿豆无论谷类、薯类还是豆类，一般来说，加工得越精细，纤维素含量越少。

蔬菜类：笋类的含量最高，笋干的纤维素含量达到30%～40%，辣椒超过

40%。其余含纤维素较多的有：蕨菜、菜花、菠菜、南瓜、白菜、油菜。

菌类（干）：膳食纤维含量最高，其中松蘑的纤维素含量接近 50%，30% 以上的按照从多到少的排列为：香菇、银耳、木耳。此外，紫菜的纤维素含量也较高，达到 20%。

坚果：3%～14%。10% 以上的有：黑芝麻、松子、杏仁;10% 以下的有白芝麻、核桃、榛子、胡桃、葵瓜子、西瓜子、花生仁。

水果：含量最多的是果干，纤维素含量接近 50%，其次有桑椹干、樱桃、酸枣、黑枣、大枣、小枣、石榴、苹果、鸭梨。

应该特别指出，各种肉类、蛋类、奶制品、各种油、海鲜、酒精饮料、软饮料都不（或很少）含膳食纤维。

本章小结

讨论老年饮食中的维生素和膳食纤维。维生素分为脂溶性和水溶性两大类。脂溶性维生素主要有 A、D、E、K 等，水溶性维生素主要有 B 族维生素、维生素 C 等。人体必需维生素有维生素 A、D、E、K、B_1、B_2、B_6、B_{12}、叶酸、泛酸、生物素、烟酸和维生素 C 等 13 种。维生素的来源主要依靠日常饮食。用表列出了各种维生素的功能与作用，老年人维生素缺乏时主要临床表现及其补充的食物来源。膳食纤维是指食物中不被人体胃肠消化酶所分解的、不可消化成分的总和。它可分为可溶性与不可溶性两大类。近年来膳食纤维应用很广，它有降低胆固醇、减肥、通便、抗癌等多种作用。它们是肠道细菌的能量来源，具有维持肠道健康、提高免疫功能的效果。讨论了饮食中摄入的膳食纤维减轻某些老年性疾病的可能机制。

第10章
适量的盐、矿物质和微量元素

矿物质又称无机盐，它是构成人体组织和维持正常生理功能必需的各种元素的总称，是人体必需的七大营养素（碳水化合物、蛋白质、脂类、维生素、膳食纤维、矿物质和水）之一。

虽然矿物质在人体内的总量不到体重的5%，也不能提供能量，可是它们在体内不能自行合成，必须由外界供给，并且在人体组织的生理作用中发挥重要作用。矿物质是构成机体组织的重要原料，如钙、磷、镁是构成骨骼、牙齿的主要原料。矿物质也是维持机体酸碱平衡和正常渗透压的必要条件，如钠、钾等。人体内有些特殊的生理物质如血液中的血红蛋白、甲状腺素等需要矿物质铁、碘的参加才能合成。

在人体的新陈代谢过程中，每天都有一定数量的矿物质通过粪便、尿液、汗液、头发等途径排出体外，因此矿物质必须通过饮食予以补充。但是，由于某些矿物质（如微量元素）在体内的生理作用剂量与中毒剂量非常接近，因此过量摄入不但无益反而有害。

第一节　人体内的钠离子及老年饮食中的钠

一、钠离子的含量、分布和功能

盐的主要成分是氯化钠。精盐含 97.5% 的氯化钠，海盐含 84% 氯化钠。氯化钠是由氯离子和钠离子组成。钠离子在体内具有重要的生理功能。它是细胞外液中的主要阳离子，对维持细胞外液的渗透压和细胞功能具有重要作用。在神经肌肉组织中钠离子参与动作电位的形成；在肾脏钠离子通过离子交换参与机体酸碱平衡的调节、葡萄糖的浓缩和氨基酸的重吸收。钠离子的适当摄入以及它在细胞内外的正常分布和机体钠代谢的平衡，对维持人体正常生理功能十分重要。氯离子是人体消化液的主要成分，并与钠、钾离子相互结合，调节维持体内水分含量及血液酸碱平衡。

钠是细胞外液中主要阳离子。体内钠约 50% 分布于细胞外液，40% 存于骨骼，10% 存在于细胞内。正常老年人体内含有的钠总量是 40～50 毫摩尔 / 千克。正常细胞内液钠离子浓度约为 10 毫摩尔 / 升，血清钠离子浓度 130～150 毫摩尔 / 升，它是维持血浆渗透压（280 毫摩尔 / 升）稳定的重要因素。正常老年人每天从饮食中摄入的钠，绝大多数来自食盐，经盐摄入的氯化钠全部被小肠吸收，90% 通过肾脏排出。少量钠离子经粪便排出，此外还可通过汗液排出，所以严重的腹泻和大量出汗也会导致钠离子的丢失。一般摄入钠量大于其需要量和排出量，所以正常情况下人体不会缺钠。

盐是老年人每天必须摄入的营养成分之一。盐具有咸味，进入体内后，促进唾液分泌，刺激食欲，进入胃部之后促进胃液分泌。老年人对咸味的感觉退化较明显，对咸的敏感度比年轻时约降低很多倍，即使老年人身体健康，也会出现口味越来越重，越吃越咸的情况。这些饮食习惯上的变化都随着味觉退化而改变，老年人自己有时根本察觉不到这些变化，大多是由家人发现。

二、肾脏对钠离子的调节与老年人对钠的需求

钠离子是细胞外液含量最高的阳离子，对保持细胞外液容量、调节酸碱平衡、维持正常渗透压和细胞生理功能有重要意义。体内可交换的钠总量是细胞外液渗透压的主要决定因素，细胞外液的钠离子浓度通过渗透压作用可影响细胞内液。细胞外液钠浓度的改变可由水、钠含量的变化而引起，故钠平衡紊乱常伴有水平衡紊乱。水与钠的正常代谢及平衡是维持人体内环境稳定的重要因素。

正常情况下健康老人需要多少盐，这要视个体情况而定。例如出汗多、尿多的人，盐分消耗、流失较多，应该补充得多一些。在日常生活中食盐的摄入量正常应在 5～6 克 / 天。人体可以通过肾脏对钠进行调节，只要肾脏功能正常，它就可以通过一系列神经、体液调节来维持体内钠离子浓度的稳定和渗透压的恒定。当无钠摄入时，肾排钠减少甚至不排。以此维持体内钠的平衡。肾脏排钠的特点是"多吃多排，少吃少排，不吃不排"，因此肾脏在人体保钠中具有重要作用。

老年人一般经膳食摄盐 3～5 克 / 天即可满足日常生理的需求，心脑血管疾病等患者每日摄盐量最好限制于 5 克以下。但是目前我国居民的膳食结构不够合理，食盐摄入量比较高，尤以农村居民更严重，平均达到 12 克 / 天左右，远远高出 WHO 推荐的＜6 克 / 天的摄入量（图 10-1）。亚洲国家居民盐摄入量普遍高于欧美国家（图 10-2）。

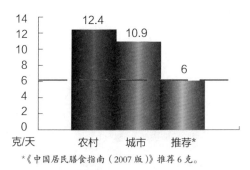

*《中国居民膳食指南（2007 版）》推荐 6 克。

图 10-1 我国居民每天食盐摄入量（推荐最多 6 克 / 天）

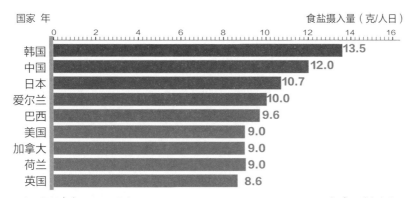

注：数据来自 WASH 网站 http://www.worldactiononsalt.com. WHO2006 年《人群减少钠盐摄入的技术报告》

图10-2　部分国家人群食盐摄入量

第二节　盐对机体的危害和老年人控制盐摄入量的重要性

对于老年人来说，我们鼓励减少盐的摄入，因为钠摄入过多会对机体产生较多影响，进而引发器官功能不耐受或出现病变。高浓度钠盐具有强烈的渗透作用，这种渗透作用虽然能杀死细菌或抑制细菌的生长繁殖，但同样也可影响人体细胞的防御功能。摄入食盐过多，一方面可使唾液分泌减少、口腔内存在的溶菌酶相应减少，以致细菌、病毒在上呼吸道黏膜更容易"落脚"；另一方面因为钠盐的渗透作用，上皮细胞功能被抑制，减弱或丧失了包括分泌干扰素在内的抗病能力，使上呼吸道黏膜失去屏障作用，病原体"趁虚而入"。做菜时如果盐放得过多，高盐会增加骨质疏松发生的风险，因为盐摄入过多，就会通过肾脏经尿排出，肾脏排钠的同时带走大量的钙，此时部分钙就可能从骨骼中动员出来流失，时间久了，就会造成骨质疏松。所以我们一般建议成年人每天摄入食盐 5～6 克，老年人最好不超过 5 克 / 天。医院里给病人使用的"标准低盐饮食"通常是每日烹饪用食盐不超过 2 克。所以本文所称的"低盐饮食"，严格地说，应该是低盐烹调饮食，它比医院里标准低盐饮食的含钠要高得多。

一、钠与疾病的关系

钠对机体有一定危害，不但会影响某些疾病的发生发展，而且与衰老和死亡有一定关系。美国哈佛大学历经 9 年随访，调查了 50 万人吃盐的情况与寿命的关系，分析发现，饮食越咸，即吃盐越多，全因过早死亡的风险越高，寿命越短。50 岁的受试者，与吃盐（＜6 克 / 天）少者比，吃盐多（＞6 克 / 天）的男女，其预期寿命分别减少 1.5～2.28 年，提示盐吃得多了过早死亡风险大约上升 28%。有研究指出，盐摄入过多，它会在我们的细胞表面聚集大量水分，使细胞防御功能下降，不易抵挡住病毒的侵入，而且对于很多减肥的人来说，过量的食盐摄入会导致大量的水分潴留在体内，不利于减肥。相反，低盐食物能够预防很多心脑血管疾病。目前已经明确，盐的过量摄入与某些疾病密切相关，特别是肾脏疾病、高血压和其他一些心脑血管疾病。

二、"隐性食盐"和老年人控制盐摄入量的重要性

对于健康老年人来说，每天的膳食中除了烹调与盐外，大多数食物，如米、面、蔬菜、水果、肉类等均含有少量的天然食盐，而且一些食品在制作过程中已加入盐或含钠的调味品，这些食品中富含的钠称其为"隐性食盐"，老年人常常忽视某些食品中含有的隐性食盐（图 10-3），因此，从健康角度出发，如果把"隐性食盐"考虑在内，则最好将盐限制在 4 克左右 / 日或酱油 10～20 毫升。

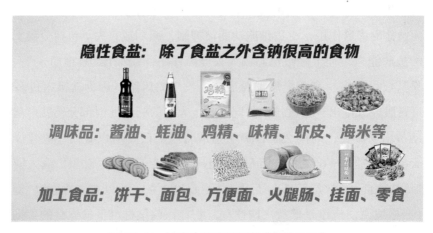

图 10-3　饮食中经常遇到的"隐性食盐"

表 10-1　调味品和某些加工食品中钠的含量

（100 克食品含钠＞500 毫克属于高钠食品；120 ～ 500 毫克属于中钠食品，＜120 毫克属于低钠食品）

食品名称	钠（毫克/100 克）	食品名称	钠（毫克/100 克）
酱油	5757	方便面	400～800
豆瓣酱	6012	饼干（夹心）	303
甜面酱	2097	饼干（咸）	697
腐乳（红）	3091	海苔	1590
榨菜	4253	薯片	508
味精	8160	麦片	318
鸡精	18864.4	奶油五香豆	1577.0

　　日常生活中腌制食品很多，其中含有较多的盐，老年人该少吃，如梅干菜、酱菜、腐乳、咸蛋、火腿等等，对于高血压人群来说，这些食品甚至是高危食材。除此以外，苏打饼干含钠丰富，应当限制食用量，常用的调味品均含有丰富的盐，如味精，豆瓣酱，腐乳、榨菜等（表 10-1）。

　　目前我国居民每天的盐摄入量平均约为 10.5 克 / 天，大大超过 WHO 建议的量（＜6 克 / 天），对机体造成巨大的危害，并与心血管病、肾脏病的高发有关，严重影响国人健康。因此为了延缓衰老、延年益寿，老年人应该控制盐的摄入量，提倡低盐饮食，这对于预防疾病、延缓衰老十分重要。从保护老年人的健康出发，最大限度地减少盐对老年组织器官的损伤，建议老年人应该科学地选择饮食，改变不合理的饮食方式，大力提倡低盐饮食（＜5 克 / 天），养成日常使用低盐饮食的习惯。少吃高盐食品，如腐乳、咸菜、火腿肠等，它们均含有大量的盐和防腐剂（也含有盐），例如 100 克火腿肠中含有盐约 2.5克，每天摄入 250 克火腿肠就等于摄入了每天盐的需要量。老人最好尽量远离含盐的零食，如薯片、锅巴、盐焗干果（话梅）等，减少钠盐的摄入。研究显示，人的口味是可以通过调节慢慢改变的，炒菜时适当少放一些盐并不影响口味和健康。天然食物中包含的盐已经足够满足机体的需要，减少外源性盐的摄入非但不会影响健康，反而有利于预防疾病。外出就餐时也要关照餐馆少放盐，购买预制食品时要选购含钠量低的食品。炒菜时少用酱油、各种酱料及味精鸡精等高盐调味品，味精、鸡精虽然不咸，但其主要成分为谷氨酸钠（每克味精含钠 82 毫克，约相当于 0.2 克盐）。平时炒菜烹饪时可参考以下低盐的习惯和减盐的技巧：

1. 以鲜代咸：烹调中可以使用香菇、海米、紫菜等食材，利用其鲜香味，减少放盐甚至不放。

2. 以佐料代盐：炒菜时多用葱、姜、蒜、辣椒、花椒等天然香料。为菜品提味，弥补盐味的不足。

3. 出锅前才放盐：炒菜时放盐太早，盐容易进入菜中，使菜的含盐量增加，把水分从蔬菜中逼出来，蔬菜失去鲜美清脆的口感，出锅前才放，容易使人感受到蔬菜表面的咸味，用这种方法减少盐的使用量。凉拌菜也可吃前再放盐。上述菜肴最好弃汤（含盐多）食用。

4. 改变烹饪方式，减少用盐：老年人味觉不敏感，吃东西时常觉得索然无味，食物一端上来就猛加盐，很容易吃进过量的钠，埋下高血压的隐患。可以多利用一些具有浓烈味道的蔬菜代替盐，例如香菜、洋葱，用来炒蛋或是煮汤、煮粥。白醋、水果醋、柠檬汁、橙汁或是菠萝等各种果酸味，也可以改变食物的味道。也可用另一些气味浓厚的肉桂、五香、八角、枸杞、红枣等取代盐或酱油，丰富的味道有助勾起老年人的食欲。

目前市上出售的食盐品种很多，为了提倡老年人的低盐饮食，老年人在购买盐时应该注意选择。加碘盐，按国家标准加碘，对正常人无害，一般供家庭食用；无碘盐可供正常人、甲状腺疾病患者使用；低钠盐可给三高患者吃；竹盐适合亚健康人群。食盐中含有少量抗结剂虽然对大多数人无害，但是建议老年人还是尽量选用无抗结剂的盐较妥。在具体使用上应该注意不同种类盐的选择：腌制或者盐焗食品，最好选用海盐，它是用海水晒出来的盐，颗粒比较粗，咸味比较重；如果日常炒菜，则用精制盐，这是经过精细加工的盐，其主要成分是氯化钠和氯化钾，有些盐含防止盐结块的抗结剂（如亚铁氰化钾），但是其含量极小（每千克精制盐中亚铁氰化钾添加含量低于 10 毫克），在国家规定的添加剂范围内，摄入后对机体没有危害。有高血压的老年人则可以选择低钠盐，它减钠（盐）不减咸。总之，健康老年人选择食用盐时，建议尽量选择不加抗结剂的盐；没有必要，不买人为加碘的盐即配料表注明无碘的盐。

关于低钠盐的问题：低钠盐是在普通盐的基础上用一定量的氯化钾代替氯化钠，所以含钠量明显减少。使用低钠盐正好可以弥补我国居民饮食中钠多钾少的缺陷。钾具有降低血压、保护血管的作用。据北大科研团队发表在国际顶级杂志《Nature Medicine》上的论文发现，对 48 所养老机构中，近 2 千名 55 岁以上的老人，进行饮食干预，其中仅 40% 老人血压正常，脑卒中或冠心病的老人占 1/3。2 年随访后发现，食用低钠盐的老人，比吃普通盐的老人，血压明显降低（收缩压平均降低 7.1 毫米汞柱、舒张压平均降低 1.9 毫米汞柱），主要心血管病事件显著减少 40%，全因死亡减少 16%。如果按此计算，换用食盐可使约 100 万名患者避免心血管病造成的死亡。

使用低钠盐起了"减钠不减咸"的作用，但是用量也应该控制。特别应该注意，对于有慢性肾脏病、肾功能不全、充血性心力衰竭或正在服用保钾利尿剂（如安体舒通等）的患者不宜使用低钠盐。高血压老人也宜慎用，因为部分降压药有保钾作用（如卡托普利、沙坦类降压药等），此时吃这种含钾的低钠盐，容易引起血钾升高。

第三节　其他矿物质对老年人健康的作用

人体重量 96% 是有机物和水分，4% 为无机元素组成。矿物质是各种无机物的总称。它可分为常量元素和微量元素两大类。本节主要讨论常量元素。

一、常量元素的特点与功能

人体内总共含有 60 多种元素，其中约有 26 种是必需元素，对维持机体正常的生理功能具有重要意义。在人体内含量大于 0.01% 的各种元素即常量元素。这些元素中除碳、氢、氧、氮主要以有机物质形式存在外，其余各元素均以无机盐的矿物质存在，包括钠、钾、钙、磷、硫、镁、氯等 7 种。其膳食摄入量一般大于每日 100 毫克。本节主要阐述除钠（上一节已讨论）以外的其他 6 种常量元素。

1. 钾：正常人体含钾量约为 50～55 毫摩尔 / 千克，其中 90% 在细胞内。它是细胞内主要阳离子。天然食物中含钾丰富，成人每天从天然食物中经饮食摄入钾 50～120 毫摩尔。摄入的钾 90% 经肾随尿排出。正常人血清钾的正常范围是 3.5～5.5 毫摩尔 / 升。钾在人体内的主要作用是维持酸碱平衡，参与能量代谢以及维持神经肌肉接头的正常功能。当体内缺钾时，会造成全身无力、疲乏、心跳减弱、头昏眼花，严重缺钾还会导致心脏停搏，呼吸肌麻痹死亡。此外，低钾会使胃肠蠕动减慢，导致肠麻痹，加重厌食，出现恶心、呕吐、腹胀等症状。太多的盐与太少的钾会造成紧张与肌肉疲劳（现代的精盐已很少含有钾、镁等矿物质了，只是纯粹的氯化钠）。临床观察证明，中暑者常有血钾降低现象。钾有助于胰岛素的分泌以及调节血糖、参与能量代谢。

正常人每天钾的生理需要量约为 3～4 克（约合氯化钾 6～7 克），老年人正常饮食时不需要补充钾，因为天然食物中有丰富的钾。由于钾主要通过肾脏排出，因此排尿正常时一般不会产生中毒。但是在尿量明显减少、体液高度浓缩的情况下摄入含钾高的食物或经静脉途径快速注入高浓度钾，则可发生高血钾中毒，严重时可导致心脏停搏。补钾的最佳食物来源是木耳、海带、竹笋、冬瓜、芹菜、小黄瓜、萝卜、白色菜花、南瓜、蘑菇、蜂蜜、香蕉等水果以及各种杂粮等。医院里常使用氯化钾等药物补钾。镁有助于保持细胞内的钾。食盐中过量的钠、酒精、食糖、利尿剂、缓泻剂、皮质类固醇药物以及日常生活中过高的压力等因素均对钾有抑制作用。

2. 钙：钙是人体内含量丰富的无机元素。正常人体内钙总量约为 1400 克，血清钙浓度为 2.25～2.75 毫摩尔 / 升。钙主要由食物供给，食物中的钙必须转变为游离钙，即钙离子，才能被小肠吸收。肠道内偏碱时，钙离子吸收减少，偏酸时，吸收增多，吸收率在 70% 左右。钙除了是骨骼的主要构成元素外，还是保持心脏健康、止血、神经功能、肌肉收缩以及皮肤、骨骼和牙齿健康的营养素，钙可减轻肌肉和骨骼的疼痛，保持体内酸碱平衡，缓解腹痛及肌肉抽搐。

人体在 30 岁以前骨量一直增加，30 岁后下降，特别是女性，绝经期前后体内雌激素水平大幅下降，骨量明显减少，因此从青春期开始就应该注意补钙，而且应该终身补钙。老年人如果钙摄入不足，身体会有效地从骨骼中动员一部分钙来维持血液中的钙水平。女性往往更容易缺钙，特别是更年期前后的 5～10 年。但是不论男女，在他们变老的时候骨量减少，骨头的重量都会变轻。饮食中多吃含钙的食物并不能扭转年龄大了出现骨质疏松，但却能减缓整个变化的进展速度。此外，钙摄入不足还可出现肌肉痉挛或颤抖、失眠或神经质、关节痛或关节炎、易患龋齿等症状。根据 "中国居民营养与慢性病状况报告（2020 年）"，我国成年人每日钙摄入量仅为 328.3 毫克，离推荐剂量差距很大。

钙的推荐摄入量 800～1000 毫克 / 天。老年人的最佳摄入量 1000 毫克 / 天。根据 "中国居民营养与慢性病状况报告（2020 年）"，我国成年人每日钙摄入量仅为 328.3 毫克，只达到推荐剂量的 40%。因此国人的补钙很迫切。补钙的最佳食物来源是杏仁（15 颗杏仁约含有 40 毫克的钙）、玉米油、南瓜子、煮熟晾干的豆类，各种豆制品、卷心菜、小麦。牛奶和乳制品（酸奶、奶酪等）是较佳的补钙食品，但是有些老人由于体内缺少乳酸酶，所以吃了牛奶容易腹泻或因爱好等其他原因不吃牛奶，那么可以用其他食物代替补充，如豆浆、橙汁、山楂、柚子、酸枣、沙棘和蔬菜，有的甚至比牛奶的含钙量还高，如荠菜是蔬菜中含钙量比较高的，另外如油菜、洋葱、西芹、胡萝卜叶等含钙均很丰富。以下因素有利于钙的吸收利用：如钙镁比为 3：2，钙磷比为 2：1 时钙的吸收及作用效果最佳，维生素 D 以及晒太阳、体育锻炼都可促进钙的有效利用。但是激素分泌失衡、酒精、缺乏锻炼、咖啡因、茶、不晒太阳、胃酸缺乏、脂肪和磷的过多摄入等都会抑制钙的吸收。压力大会引起钙质的流失。但是有时候尽管饮食可能已经摄入充足的钙，但是部分老年人因为疾病或补钙不恰当、机体对钙的吸收不良等多种原因，还是需要在医生指导下使用钙补充剂治疗。

这里特别要强调的是，盲目补钙是错误的，因为钙摄入过多，会抑制其他矿物质如铁和锌的吸收。过多的钙还可能会引起肾脏、心脏以及其他一些软组织的钙化，甚至促进肾结石形成。此外，民间存在几种补钙误区：

1）骨头汤补钙：骨头里含钙丰富，但是此钙很难溶解到汤里。虽然加醋后骨头汤里含有的钙增加，但是同时它却含有大量的脂肪，因此并不是理想的补钙菜肴。

2）虾皮补钙：虾皮含钙量确实不低，但吸收率低，而且很咸，如大量摄入，同时就会有大量的钠进入体内，对机体不利。

3）豆浆补钙：豆浆里钙含量不如牛奶，其浓度变化很大，豆浆补钙虽然有一定效果，但常达不到预定要求。

下面是几种更有营养的饮食补钙汤：黄豆猪蹄汤、黄花鱼汤、丝瓜鸡蛋汤、豆腐鱼汤、荷包蛋萝卜丝汤、西红柿豆腐鸡蛋汤、黑豆猪骨汤等。补钙时多吃下面几种菜肴比较理想：芝麻酱、豆腐炖鱼、青椒炒鸡蛋、萝卜炖牛肉、紫菜腐竹汤、冬瓜排骨汤、黑米花生粥、黄豆烧猪脚等。老人通过饮食补钙时还应注意以下问题：

1）少吃盐：补钙时如果吃过量的盐，肾脏排钠的同时也排钙，因此随尿排出带出大量的钙。

2）多吃水果：水果中富含钾元素，它可以减少尿钙排出量。

3）多吃豆制品：豆制品是膳食中钙的主要来源之一，因此老人应该多吃。

4）多吃绿叶蔬菜：绿叶蔬菜含有比较丰富的钙，其中还有镁、钾、维生素 K、维生素 C 等，它们起提升钙利用率的作用。

5）多吃全谷杂粮：全谷杂粮含有的钙量高于大米、白面，同时镁含量也高，有利于钙的利用。

6）多吃乳制品：乳制品中含有能被身体吸收和高效利用的钙。咖啡会导致钙的流失增加，但是如果把牛奶加入，可以部分弥补钙的损失。

3. 磷：与钙一样，它是体内含量丰富的无机元素。天然食物富含磷，成人每天经食物摄入的磷 70% 由肾脏排出，30% 经粪排出。血清磷浓度为 1.1～1.3 毫摩尔/升，血清磷的浓度不如钙稳定。磷是骨骼和牙齿的构成物质，是乳汁分泌、肌肉组织构成的必需物质，也是 DNA、RNA 组成成分；有助于保持机体酸碱的平衡、协助新陈代谢以及能量产生。

摄入不足造成磷缺乏非常少见，因为几乎所有食品中都含有磷。但是长期使用抗酸剂，或严重的身体应激，如骨折，可能会导致磷缺乏症。症状包括肌肉无力、缺乏食欲、骨骼疼痛、佝偻病以及软骨病。磷的推荐摄入量为 800 毫克/天。最佳摄入量 800 毫克/天。适当的钙磷比、乳糖和维生素 D 均有利于磷的吸收利用。但过量的铁、镁、铝对磷起抑制作用。正常饮食时不需要额外补充磷。如体内的磷过量可能会造成钙缺乏，从而起神经兴奋和抽搐。

4. 镁：镁与钾一样是细胞内的阳离子。成人体内镁的总量约为 21～28 克，其中 60% 在骨骼。血浆镁浓度范围在 0.75～1.25 毫摩尔/升。镁存在于硬水中，经水和食物摄入的镁 1/3 在小肠吸收，其余随粪排出。镁的主要生理功能是增强骨骼和牙齿，有助于肌肉放松从而促进肌肉的健康，对于保护心脏和神经系统健康也很重要。镁是产生能量的必需物质，也是体内许多酶的辅基的成分，它能催化体内很多酶，参与 ATP 的代谢，调节细胞生长、再生和细胞膜结构完整，维持心肌、骨骼肌和平滑肌的兴奋性。镁对维持肠道的正常菌群和体内的维生素 D 的代谢也有密切关系。缺镁比较常见，目前尚未引起足够重视，估计在一般人群中约有 75% 的人缺少镁元素。镁摄入不足时会发生肌肉颤抖或痉挛、四肢无力、失眠或神经质、偏头痛、高血压、心律不齐、便秘、惊厥或抽搐、多动症、抑郁、精神错乱、缺乏食欲、严重时甚至有可能诱发低钾血症和低钙血症。补镁的最佳食物来源是麦芽、杏仁、腰果、葡萄干、花生、大蒜、青豆、螃蟹、山核桃。

维生素 B$_1$、维生素 B$_6$、维生素 C 和维生素 D、锌、钙和磷促进镁的吸收利用。但乳制品中大量的钙、蛋白质、脂肪、草酸盐（菠菜）、植物酸盐（麦麸和面包）等对镁有抑制作用。正常老人每天需要摄入量约为 350 毫克氯化镁。

5. 硫：硫是人体内蛋白质的重要组成元素，是所有细胞中必不可少的一种元素。在蛋白质中，多肽之间的二硫键是蛋白质构造中的重要组成部分。无机硫是硫蛋白的一个组成部分。在体内起重要作用的细胞色素氧化酶中，硫是一个关键的组成部分。体内大多以含硫化合物的形式存在，包括含硫氨基酸、硫蛋白、金属硫蛋白等，主要贮存于肝脏，具有参与蛋白质构成、维护大脑功能、促进胃肠功能等作用与功效，此外它还具有协助肝脏解毒、保护细胞质等作用与功效，如果硫缺乏，可导致头发脱落、指甲脆弱、伤口愈合不佳等。适当多吃鱼肉、鸡蛋、瘦肉等富含硫元素的食物，以改善体内硫缺乏。医疗上，硫还可用来制硫磺软膏医治某些皮肤病。但硫对身体也有一定危害，若长期在高含硫的工矿下工作对身体造成损害。硫可在肠内部分转化为硫化氢而被人体吸收，故大量吞入（10 克以上）和吸入可导致硫化氢中毒；硫也可引起眼结膜炎、皮肤湿疹，对皮肤有弱刺激性。硫的来源主要是食物中的蛋白质，人在摄入足量蛋白质的同时就摄入了足量的硫。一般约为 200 毫克 / 天。

6. 氯：氯对维持体液和电解质平衡有重要作用，也是胃液的一种必需成分。自然界中常以氯化物形式存在，如食盐。它主要以氯离子形式与钠、钾化合存在。其中氯化钾主要在细胞内液，而氯化钠主要在细胞外液。

氯的主要生理功能是维持体液酸碱平衡。氯离子与钠离子是细胞外液中维持渗透压的主要离子，调节与控制着细胞外液的容量和渗透压，氯离子还参与胃液中胃酸形成，胃酸促进维生素 B12 和铁的吸收；激活唾液淀粉酶分解淀粉，促进食物消化；刺激肝脏功能，促使肝中代谢废物排出；氯还有稳定神经细胞膜电位的作用等。氯主要来自膳食中的氯化钠（盐），仅少量来自氯化钾。天然食品中也还有氯，但其含量差异较大。一般来说，每天需要摄入量在 2000 毫克左右。

除了上述已知的常量元素外，随着科学技术的进步，今后有可能会发现更多与我们人体健康有作用有关的矿物元素。

第四节　微量元素及其对老年人健康的影响

与常量元素不同，微量元素是指其含量占人体 0.01% 以下（或膳食摄入量小于 100 毫克 / 天）的矿物质。微量元素和人体所需的三大营养素：碳水化合物、脂类和蛋白质相比，其含量都非常少，摄入量也不宜过多，摄入量与中毒剂量接近，摄入不当，容易中毒，但是又不可缺少。与人体健康和生命有关的必需微量元素有 14 种，即铁、铜、锌、钴、锰、铬、硒、碘、镍、氟、钼、锡、硅、钒。现将必需微量元素在人体内的含量、分布及需要总结成表 10-2。

表 10-2　几种微量元素在人体内的含量、发病和需要量（引自《实用内科学》）

含量 （毫克 /70 千克）	正常血浆浓度 （纳克 / 毫升）	分布	每日需要量	高生物利用度食物来源	来自食物和水的摄入量 （毫克 / 天）
铁 (Fe)3500～4500	1000	红细胞、肝、脾	10～20 毫克	富血组织如肉类、动物血	15.0(6.5%)*
锌 (Zn)1600～2300	1000	骨、肌肉、皮肤、男性生殖器官	15～20 毫克	海产品、肉类、内脏、禽蛋、谷物、坚果、根茎类、叶菜类	14.5(31～51%)
铜 (Cu)110	1000	血液、骨、肌肉、肝、肾、心脑	2～6 毫克	坚果、谷类、根茎类、叶菜类、禽类	1.325(32～60%)
锰 (Mn)12～16	0.6～2	肝、肾、骨、松果体、垂体、乳腺	2.2～5 毫克	坚果、谷类、叶菜类	4.400(3～4%)
钴 (Co)1.1～1.5	0.1～0.4	肝、心、肾、钻骨、脾、胰、小肠	5～20 微克△	蔬菜、谷类	0.390(63～97%)
硒 (Se)21	100～130	肝、脾、牙釉、指（趾）甲、心、红细胞	50～200 微克	高蛋白食物如肉类、海产品, 大蒜、蘑菇、谷类	0.068(60%)
氟 (F)2600～4000	200～1000	骨、牙、甲状腺、皮肤	0.5～1.0 毫克	饮用水、海产品、茶	2.400(80～90%)
碘 (I)10～20	60	甲状腺、胃黏膜、唾液腺、脉络膜、乳腺	100～200 微克	海产品、蔬菜、肉类蛋、奶制品、谷类、水果	0.205(100%)

含量 （毫克/70千克）	正常血浆浓度 （纳克/毫升）	分 布	每日需要量	高生物利用度食物来源	来自食物和水的摄入量 （毫克/天）
硅(Si)1100	500	皮肤、肌腱、骨、血管壁、淋巴结及其他结缔组织	20～46毫克	富纤维食物，含2～12微克/毫升的水12微克/毫升的水	20.000
钼(Mo)9～16	2～6	肝、肺、骨、皮肤	300微克	谷类、豆类	0.335(40～60%)
铬(Cr)	0.19	肝、脾、心	10～60微克	麦制品、水果、奶、酒、坚果、谷、葡萄、黑胡椒、蘑菇、李子	0.245(10%)
镍(Ni)5～10	0.2～2	皮肤、骨、肝、肌肉、淋巴结、毛发、汗腺	0.3～0.6毫克	植物食物	0.600(5%)
钒(V)10	5	牙、骨	20微克	黑胡椒、蘑菇、牡蛎、谷类、肉类、鱼类、奶制品	0.116(5%)
锡(Sn)14	23	肝、脾	3～4毫克	罐头水果或果汁	7.300(2%)
锂(Li)0.9	11	内分泌器官、淋巴结	10～25微克	含30～80纳克/毫升的水海产品、叶菜类	
铝(Al)45	5	骨、肝、肾、肺、脑	3～5毫克	叶菜类、面制品、动物内脏	17.0(0.1%)
硼(B)48	200	骨、肾、肝	1.7～4.3毫克	水果、蔬菜、坚果、海产品	

*每日需要量随生理状态、年龄的不同而有变化"括号内为吸收百分数"△作者修改。

一、微量元素的主要生理功能

微量元素摄入数量很少，但是具有重要的生理功能：

1.参与体内酶的构成，并起激活酶功能的作用。如体内有重要作用的氧化还原酶系统必须有含硒的谷胱甘肽过氧化物酶参与。

2.在体内电子传递系统中发挥作用，如铁是细胞色素C等重要的电子传递物质。

3.参与维生素和激素的合成，如碘参与甲状腺素的合成。

4.调控体内自由基的产生、灭活与作用，如含锰的超氧化物歧化酶（SOD）。

为了维持人体正常生长和发育，机体需要一定数量与适当比例的多种微量元素，但是随着机体的衰老，体内微量元素的水平发生变化，有些必需微量元素，如硒、铬、锌、硅等，随年龄增加降低；另一些随增龄在组织器官中逐渐积累，如铅、锑等。有科学家曾经预言：组织内铬多的人及体内铅积累少的人都有可能健康地活得更久。也有研究发现，长寿老人血铬水平比一般人升高，有人测定了大鼠和小鼠体内 20 多种微量元素的水平与寿命的关系，结果发现，钯和低浓度的锰均可延长寿命。此外，老年人体中微量元素锰、钴含量与成年人相比，有明显下降，甚至出现严重不足。锰、钴是人体必需的微量元素。锰酸盐类主要存在于人脑、肾脏、胰腺和肝脏等组织中，可以促进性激素的合成，激活多种酶，维持机体的正常生理功能，维持中枢神经系统的正常运转。钴和铬在人体广泛分布，在肝脏、肾脏、骨骼中含量较高。钴是维生素 B_{12} 的组成成分，可促进多种营养物质对机体的作用，如氨基酸合成蛋白质，激活多种酶，加速血红蛋白的合成，还可以扩张血管，降低血压等。老年人由于自身机能下降，导致人体对微量元素锰、钴等微量元素的吸收减少，从而影响人体其他组织和器官的功能，加速衰老。但是在这方面目前的大部分研究主要还停留在实验水平上，要应用到人体还需要做更多的工作。目前比较公认，与人体健康和生命有关的必需微量元素有 14 种，即铁、铜、锌、钴、锰、铬、硒、碘、镍、氟、钼、锡、钒、硅等。

二、必需微量元素的特点和缺乏的表现

必需微量元素的缺乏和过多（中毒）均会对机体造成一定危害，但是老年人的日常饮食中必需微量元素的缺乏多见，摄入过多比较少见，故下面主要讨论微量元素的缺乏。

1.铁：铁是血液中红细胞血红蛋白合成的主要原料，血红蛋白携带氧气进入组织。是酶的构成物质，对能量产生也是必需的。铁的新陈代谢快，主要从食物中摄取，如果每天的摄入量不足，影响到血红蛋白的合成，则最终会发展为缺铁性贫血，每日需要量 10 毫克左右。

缺铁的临床表现：面色苍白、舌痛、疲劳、无精打采、缺乏食欲、恶心及对寒冷敏感。免疫力下降、指甲变脆、气短、耐力不够、严重时出现缺铁性贫血，患者会有眼睑苍白、甲床苍白、头晕、乏力等表现。推荐摄入量 10～15 毫克 / 天。铁的最佳食物来源是猪肝、菠菜、南瓜子、杏仁、腰果、葡萄干、胡桃、猪肉、煮熟晾干的豆、芝麻、山核桃等（图 10-4）。其促进因素有维生素 C（增加铁的吸收）、维生素 E、叶酸、磷以及胃酸等。抑制因素为草酸盐（菠菜）、单宁酸（茶）、植酸盐（麦麸）、磷酸盐（苏打软饮料和食品添加剂）、抗酸剂、锌摄入过多等。

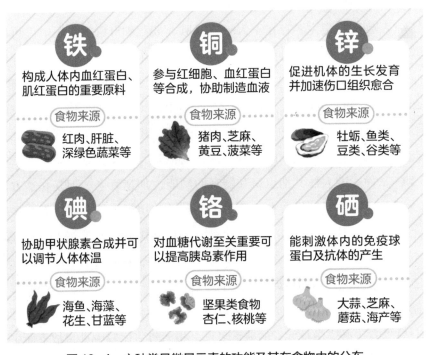

图 10-4　六种常见微量元素的功能及其在食物中的分布

2. 锌：锌是人体必需的微量元素，它是体内很多种酶以及 DNA、RNA 的组成成分，是生长发育的必需物质，对于伤口愈合也很重要。可调节来源于睾丸和卵巢等器官的激素的分泌，对有效缓解压力也有帮助，还可促进神经系统和大脑的健康，尤其是对于骨骼和牙齿以及头发的生长、能量的恒定都有帮助。缺锌的临床表现是味觉和嗅觉不灵敏、手指甲出现白斑点、易感染、出现痤疮或皮肤分泌油脂多、生育能力低、肤色苍白、脱发、抑郁倾向、缺乏食欲。它会影响机体的代谢和免疫功能，并影响组织愈合与修复。免疫功能衰退会导致癌症，心脏病和糖尿病的发病率增加。锌缺乏严重时还会出现皮肤的炎症、智力发育不良、食欲缺乏、味蕾功能受损，有时可能出现异食癖等。老年人缺锌免疫功能失调明显，导致易感染、伤口不愈合、结膜炎、口腔炎、舌炎、脱发、慢性腹泻、复发性口腔溃疡、味觉丧失、心脑动脉硬化、抑郁症等。

锌的推荐摄入量是 15 毫克 / 天左右。补锌的最佳食物来源为牡蛎、羔羊肉、山核桃、小虾、青豆、豌豆、蛋黄、全麦谷物、燕麦、花生、杏仁（图10-4）。促进因素有胃酸、维生素 A、维生素 E 和维生素 B_6、镁、钙、磷等。而植酸盐（小麦）、草酸盐（菠菜）、钙摄入量过多、铜、蛋白质摄入不足、食糖摄入过多、压力、酒精等对其有一定抑制作用。

3. 碘：是甲状腺的重要组成部分。碘具有促进蛋白合成，活化多种酶，调节能量转换，加速生长发育，促进伤口愈合，保持正常新陈代谢的重要生理作用。人体缺碘则导致甲状腺肿大，发育停滞、痴呆等症状。人体每日需摄入碘 120 微克左右。碘缺乏可导致甲状腺肿大，功能减退，表现为甲状腺激素分泌减少，出现注意力不集中，反应迟钝，记忆力减退，心率减慢，疲劳怕冷，情绪低落影响智力，严重者甚至出现呆傻现象。摄入过多容易引起甲状腺功能紊乱，如甲亢等。碘主要来源于海盐和海产品，如海带（干海带 100 克含碘 1000 微克以上）。需要补充碘的患者大多在边远山区。

4. 硒：硒是一种很好的抗氧化剂，能够保护人体细胞的完整性，刺激免疫球蛋白和抗体的产生。增强机体的抗病力，有效地改善老年人体力衰退、视力下降、精神抑郁、失眠健忘、老年斑等症状，对动脉硬化、冠心病、高血压、肝炎、肝硬化、克山病、大骨节病等有一定的防治作用。硒也是一种抗癌矿物元素。它可保护机体免受自由基和致癌物的侵害。尤其是能够抑制细胞癌变，有效地降低结肠癌、乳腺癌、前列腺癌的发病率，能减轻化疗引起的副作用。还可减轻炎症反应、增强免疫力，从而抵抗感染。硒能促进心脏健康。增强维生素 E 的作用，是男性生殖系统以及新陈代谢的必需物质。我国约 70% 以上地区缺硒。在缺硒地区缺硒时机体出现四大预警：心肌损伤、发质变差（脱发）、老年斑多、双手个别关节增大，此外还有可能出现皮炎、龋齿、桥本甲状腺炎。硒又是甲状腺素合成和代谢必需的微量元素。摄入不足症状：缺硒与克山病（心肌坏死）和大骨节病关系密切。摄入不足又与癌症、未老先衰、白内障、高血压、反复感染等发病有关。推荐每日摄入量：50～200 微克。毒性：摄入量高时会影响头发、指甲和皮肤中蛋白质的正常结构和功能，另外，呼吸中可能会有大蒜味。按我国营养学会标准，硒的最高摄入量为 400 微克 / 天。日常饮食的几种菜中含硒量比较丰富：如猪肾；牡蛎；鲜贝；牛肝、鸭肝；小黄花鱼；带鱼；羊肉、蜂蜜、蘑菇、鲱鱼、金枪鱼、鳕鱼、鸡肉、卷心菜等（图 10-4）。维生素 E 和维生素 C 对其有促进作用，但是精制食品和现代技术种植的果蔬含硒量很小，不利于人体吸收到足够的需要的量。

5. 铜：既是营养素，又是有毒元素。由于大部分来自输送自来水的铜管，所以，缺铜较少见。铜和锌互为拮抗。缺锌可导致铜摄入过量，反之，过量的锌可引起铜的缺乏。所以好的锌补充剂其含锌量应约为铜含量的 10 倍（如含锌 10 毫克，含铜 1 毫克）。铜在体内以铜蛋白形式存在，铜参与铁代谢和造血、软化血管、促进细胞生长、壮骨骼、加速新陈代谢、增强防御功能的作用。铜元素可与其他元素一起辅助神经周围的绝缘性髓鞘合成。参与结缔组织代谢，它还是清除自由基的铜锌超氧化物歧化酶的主要成分。含铜酶对体内很多酶起催化作用。推荐每日铜摄入量不超过 2.0 毫克 / 天。每日需要量在 2 毫克左右。铜广泛存在于食物中，坚果、豆谷、肝肾、贝壳类中最丰富（0.3～2.0毫克 /100 克）（图 10-4）。缺铜能使血液中胆固醇增高，导致冠状动脉粥状硬化，形成冠心病。缺铜能引起白癜风、白发等黑色脱色病，甚至双目失明等。体内缺铜也有可能导致风湿性关节炎。一些具有对抗炎症反应的超氧化物歧化酶中（SOD）铜是必要的组成成分，这也可能是铜代谢异常会使风湿性关节炎等炎症加剧的原因。缺铜也可以表现为小细胞低色素性的贫血的症状，如乏力、困倦、食欲缺乏，以及体力、精力明显的下降。

6. 锰：锰在体内分布较广。它在脑组织中能激活单磷酸腺苷，在脑神经递质中起调节作用。老年人缺锰，会出现智力下降，反应迟钝等表现。它是健全大脑功能重要营养物质。锰还有助于骨骼、软骨、组织和神经系统的功能与生长，并可激活 20 多种酶的活性。可稳定血糖、促进 DNA 和 RNA 的代谢，也和红细胞形成、胰岛素的产生和减少细胞损害有关。摄入不足时会发生肌肉抽搐、眩晕或平衡感差、痉挛、惊厥、膝盖疼痛及关节痛。缺锰可能还与精神分裂症、帕金森病和癫痫发病有关。推荐摄入量约为 3～9 毫克 / 天。它主要存在于植物性食物中，如菠菜、生菜、葡萄、草莓、燕麦、芹菜等。锌、维生素 E、维生素 B1、维生素 C 和维生素 K 对锰起促进作用，但抗生素、酒精、精制食品、钙和磷对其有抑制作用。

7. 氟：1996 年 WHO 将氟归类为具有潜在毒性，但低剂量时可能是人体某些功能所必需的元素。氟化物可以保护钙化组织防止其病理性脱钙，且对预防龋齿有重要的作用，是形成坚硬的骨骼和牙齿必不可少的元素。它以氟化钙的形式存在。摄入不足时使骨对钙、磷利用率下降，老年人缺氟可引起骨质疏松。使龋齿发病率增高，缺氟时牙釉质中不能形成氟磷灰石，羟磷灰石结构得不到氟磷灰石的保护，牙釉质易被微生物、有机酸和酶侵蚀而发生龋齿。氟过多不仅影响骨骼和牙齿，而且还会影响到中枢神经、内分泌和生殖等多个系统，如可干扰甲状腺的功能，在甲状腺功能发生障碍时，过量的氟能诱发甲状腺肿。饮用水中过量氟能够增加成人颈动脉粥样硬化的发病率。人体每日需要氟 0.5 到 1.0 毫克左右。某些牙膏中含有少量氟。氟主要来源于食物。茶叶氟含量较高，达到 37.5～178.0 毫克 / 千克。海鱼、海带、紫菜等少数食物中氟含量也较高。一般食物如谷类蔬菜、水果中氟含量比较低。饮水是氟的主要来源，不同地区氟含量不同，一般为 0.2～0.5 毫克 / 升。

8. 铬：铬是平衡血糖浓度的葡萄糖耐量因子的构建物质，能协助胰岛素发挥生理作用，维持正常糖代谢；可使食欲正常化、减少对食物的渴望，并有促进人体生长发育的作用。促进血红蛋白合成，抑制脂肪酸和胆固醇合成，降低血液中的甘油三酯、LDL，升高 HDL，所以有利于预防动脉粥样硬化，改善心肌缺血。

摄入不足症状：常冒冷汗、手部冰凉、需要长时间睡眠否则白天昏昏欲睡、经常口渴、喜欢吃甜食。缺铬易发生动脉硬化、糖尿病、胆固醇增高、心血管病等。

推荐摄入量：我国标准为 50 微克/天。铬主要来自牡蛎、土豆、麦芽、青椒、鸡蛋、鸡肉、苹果、黄油、玉米粉、羔羊肉等。平衡饮食，体育锻炼促进铬的吸收。肥胖、精制的食糖和面粉、食品添加剂、杀虫剂、成品油、加工食品及有毒金属对铬有一定抑制作用。

9. 硅：硅以偏硅酸形式存在于水中，易被人体吸收。偏硅酸矿泉水是我国开发利用较多和较受欢迎的一种水。硅分布于人体关节软骨和结缔组织中，硅在骨骼钙化过程中具有促进骨骼生长发育的作用。硅还参与多糖的代谢。硅与心血管病有关，统计显示，含硅量高的地区（指土壤、石头、植物等含硅多），冠心病死亡率低，而含硅低的地区，冠心病死亡率高。硅对甲状腺肿、关节炎、神经功能紊乱和消化系统疾病有防治作用。研究发现，正常人主动脉壁中硅的含量随年龄增加而递减，动脉粥样硬化患者颈动脉和主动脉壁中硅含量比正常人降低。目前已知，它对维持血管弹性，防止动脉硬化有一定作用。人体对硅的需要量是 9～50 毫克/天左右。

10. 锡：它对人体有多方面影响。首先是抗肿瘤作用。人体胸腺能产生一种抑制癌细胞的抗肿瘤锡化合物。锡具有促进蛋白质和核酸的合成，有利于生长发育，促进血红蛋白分解、影响血红蛋白功能，通过铁和卟啉类化合物的生物合成促进组织生长和创伤愈合、参与能量代谢和多种酶的生物反应等作用，从而增强机体内环境的稳定。体内缺锡会导致蛋白质和核酸的代谢异常，阻碍生长发育，影响组织细胞损伤后的修复，阻断一系列生化反应。无机锡化合物和锡盐毒性很小，但有机锡化合物有神经毒作用，影响神经系统的能量代谢和氧自由基的清除。有时会影响其他微量元素的吸收和代谢如锌、铁、铜、硒、钾等。普通食物，如肉类、龙虾、豆类、蘑菇、干果、某些水果等多种食物中均富含锡。人体消耗锡很少，需要量约为 2～10 毫克 / 天。

11. 钴：是人体内维生素和酶的重要组成部分，其生理作用是刺激造血，参与血红蛋白的合成，促进生长发育。缺钴可导致恶性贫血、心血管病、神经系统疾病和舌、口腔炎等。钴是维生素 B_{12} 的组成成分，维生素 B_{12} 又名钴胺素，是一种含钴的化合物，也是唯一含有金属元素的维生素，钴能促进铁的吸收利用，对红细胞形成和造血有促进作用。人体每日需摄入钴 1.1～1.5 毫克左右。动物内脏、肉类、绿叶蔬菜中含量比较高，乳制品中少。

12. 镍：参与人胰岛素合成，刺激造血机能，使胰岛素增加，血糖降低。缺镍容易得皮炎、支气管炎等。人体每日需摄入镍 10～40 微克左右。植物性食物中含量较高，如燕麦、坚果、大豆、绿叶蔬菜等。

13. 钒：钒有增强心室肌肉收缩的作用，能影响人体组织细胞的糖代谢，产生葡萄糖进入细胞内进行氧化分解和糖原合成，抑制糖原异生，对钠-钾-ATP 酶等起调节作用。它还存在于人体脂肪中，起氧化还原作用，对脂肪代谢有一定作用。钒参与造血，促进骨骼和牙齿的生长发育，可能有益于治疗躁狂和抑郁症。体内钒含量不足会造成胰岛素功能降低，糖代谢紊乱，故与糖尿病发生有一定关系。钒主要来源于食物，蔬菜、干果，油脂中含量较高。人体每日需摄入钒 20 微克左右。一般不会发生缺乏。

14. 钼：钼有助于机体对蛋白质分解产物（如尿酸）的排出。增强牙齿健康，并可减小龋齿的风险。也可协助机体消除自由基。目前尚无任何已知的缺乏钼症状，除非有过量的铜和硫酸盐干扰钼的有效利用；动物缺乏钼元素时会出现呼吸困难和神经错乱的症状。我国居民钼的适宜摄入量各处报告不一，约为每天 30～300 微克。钼主要来源是西红柿、麦芽、猪肉、羔羊肉、小扁豆和其他豆类等。促进因素是含硫氨基酸的蛋白质、碳水化合物、脂肪。抑制因素是铜和硫酸盐。

此外，还有一些微量元素是否为人体必需，尚未定论，如砷、溴、锂、硼、钡等。另外一些微量元素如铅、镉、汞等可能对人体有害。

第五节　老年人微量元素的补充原则

补充微量元素必须遵循一个原则，能从日常膳食中补充的尽量食补；只有在食补达不到补充效果时或者老年人确实有病（因缺乏微量元素引起的）的情况下，才应该适当通过药物补充。此外，补充微量元素需要注意以下几点：

1. 补充要有针对性：不同微量元素在人体内的生理功能不同，补充微量元素时需要有针对性地补充缺乏的元素。

2. 补充需要适量：过量摄入微量元素会对人体健康产生负面影响，如导致中毒、过敏等。因此，在补充微量元素时需要遵循医生的建议，控制摄入量。

3. 注意补充的规律性：微量元素在人体内的吸收和代谢有一定的规律，根据某些元素的吸收高峰期和排泄周期的规律，科学、合理和有规律地进行补充，以免影响吸收和代谢。多听医生指导。

4. 补充前后一定要定期检查：微量元素在人体内的含量是动态变化的，需要在补充后定期检查以了解身体状况和微量元素补充的效果。定期进行体检或咨询医生。

下面重点介绍四种常见的微量元素补充方法：

1. 补锌：食物中锌的来源比较广，富含锌的食物有瘦肉、海鲜、肝脏、大豆、芝麻、花生、谷物、扇贝、口蘑、香菇、羊肉、葵花子、瘦肉等。尤其是牡蛎，它是锌含量最高的食物，达到 1000 毫克／千克以上。通过食物补锌的量大约是男性 11 毫克／天，女性 8 毫克／天，一天不能超过 40 毫克。如果没办法通过食物摄取足够的锌，那就需要在医生的帮助下通过含锌的维生素或其他药物进行治疗。服用药物补锌时，如果就诊，应主动和医生说明，以免误用与锌产生化学反应的药物。

2. 补铁：应该多吃富含铁的食物，这些食物包括红肉（即表面呈红色的肉类）、家禽、鱼，菠菜、坚果、种子和杏干，尤以动物蛋白为佳因为人体吸收动物蛋白的能力比其他蛋白更强。其他富含铁的食物还有蛤、牡蛎和大豆。与此同时，还要多摄入有助铁吸收的食物，如富含维生素 C 的青椒、橙子、柚子、葡萄柚、猕猴桃和石榴。

3. 补碘：应该多吃富含微量元素碘的食物：干海带、紫菜、海鱼、海藻类及瘦肉、家禽、乳制品等。但是对于有甲状腺疾病的患者尽量少吃上述食物。近年来有甲状腺结节者增多，由于对其形成原因和发病机制不明，故以少吃含碘食物为宜。

4. 补硒：硒是体内重要的抗氧化物谷胱甘肽过氧化物酶的核心成分。老年饮食中硒必须充分，硒可以抗氧化、清除自由基，因此在抗衰老、抗癌中起一定作用。补硒时建议注意以下要点：主食是硒的重要来源，如富含硒的大米和各种杂粮；但不可过量补；过敏人群禁补；胃溃疡患者禁补。研究发现，维生素 E 和硒都对细胞膜有保护作用，可防止红细胞膜、肝线粒体膜等受过氧化反应损伤，防止细胞膜变性。还可使细胞核和染色体不受致癌物的伤害。因此，补硒时最好同时摄入适量的维生素 E。另外，使用富硒产品时应注意选择国家正式批准的有机硒；补硒应在饭前、酒前、服药前或睡前进行。最好的补硒食物是蛋类，一个鸡蛋含硒量约为 25 微克，成年人每天吃一个水煮鸡蛋就起很好的补硒作用。正常人一天补硒约为 50～200 微克。通过食物补硒时，首选的食品如下：

1）巴西坚果：是富含硒的首选食物，100 克巴西坚果约含 1917 微克硒。

2）牛肉：不仅富含蛋白质，而且每 100 克牛肉含有大约 25 微克硒。

3）鸡蛋：一个鸡蛋约含 25 微克硒和 17 微克槲皮素。

4）大蒜：含有丰富的槲皮素和硒，它有助于增强机体免疫力。槲皮素与硒有协同作用，它能提高细胞活力，减少细胞凋亡，对氧化应激引起的细胞损伤有协同保护作用，所以对细胞起保护作用。

5）燕麦：富含槲皮素和可溶性膳食纤维，它在补充能量和降低胆固醇的同时还能补硒。

6）南瓜子：每100克南瓜子约含27～39微克硒。

7）鲑鱼：是富含硒和槲皮素的海鲜，对心脏和肝脏的健康有益。

8）腰果和杏仁：每100克腰果含有30微克左右的硒。还含有丰富的槲皮素和单不饱和脂肪酸，是一种健康的零食。

9）荞麦：含有槲皮素、硒和可溶性膳食纤维，帮助降低胆固醇，保护心脏。

10）含硒丰富的蔬菜：上海青、耳菜、香菇、红薯、魔芋、油麦菜、芋头、菜心、空心菜、生菜、茄子、南瓜和各种菇等。菠菜富含槲皮素和抗氧化物质。根据中国营养学会推荐，成年人每天硒的摄入量至少50微克，它完全可以从日常饮食中获得，例如很多荤菜中均富含硒（表10-3）。食物补充不够时，应予硒的额外补充剂（如硒酵母等）。

表10-3　平时常吃的几种荤菜菜肴中的含硒量

菜肴名称	每100克含硒量（微克）
猪肾	157
牡蛎	87
鲜贝	57
鸭肝	57
小黄花鱼	55
带鱼	37
羊肉	32

总之，人体为了维持正常的功能状态，需要多种、适量的微量元素，微量元素缺乏（或堆积）会破坏机体的调节机制，导致衰老提早发生，所以控制环境不受污染，注意饮食平衡，并对体内微量元素做必要的监测和调整，使它们保持发挥最佳功能必需的浓度，消除或减轻微量元素的有害影响，这些都是延缓衰老的重要环节。

本章小结

矿物质在体内不能自身合成，必须从外界补充，食物是其主要来源。钠是体内细胞外液主要阳离子。正常老年人体内含钠总量约为 50 毫摩尔 / 千克。血清钠离子浓度为 150 毫摩尔 / 升，它维持了正常血浆渗透压 (280 毫摩尔 / 升)。钠主要来自食物，每天摄入量在 5～6 克左右。论述了钠的功能与调节。我国居民饮食中盐 (钠) 含量严重超标。分析了高盐对机体的危害。建议鼓励老年人减少饮食中盐含量，介绍了老年人减少盐摄入的方法与技巧。此外讨论了除钠以外其他 6 种常量元素钙、磷、镁、钾、硫和氯 (不包括以有机形式存在的碳、氢、氧和氮) 和 14 种必需微量元素：铁、铜、锌、钴、锰、铬、硒、镍、镉、氟、钼、锡、硅、钒的特点、功能及缺乏这些元素时的临床表现。提出老年人通过食物补充这些元素的主要方法。

第 **11** 章
水与老年健康

　　新陈代谢是生命的基本现象，新陈代谢的所有过程都必须有水才能进行，故水对维持生命至关重要。水是人体的主要组成成分。成年人体内水含量占体重的 60%～70%，老年人略低。它分布在细胞内外液和各个组织器官中。因此细胞膜、细胞质、血液、淋巴液、脑脊液、唾液、泪液、精液等均是由水组成。水不仅是维持人体健康的重要营养物质，同时也参与体内各种生化代谢反应及能量交换。没有水，营养成分不能被吸收、氧气不能被输送、废物不能被排出、体内的新陈代谢将无法进行。

　　水是体液的主要组成成分，体液包括细胞内液和细胞外液。细胞外液包括血浆和细胞间液。成人体液总量占体重的 60%，其中细胞内液约占体重的 40%，细胞外液约占体重的 20%。细胞外液中血浆约占体重的 5%，其余 15% 是组织间液，包括淋巴液、脑脊液等。体液总量的分布随年龄、性别、胖瘦而不同，老年人随着年龄增加体液总量逐渐减少，体液总量也随脂肪增加而逐渐减少，脂肪组织含水量约为 10%～30%，肌肉组织的含水量约为 25%～80%，因此肥胖老人的体液总量比一般老人少，容易缺水，感口渴，喝水较多。

　　细胞生存离不开水，细胞"浸泡"在水中才能存活并维持正常代谢。缺水、组织干燥是老化的主要表现，出现皮肤皱纹增多，皮下组织逐渐萎缩。因此从水代谢的角度说，人体衰老的过程就是失去水分的过程。人体如果失去体重15%～20%的水量，生理功能就会停止，继而死亡。如果机体缺水，消化液分泌减少，食欲下降，食物的消化能力减弱，血液的黏稠度增加，血液的流动减缓，血压上升，肾脏产生尿液减少，不能有效地将废物排出体外，如果大脑的供水不足，就会影响人的正常思维和认知。所以缺水时机体的新陈代谢发生明显障碍，组织器官功能下降。

水是构成人体各种细胞和组织的重要成分，各种生理活动，如营养物质的摄取和运输、体内各种生化反应的进行、废物排出、体温调节等等，都必须有水的参与，俗话说："人可三日无餐，不可一日无水"，此话真实地反映了水在人体生命活动中的重要性。很多百岁老人的长寿秘诀之一就是每天清晨饮杯水，白天经常要喝水。科学家的研究和广大老年人的实践均证明，每日摄取足够量的水是延缓衰老的重要方法之一。

第一节　水的生理功能和代谢

水是机体中含量最多的组成成分，是维持人体正常生理活动的重要物质之一。

一、水的生理功能

水有多方面的生理功能：

1.水是细胞和体液的重要组成部分，它作为载体在体内输送养料和氧气，将氧气和营养物质带入细胞，并向体外排出代谢废物和毒素。所以水是维持体液平衡的重要物质，构成机体稳定的内环境。

2.参与并促进人体新陈代谢：体内的消化、吸收、分解、合成、氧化、还原以及细胞呼吸等代谢过程等需要水参与。水本身也参与水解、水化、加水脱氧等重要化学反应。如果没有水，人体内的一切代谢都将无法进行。

3. 调节人体体温：水能吸收代谢多余的热量，通过排汗或呼出潮气形式调节体温，但是出汗过多，会引起失水，体温持续上升时如不及时补液，严重时就会出现生命危险。

4. 体内的润滑作用：水的黏度小，能起到润滑各个关节、脏器的作用，是一种能减少体内摩擦力的润滑剂。水还能使关节、脏器及组织细胞减少相互之间的冲撞，起到"减震"作用，减少对身体的伤害。

5. 促进机体工作效率：缺水比缺食物对人体产生更大的影响，人体失去 4%～5% 的水，工作效率下降 20%～30%，运动员失水 3%，就可使运动成绩下降。

6. 水是医疗上输液、输血、输氧三大法宝之一，对严重的高热、腹泻、脱水的病人，常用静脉输液，输入生理盐水及必需的药物，由静脉血管导入体内，迅速到达全身各处。当各种病原体侵入人体致病后，需要用药物消灭病原时，就需要通过水排出病原体及其代谢产物，此时给病人补充水分，以便产生足够的汗液和尿液，将死亡的病原体、代谢废物和多余的药物排出体外。

二、老年人的正常水代谢

1. 水的体内外交换：摄入与排出

摄入　正常成人每日摄入的水总量约为 2000～2500 毫升。

1）由摄入的食物（包括饮水）中获取大约为 2000 毫升。

2）由机体的代谢过程中产生"内生水"大约 300 毫升。水的吸收主要在小肠。

排出　正常成人每日排出机体的水总量约为 2000～2500 毫升。

主要经四个途径排出：

①从皮肤排出：通过蒸发和汗腺分泌，每日由皮肤排出的水分，大约为 500 毫升到 550 毫升，夏天更多。

②从肺排出：通过呼吸，每天排出约 300 毫升水。在空气比较炎热干燥时，由此失去的水分还会增加。

③从消化道排出：消化道分泌的各种消化液，含水量每天大约可达 8 升。

正常情况下，消化液将在小肠吸收，所以每日仅有 150 毫升的水通过消化液随粪便排出。但是腹泻、呕吐时，由于大量消化液无法正常吸收，所以将会丢失大量的水分，严重时造成机体脱水。

④从肾脏排出：经肾脏的排水量不定，常随体内水的多少而增减，从而调节机体内水平衡。正常时，每日可经肾小球滤出的原尿大约有 150～200 升。但是实际上每日排出的终尿却大约只有 1000～1500 毫升。这是因为肾小管将大部分滤出的水分又重吸收。

另外还有自己没感觉到的不感蒸发水的 850 好声（图 11-1）。

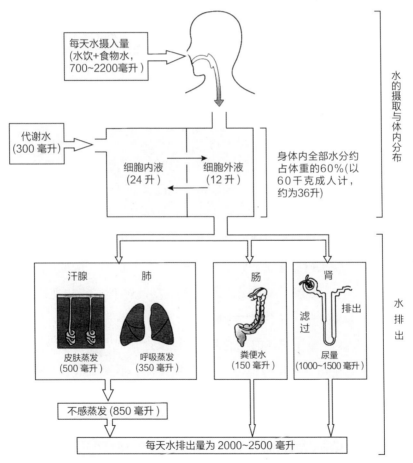

图 11-1　正常老年人每日水的摄入和排出（引自《病理生理学》第七版）

2. 水的细胞内外交换：水的转移

由于水分子很小，所以它可以自由地通过细胞膜，不受限制。水在细胞内外的交换方向，由细胞内外液的渗透压决定。当细胞内外液的渗透压一致时，水的交换将处于一种平衡状态。如细胞内渗透压升高，则水将向渗透压高处（细胞内）转移，水的这种交换作用，可以改变细胞内外液中组分的浓度值，从而影响体液在细胞内外的分布和有关代谢反应的进行。水在细胞间液与血浆之间的交换也不断进行。一般水在毛细血管动脉端渗出血管，毛细血管静脉端返回血管。水的渗出和回收，主要由血管内的压力和血浆胶体渗透压决定。当静脉压升高或血浆胶体渗透压降低（肝功能下降、心力衰竭等）时，将发生细胞间液回流障碍，从而导致细胞间液增多，机体出现水肿。

第二节　老年人的水代谢障碍

正常人体中，成人体内含水量为70%（老年人略低）；这些水分布在身体各处，血液里90%以上是水，肾脏含水量为83%，心脏为80%，肌肉为76%，大脑为75%，肝脏为68%，就连坚硬的骨头和牙齿，也含有22%的水。不论多么强壮的人，呕吐、腹泻、大量出汗都会造成体内脱水，人很快就会眼窝下陷、身体削瘦。脱水超过体重2%时，可产生口干、口渴、尿少；超过6%时，可发生头晕、心慌、烦躁、全身无力；超过8%～15%时，会出现昏迷、休克、酸中毒等；超过20%时，就会有生命危险。

人进入老年期，整个机体的功能都在逐渐衰退，尤其是含水量，在整个生命过程中，以老年期含水量最低，一般约为60%。不爱饮水与不喝汤者，其含水量在60%以下。含水量少，可以加速人体衰老的进程。WHO专家认为：人体内水分失衡是导致机体衰老的一个重要原因。老年人逐渐出现皱纹增多、老年斑、皮肤干燥、弹性降低、视力模糊、口干、便秘等等，主要原因是体内水分不足。人体水分不足，不但使皮肤和内脏加速老化，而且危害最大的是大脑。长期饮水不足会导致大脑的老化与萎缩，直接影响大脑的中枢神经系统功能。人的生命活动，可以说是围绕水进行的，人体老化，就是水分不足和丧失的过程。老年人容易发生脱水，其原因是老年人体内脂肪组织比例增大，约增加 30%，脂肪组织含水量（与肌肉组织比）少，再加上老年人排出的水分又多，机体衰老过程中肾小管对水的再吸收能力降低，因此老人容易发生脱水。

一、老年人的脱水

脱水是一种水代谢障碍性疾病。美国国家心肺血液研究所的研究发现，长期处于脱水状态的人慢性病的发病率高，衰老的进程快。在对一组 1.6 万名对象，随访 25 年的动态观察中发现，有慢性脱水者即使其血钠水平在正常范围内（135～146 毫摩尔 / 升），其心脑血管疾病、慢性呼吸道疾病、糖尿病、阿尔茨海默病等疾病的发病风险仍然增加 39%。有 50% 的概率其生理年龄大于实际年龄，这意味人体衰老的加速。如果血钠浓度进一步上升（提示体内脱水严重），则衰老的进展会更迅速。此外，如在慢性病的基础上饮水不足，会导致血液黏稠度增高，一旦血液变稠，先是血液循环受到影响，血液流动变慢，新陈代谢发生障碍，营养物质和氧不能及时运送，体内废物不能及时排出体外，从而加重了血管和心、脑、肾的负担，容易发生心、脑的供血不足和血栓形成。同时，眼睛、呼吸器官和肾脏等，因机体脱水可能出现视力模糊、眼睛干燥和气管炎、肾结石等表现。所以，老年人应该预防脱水。饮水量必须充分，多喝水是延缓衰老的一个重要措施。

水代谢障碍常常和钠代谢障碍同时发生或相继出现。老年人出现水代谢障碍时，其表现比较复杂。机体在失水时，一般同时失钠，但是两者丢失的比例不同，由此造成体内血浆渗透压和血清钠水平的变化，因此最常用的简单方法就是根据脱水病人血浆渗透压或血钠浓度对老人的水代谢障碍进行分析。水代谢障碍一般分成高渗性脱水、低渗性脱水和等渗性脱水。另外一种水代谢障碍为水中毒，它常常发生于有明显肾功能障碍少尿的病人，相对比较少见。至于水肿，那主要是由于水在血管内外的异常转移，水分布异常所致。

二、判断老年人脱水的简易方法

简便易行的办法是根据口渴、排尿次数、尿液量和尿的颜色来判断机体有无脱水。

1）口渴：口渴受口渴中枢控制，它是身体明显缺水的信号。要避免出现口渴，应主动喝水。

2）排尿次数和排尿量：在摄入水分没有明显变化的情况下，机体排尿次数和尿液量比平时减少时，提示水分摄入过少，机体可能出现脱水。

3）尿液颜色：水分摄入充足时，正常的尿液颜色为透明黄色或浅黄色。在没有其他疾病的影响时，尿液颜色加深，呈现不同深度的黄色时，机体可能摄入水分较少，存在脱水状态（图11-2）。

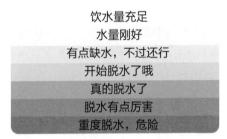

图11-2　根据尿液的颜色判断体内脱水状态（引自"百度"）

当然，在有条件的医院里会根据脱水患者的严重程度选择各种相应的临床化验和检查，以求进一步明确脱水的分型诊断。

第三节　老年人对水的需求和饮用水的选择

根据老年人水代谢的特点，老年人每天最好补充水1.5～2升，也就是500毫升的杯子3～4杯左右。为何一位健康的老年人每天喝水量最好约在1.5升？首先，人体内70%左右都是水，如果缺水机体则无法维持正常的新陈代谢。喝水适量的人比不喜欢喝水的人更容易保持健康。英国的研究表明，一天喝 5 杯水的女性患乳腺癌的发病率比不爱喝水的女性要低将近 50%。有人认为，当今世界上能够大幅度提高居民寿命、为人类健康做出贡献的措施，除疫苗外，就是饮用清洁水。人一天中的呼吸、排汗、排便等行为都会导致水分流失，因此一定需要补充足够的水分来维持水的出入平衡。机体脱水时最常见的症状就是口渴，但是老年人对口渴的敏感性明显降低，不能及时感受到口渴。因此在口渴出现前应随时补充适量的水分。有研究表明，当老年人每天摄入的水分达不到需求量时，会导致原来病情的进一步恶化。但是对有心肾功能不全的老年人来说，摄入水分过多，又会引发疾病加重或恶化，因此对这些老人建议每天饮水量要酌情减少，根据其尿量和病情按医嘱做适当调整。

一、老年人的饮水量和适宜的饮水时间

随着年龄的增长，老年人肾小管浓缩尿液的能力减退，再加上前列腺病变高发，夜尿次数增加，容易导致体内脱水。新陈代谢速率减缓，机体对水平衡的调节能力降低，并且对渗透压升高引起的口渴感不够灵敏，老年人常感觉不到口渴，因此不主动饮水。这时，需要家属或者护理人员及时反复提醒，并进行帮助。另外，对行动困难或担心尿失禁而控制饮水量的老年人应给予更多的主动关心，解除其后顾之忧，明白喝水的重要性。

正常老年人一般每天至少要摄入 1500 毫升左右的水才能维持机体正常的代谢，但具体的饮水量和气温，湿度，活动强度、个体差异等有关，必须因人而异。饮水以少量多次主动饮用为宜，不要一次性大量喝水。根据身体活动量，环境温度的升高以及劳动强度的增大等，可适当高速饮水量。必须指出，这里 1500 毫升 / 天的水是指除一日三餐之外额外需要补充的水。所以建议中老年人准备一个固定的喝水杯具，计算好用这个杯具如何喝水就能完成饮水量，根据自己的生活习惯、气温、出汗多少和活动情况将喝水分配在全天自己最方便的时间饮用。合理而充足的饮水，不仅可确保机体内环境的稳性，还能使机体具备最大的防病抗病能力；对于患各种慢性病的人来说，如果饮水量不足将会使病情进一步恶化；如果老年人长期缺水还有可能促进阿尔茨海默病的发生。此外，对健康老人来说，喝足量的水既不会使血液量增加影响血压，也不可能稀释血液使血糖降低，只是满足了机体对水的需求，使机体内环境处于动态平衡状态，更有利于防治疾病。

足量饮水虽然重要，那么是不是水喝得越多越好呢？当然不是，人体有一套非常精密的维持内环境动态平衡的机制，当喝水量超过机体的需要量时即会通过尿液排出体外，体内不会贮存过多的水，但过量排尿却会增加肾脏的负担，对肾脏产生不良影响，因此喝够身体需要量的水就好。老年人肾脏出现萎缩时，不宜多喝水。肾脏的肾小管对水分有重吸收作用，而肾脏萎缩时，对水分的重吸收作用减弱，如果仍大量饮水，则会加重肾脏的负担。因此老年人喝水量还要根据排尿量而定，部分慢性肾衰竭老年人随着病情的发展和加重，会出现少尿或无尿现象。此时，就需要严格限制进水。当然还要根据老人不同的饮水习惯，对不同个体的饮水量作适当调整。

对于饮水时间，老年人应抓住一天中人体最易失水、最需补水的时段喝水，使体内水代谢保持平衡，充分发挥水在人体的生理功能和防病保健作用。如早晨起床后空腹喝一杯水，它对身体有很多好处。人体每时每刻都在进行新陈代谢，即使在睡眠中也会排汗。早上起床后及时喝水，可以补充睡眠过程中失去的水分和尿液排出导致的水分丢失，并让细胞充分吸收水分，使肌肤饱满有弹性。此时摄入的水分很快就可以遍布全身，促进体液的循环代谢，帮助人体逐渐苏醒。经过一夜的睡眠，人体内摄入的食物已经接近消化完毕，而早晨及时补充水分可以清洗胃壁的食物残渣，有助于清洁胃肠道，并预防或缓解便秘的发生。心脑血管意外发生率（60%左右）最高的时段是清晨到上午9点左右，主要因为一个晚上通过呼吸、皮肤蒸发、排尿等平均排水约450毫升，因此早上机体缺水，血液处于高黏状态，体内高黏血症的高峰在半夜到上午10点之前，因此清晨起身后喝水可以帮助稀释血液，降低血液黏稠度，增加循环血量，从而避免血压波动，预防和避免心脑血管病意外发生。

至于起床后是先刷牙还是先喝水，可以根据个人的习惯而定。其先后顺序并不会影响人体健康。正常人的口腔本来就是一个有菌环境，里面有700多种、500多亿个细菌，等于是一个不分昼夜的超级细菌培养皿。这些细菌中有很多有益菌，保持着口腔中细菌的动态平衡。口腔中的细菌经过一个晚上，容易在牙齿上形成牙菌斑，只能用刷牙和牙线来清洁，水流并不容易将其冲刷干净。就算喝下去了细菌，也会被胃里的胃酸杀死，所以不必纠结于起身后先喝水还是先刷牙。需要强调的是早上适量喝水对身体有益。

餐前一小时适量喝点水也是适宜的。一般不会冲淡消化液，反而有助于消化液的分泌，增进食欲，促进消化。对于肥胖或超重的老人，饭前半小时喝点温开水，可以显著提高饱腹感，从而降低食欲，有利于减肥。另外在运动锻炼中和锻炼后适当补充水分可以防止引起体内水的不足，但是剧烈运动后不宜立即大量补充白开水（应该适量补充淡盐水或运动饮料）。曾经多次发生过长跑大汗以后立即喝大量白开水引起运动员发生"虚脱"或"休克"，这是因为大量出汗丢失的汗液中除了水以外，还丢失 0.5% 的盐（$Nacl_2$），盐中的钠离子是决定血浆渗透压的主要因素，大量出汗丢失大量钠离子，大量喝水又稀释血浆中的钠离子，钠离子是决定血浆渗透压的主要阳离子，出汗丢失钠和大量喝水稀释钠，使血浆渗透压急剧而明显地降低，血浆出现低渗状态，使与血管相邻的细胞内渗透压短时间内相对比较高，细胞内相对高渗，血浆中的水就往高渗的细胞内转移，细胞外液的循环血量急剧减少，血压下降，发生"虚脱"或"休克"。

应当特别强调的是，老年人千万不要等到口渴才饮水，老年人大脑中枢反应迟钝，对口渴不敏感。所以如果等到口渴时才饮水，那样就太迟了。健康老年人日常生活中应该养成随时喝水的好习惯，即使不太渴也要喝一点，等到嘴干的时候才喝水，说明身体已经处于脱水的状态了。为了减轻心肾的负担，一般情况下，每隔 2～3 小时主动喝水一次。喝水时不要大口畅饮，应该小口慢慢吞饮，防止高龄老人饮水时发生呛咳现象，为此，必要时可以使用吸管饮水。此外，老年人常常通过喝水吞服药物，这里提醒大家，如吃胶囊，不宜用热水，因为热水容易使胶囊黏在喉咙里，引起激烈咳嗽，甚至呼吸困难，请记得吃胶囊时先喝一口温开水，然后低头吞咽，使胶囊漂起来，不发生黏附，有利于吞咽，而吃普通药物时，抬头咽比较好。

二、老年人饮用水的种类和选择

老年人饮用的水以白开水为首选，即烧开的清洁水，最好用合格的净水器处理的水烧开，它比桶装水烧开后饮用更安全可靠。目前很多水源，特别是塑料容器的桶装水或瓶装水，都不同程度地含有微塑料或塑料微粒。据报道，每升桶装水约有 24 万个可检出的塑料微粒，它可随着喝水进入血液、心脏和大脑，但是我国广州医科大学 / 暨南大学的学者研究发现，只要将水烧开，再简单过滤，就可以去除 84% 的塑料微粒，这是因为水在加热煮沸过程中，随着水温从升高，水中塑料微粒的去除率从 2% 提高到 28%，水温增高到 100°时剧增到 84%，微塑料颗粒从 30 颗 / 微升降低到 4.8 颗 / 微升。减少的微塑料是从水中转移到水垢的沉淀中，这是因为水垢中的碳酸钙与微塑料发生了共沉淀。研究发现，每天通过用清洁的自来水烧开水喝，比用桶装水烧开喝，摄入体内的微塑料要少 2～5 倍。由此可见，用清洁的自来水烧开水作为日常饮用水是最合适的。

但是日常生活中免不了要喝一些其他的饮用水。目前市面上饮用水的种类繁多，有矿泉水、苏打水、茶叶水、柠檬水、各种各样的果汁等等，那么该如何选择呢？

1）最适合补充水的永远是白开水或矿泉水。喝水是为了满足基本的补水需求，因此，白开水和矿泉水无疑是补水的首选，不仅便宜还容易获得。特别是白开水，身体不舒服的时候或天气冷的时候，喝上一杯温水，更有益健康。

2）茶水、咖啡和柠檬水。对于茶和咖啡本章后面有专门的讨论。有人喜欢喝柠檬水。这是一种比较好的弱碱性饮料，对老年人的健康有益，但是对于胃酸分泌过多的人来说，不建议喝柠檬水，因为它会加重胃部负担。另外，这种饮料不适合加糖或者蜂蜜，否则喝后容易使人发胖，还可能影响对矿物质的吸收。

3）胃酸少或有高血压的人不适合喝苏打水。小苏打（碳酸氢钠）水除了价格比较贵外，里面含有的钠离子也会加重高血压症状，还会中和胃酸，让胃酸减少，因此高血压和胃病患者应慎用。

老年人饮水还应该注意：自来水没有烧开不喝、饮水机没有定时清洗的水不喝、桶装饮用水放置太久的不喝；反复烧开的水少喝。平时及时补水，不要等到口渴才喝水、尽量不用饮料代替水。晨起要喝水、吃咸了及时补充水、临睡前少量喝水。

日常生活中为了方便，瓶装水的饮用非常普遍，目前市售瓶装饮用水一般分为三大类：

1）蒸馏水：用蒸馏技术获取的水。这是一种无污染、无任何化学物质、微生物和矿物质的最纯的水，但是蒸馏水不含有任何微量元素，缺乏多种离子，它能吸收空气中的二氧化碳，产生碳酸，因此略偏酸性，当它进入人体后，会受体内的缓冲系统的作用，因此一般不会影响人体正常的酸碱平衡。但是它会轻度吸收肠道中的钙、镁、钾等离子，然后经尿排出体外，减少了它们的吸收。此水虽不理想，但是适量饮用没有问题。

2）矿泉水：真正的矿泉水应该顾名思义来自天然的山泉水或者天然的地下水，取材不易。它是一种富含矿物质的水，与蒸馏水比，它更能符合人体需要。但是这种天然的水源容易受到重金属的污染，取材、运输、制作过程如不规范，也会造成微生物污染或带入其他杂质。据美国环保署对市售矿泉水的调查结果显示，矿泉水中只有 55% 的品牌是真正山泉水；其他均是以自来水加几种离子或者对其水源和加工过程无法考证的水。我国市售瓶装水上标明矿泉水的不少，但是可靠者不多。不过有研究发现，某些矿泉水中含有可溶性单硅酸（偏硅酸），经常饮用这种水对防治老年人的动脉粥样硬化有一些好处。但是我们在选择此类矿泉水时应该注意偏硅酸含量以及同时含有的其他成分是否达标，国家标准规定偏硅酸含量大于或等于 25 毫克／升时才被称为偏硅酸矿泉水。

目前市售的"矿泉水"种类繁多，有的说水从山里来，看上去像矿泉水，但实际上是天然水，消毒以后灌到瓶子里；有的水里含有食品添加剂；当然也有一些是沙滤水或白开水……这些都与矿泉水没有关系。真正的矿泉水应该在配料表里可以看到国标为 GB8537。多喝矿泉水的好处是，矿泉水可以补充人体所需的微量元素，铁、锌、硅等，平时虽然它主要来源于食物，但水中的微量元素多以离子状态存在，更易渗入细胞被人体吸收。此外，矿泉水常呈弱碱性，可中和体内代谢产生的酸性物质，虽然这种作用非常有限。

3）纯净水：天然水经过各种过滤加工处理，清除各种有害的化学物质，保留了部分矿物质和微量元素，但含有少量的二氧化碳和氯。

比较上述几种水，显然是矿泉水更适合老年人饮用，矿泉水，是一种含有矿物质的水，其中会含有人体必需的微量元素。它是从地下深处自然涌出或经人工提取、未受污染的水。所以有条件时尽量提倡老年人饮用合格的矿泉水。

此外，选择饮用水时还必须强调指出，长期放置的桶装水或瓶装水除了存在细菌污染可能之以外，还可能存在以下问题：据研究，水分子呈链状结构，如果水长期处于不运动的静止状态，上述链状结构就会不断扩大、延伸，此时水就变成"死水"，也就是"衰老"的老化水。因此桶装水或瓶装水如放置时间太长，就不适合饮用，老年人长期饮用此类水，会加速衰老。

购买选择瓶装饮用水时，要请老年朋友注意以下几点：

1）只要瓶身写着纯净水、包装饮用水的，这些可能都是过滤后的自来水。

2）瓶身写着天然饮用水的，其水源大都是湖水。

3）只有注明 GB8537 的，这才是纯净无污染的水。

对于市面上的瓶装水，必须根据需要仔细选择。我们建议在家里安度晚年的老年人的饮用水还是应该首选自己家里的白开水，它是用经过滤的自来水煮沸后得到的水。白开水具有以下的优点：首先白开水中含有一定量的矿物质。自来水经加热沸腾后，既能够达到无菌要求，又能够改善水质的高硬度，同时也能够使水中的矿物质得到保留。其次，白开水经济实惠，制取简单，方便食用。而且应首选温热白开水，它有利于吸收和止渴。饮用水的温度，以温和的白开水最适宜，过烫的水（>65℃）会损伤牙齿，刺激咽喉、消化道和胃黏膜。食管黏膜正常耐受温度为40℃～50℃，如果超过65℃，则可能会造成损伤、溃烂等问题。虽然黏膜上皮有自我修复功能，但长期反复刺激可能会让黏膜在损伤的基础上诱发癌变。基于这些原因，国际癌症研究机构将高于

65℃以上的热饮归为 2A 类致癌物，这就是说，对人致癌性证据有限，但很可能致癌。反之，太凉的水又会造成胃部不适且容易造成血管收缩。外界流传再次烧开的开水有亚硝酸盐，这是事实，但是只要不是长期大量地饮用，不是反复烧开，它并不影响人体健康，因为该亚硝酸盐的剂量远远低于国家生活饮水的标准，不必担心它会致癌。

如果老年人喝水时实在觉得枯燥无味，那么除了可换饮淡茶水外，还可以尝试以下饮品：黄瓜汁水分非常丰富，而且是碱性水，好喝；还有不加糖、不加奶的天然椰子汁等等。

三、关于茶和咖啡

茶是老年人补充水的良好饮料。茶是世界上仅次于水、消费量第二的饮料。据估计，全球约有 30 亿人喜欢喝茶，即基本上每 3 个人中便有 1 人爱喝茶。我国是产茶大国，我国的茶叶按照制作工艺和品质特点大致分成绿茶、红茶、黄茶、白茶、黑茶、青茶（乌龙茶）等多种，各有不同的颜色和口味。目前已在茶叶内鉴定出 450 种以上的有机成分和 15 种以上的无机元素。有机物约占茶叶重量的 93% ～ 95%，其中，茶多酚占 15% ～ 30%，蛋白类占 20% ～ 30%，茶色素占 15% 左右，咖啡碱及茶碱占 2% ～ 5%，氨基酸类占 1% ～ 5%，维生素占 1% 左右，芳香类物质占 0.005% ～ 0.03%，还有少量的有机酸和脂质，这些成分决定了茶叶的色、香、味和营养水平。在这些生物活性物质中，茶多酚最受关注。研究显示，茶多酚具有抗氧化、抗炎、抑制细胞凋亡和调节表观遗传变化的作用，因此能延缓衰老的发生。我国研究茶叶著名的陈宗懋院士认为，如果一天喝茶一杯 300 毫升，它的抗氧化功能约相当于 220 毫升红葡萄酒；1100 毫升白葡萄酒；3 斤洋葱，从而保持身体健康，甚至他说：喝茶 1 分钟解渴；喝茶 1 小时休闲；喝茶 1 个月健康；喝茶一辈子长寿。四川大学华西公共卫生学院在世界著名医学杂志《柳叶刀》子刊发表论文认为，喝茶能够延缓衰老。如果每天喝茶 3 杯，相当于 6 ～ 8 克茶叶，人体的衰老速度最低，抗衰老效果最佳，其主要原因是茶叶具有清除体内自由基的作用，减轻自由基对机体造成的脂质过氧化损伤，从而延缓衰老。

"湖南 99 健康网"总结了老年人经常喝茶的众多好处，它对机体的防病和延缓衰老起重要作用：

1. 对机体维持酸碱平衡有一定作用。茶水能在体内迅速被吸收和氧化，产生浓度较高的碱性代谢产物，从而能及时中和血液中的酸性代谢产物，茶叶含咖啡碱、茶碱、可可碱、黄嘌呤等生物碱，是一种优良的碱性饮料。

2. 有助于对抗自由基产生的氧化损伤。茶叶中的主要成分茶多酚具有很强的抗氧化性和生理活性，是人体自由基的清除剂。有实验研究显示，1 毫克茶多酚清除体内过量自由基的效能相当于 9 微克自由基清除剂超氧化物歧化酶（SOD）。也有实验结果表明，茶多酚的抗衰老效果要比维生素 E 强 18 倍。

3. 利尿作用。茶叶中的咖啡碱可刺激肾脏，促使尿液迅速排出体外，提高肾小球滤过率，减少有害物质在肾脏中滞留的时间。咖啡碱还可排除尿液中的过量乳酸，有助于使人体尽快消除疲劳。

4. 有助于提神醒脑增强记忆力。茶叶中的咖啡碱能促使人体中枢神经兴奋，增强大脑皮质的兴奋过程，使人精神振奋。此外，老年人随着年龄的增加，记忆功能逐渐减退，喝茶可以帮助老年人提高记忆力。韩国的研究发现：绿茶提取物和左旋茶氨酸能够改善有轻微认知损伤病人的记忆。

5. 改善脂肪代谢。茶叶中的咖啡碱、维生素 B_1、维生素 C 都能提高胃液的分泌量，可以帮助消化，增强分解脂肪的能力。茶中含有的芳香族化合物也可以溶解脂肪，防止脂肪在体内积滞。美国心脏协会刊文认为，喝茶与好胆固醇高密度脂蛋白（HDL）的代谢密切相关，每天 3～4 杯茶（约 220 毫升/杯）在一定程度上能减缓 HDL 功能的退化，从而对血管起保护作用。

6. 对人体胰岛素分泌的影响：最近中国临床床药理学杂志发表论文，提出喝茶 1 小时和 2 小时后普洱茶中含有的益原素茶晶能够影响高血糖患者糖耐量和增加胰岛素分泌，因此茶叶在防治 2 型糖尿病方面有潜在性应用价值。

7. 预防和治疗辐射伤害：茶多酚及其氧化产物具有吸收放射性物质的能力。有临床实验证实，对肿瘤患者在放射治疗过程中引起的轻度放射损伤，用茶叶提取物进行治疗，有效率可达 90% 以上；茶叶提取物对放射治疗引起的白细胞减少症治疗也有一定效果。

8. 有利于心理健康：喝茶是改善整体心理健康的一个有效方法。在 42093 例日本人中进行研究发现，喝绿茶者心理疾病比较少，喝茶的这种积极作用也同样在一项 1058 名日本老年人的研究中得到证明。而且还发现，精神分裂症的治疗中，茶氨酸可在一定程度上减少焦虑和其他症状。

但是老年人喝茶应该要选择品种，例如，张伯礼院士认为茶有茶性，从养生的角度考虑，应该根据其特性在不同的季节选择喝不同的茶效果更佳，如绿茶是凉性，夏天喝；红茶是温性的，适宜冬天喝；菊花防燥，秋天喝；花茶醒脑，春天喝；普洱茶是泻浊胖人喝。喝对了茶，才能达到养生和延缓衰老的目的。不过应该注意有些情况不宜喝茶，如晚上睡前饮茶，因茶有兴奋神经的作用，会影响睡眠。饭前空腹饮茶，肠胃吸收过多的咖啡碱，可能会出现心慌、尿频等不良反应；若饭后立即喝茶，茶叶中的鞣酸可与食物中的铁结合成铁盐，降低铁的吸收。神经衰弱者、心动过速者，饮茶量应适当减少。服药后不宜饮茶，因为绿茶中的鞣酸会与很多药物结合产生沉淀，阻碍吸收，影响药效。有冠心病、肺心病、高血压的老年人，喝茶太多，会产生胸闷、心悸等不适症状；肾功能不全者因要限水，也不宜饮茶过多。

总之，给老年人补充水时，白开水或者纯净水基本可满足需求。如果平时喜欢喝茶，则建议根据季节选择不同的茶叶，根据季节来养生。但是不管喝什么茶，以淡茶最佳。每次泡茶使用的茶叶量以 2 克左右为宜。

这里再谈谈咖啡。目前咖啡已经成为人们日常生活中的一种普通饮料，也很受部分老年人的青睐。据《Science》杂志报道，全世界平均每天消耗 22.5 亿杯咖啡，把这些杯子连起来竟能绕地球 7.5 圈！咖啡的发现据说是源于非洲埃塞俄比亚，当地人发现羊吃了咖啡树后变得十分兴奋，后来知道咖啡含有使大脑兴奋的物质咖啡因，由此开始，咖啡就成了人们喜爱的一种饮料。目前大家常喝的咖啡种类不同，咖啡因含量也不相同，例如一个中杯（约 420 毫升）美式咖啡约含咖啡因 150 毫克，拿铁含咖啡因 142 毫克；红茶拿铁

75 毫克（单红茶 43 毫克）等。此外，咖啡还含有阿魏酸、生育酚、黄酮类化合物等多种成分，它们具有抗氧化应激、抗炎症、抗凋亡、促进新陈代谢、提神醒脑，有助于大脑健康，具有一定的缓解头痛、改善心情的功能。一般喝咖啡后 15～45 分钟对大脑影响最大，作用大约持续 2 小时。摄入 200 毫克咖啡因（大约一杯咖啡）可增强其对 24 小时前所学知识的记忆能力。每天如果喝咖啡进入体内的咖啡因不超过 400 毫克，则对身体无害，反而可能具有降低患阿尔茨海默病的风险。常喝适量咖啡还有促进代谢、减少肌肉疲劳、利尿、助排便、养胃、助消化的作用。还能减低糖尿病、帕金森病和结肠癌发生的可能性。咖啡具有护肤美容的效果，咖啡中还含有一种亚油酸物质，在进入身体之后，能够有效地加快血液循环，促进新陈代谢，排出有害物质，使肌肤得到很好的营养供应，富有弹性，达到护肤的效果。咖啡能增强血管弹性与收缩，加快血液流动速度，防止血栓的形成。它还可促进体内静脉回流，增强新陈代谢。至于咖啡的减肥作用，虽然有些效果，但是一定要有其他减肥措施配合，而且这种作用喝无糖的黑咖啡才较明显。《欧洲预防心脏病学杂志》发表的研究证明，每天喝 0.5～3 杯咖啡与偶喝咖啡 / 不喝咖啡者比较，前者全因死亡率下降 12%，心血管病死亡风险下降 17%，中风风险下降 21%。显然喝咖啡者心血管健康状况更优，但是前提是它们所喝的咖啡一定是无糖低咖啡因咖啡和现磨的咖啡，不是速溶咖啡。

但是咖啡也有一些对机体不利的作用，它在使人兴奋的同时增加心率，升高血压，影响情绪。特别在过量饮用以后，有时会出现心跳加快、心律不齐，这是由于咖啡产生的轻度兴奋作用所致，这种兴奋作用在一定程度上，能够起到提神醒脑的作用，但如持续时间比较长，有时会使大脑长时间处在兴奋的状态，继而影响睡眠，导致睡眠质量变差。这是因为平时大脑的神经元表面有一种特殊的腺苷受体，它与配体腺苷结合后就会使人发困、想睡觉，由于咖啡因的化学结构与腺苷类似，因此它就会和腺苷争抢与受体结合，一旦咖啡因抢先与受体结合了，就阻止腺苷与受体结合，因此发困消失，影响睡眠。但是每个人对咖啡因的敏感性是不一样的，这主要是因为肝脏中有一种与咖啡因分解相关的酶，每个人体内此酶的数量和活性都不相同，因此咖啡因分解代谢的速度就不一样，有人喝咖啡后没有什么反应，但是有的人却很敏感，喝少量咖啡就会出现心跳加快、血压升高、手抖动甚至失眠等。此外，咖啡属于刺激性饮品，它含有单宁酸，进入肠胃之后，会刺激胃肠道，导致胃酸大量的分泌，对于原有胃肠道病变的老人容易引起肠胃不适。至于喝咖啡引起钙流失的问题，存在不少误解，其实喝一杯咖啡流失的钙仅是 2～3 毫克，只要加一点牛奶就补回来了。只有长期饮用过量，才会导致体内的钙质流失速度加快，对于老年人来说，如体内钙质流失加快，可能会诱发或加重骨质疏松，增加骨折风险。每天摄入咖啡因的安全剂量约为 400 毫克，大约 5 杯 150 毫升的咖啡，所以如果短时间内连续喝咖啡三杯以上，有人会出现情绪紧张，焦虑，呼吸短促等现象，一天喝 10 杯以上则会引起头晕耳鸣，血压升高，心律失常等中毒现象，严重者甚至可能会导致神经错乱。当然咖啡因对机体的影响取决于不同个体的敏感性、喝咖啡的习惯、摄入咖啡因的数量以及其他如遗传、体重、年龄、药物使用和健康状况等多种因素。

国内曾经在 20 家主流品牌的现制、现售咖啡中全部检测出 2 A 类致癌物"丙烯酰胺"，但因其含量非常低，故在通常饮用的咖啡数量中不可能对人体健康造成明显的危害。老年人如爱喝咖啡，不宜喝得过多，美国食品药监局（FDA）和加拿大健康协会推荐一天最多不要超过 400 毫克咖啡因的摄入，转换成咖啡大约相当于 4～5 小杯或 8～9 杯红茶。咖啡长期摄入过量，会产生一定的成瘾性和依赖性，从而形成不喝咖啡，就出现焦躁的感觉。此外，老年人不宜喝浓咖啡，喝咖啡不要加糖；如果要求高一点，则以低咖啡因咖啡较佳，现磨现制，少加咖啡伴侣。

喝咖啡的时间可以根据个人习惯安排选择，但是一般来说，早上刚起床时不宜喝咖啡，因为此时体内皮质醇水平较高，皮质醇对机体的兴奋作用与咖啡类似，所以此时相当于已经喝了一杯天然咖啡，到上午 10 点左右，皮质醇开始下降，喝杯咖啡可以提神醒脑，然后，皮质醇水平在中午 12 点、下午 1 点、晚上 5～6 点又会增加，此时最好不喝咖啡。由于咖啡因的半衰期大约是 4 小时，也即喝咖啡4小时后，有一半咖啡因已经分解代谢，其浓度减半。因此为了防止咖啡影响老年人晚上睡眠，下午3点以后最好不再喝咖啡。当然有以下症状的老人建议不要喝咖啡：睡眠障碍、咖啡过敏、高血压和冠心病、骨质疏松、肠易激综合征患者等。

本章小结

　　体内水的总量约占体重的60%，细胞内液约占40%，细胞外液占20%。细胞外液主要包括血浆和组织间液（淋巴液、脑脊液等）。正常老年人每天进出水量为2000～2500毫升左右。老年人的水代谢障碍中脱水最常见。脱水分为高渗性、低渗性和等渗性三种，但以前两种最多见。水中毒也是一种水代谢障碍，但相对较少，常发生在肾功能障碍少尿时。正常老年人对水的需求在1500毫升/天左右。老年人对口渴不敏感，故应该及时提醒补充。补充的水以温热的白开水和淡茶水为主，讨论了茶和咖啡对老年人健康的有益作用和饮用时的注意事项。比较了目前市售多种瓶装饮用水的优缺点。

第12章
调整老年饮食，延缓衰老进程

  影响衰老的因素很多，它们所起的作用各不相同，据 WHO 和中国老年学会调查结果显示，在百岁老人的长寿原因中，大约 15% 取决于遗传因素，10% 社会因素，8% 医疗因素，7% 气候因素。其余 60% 受生活方式影响，取决于老人自己。因此目前已知，生活方式的改变在延缓衰老中占重要地位。最近美国功能医学研究所的一项研究发现，通过改变生活方式可以影响老年人体内 DNA 甲基化，从而延缓衰老的进程。生活方式又与饮食关系十分密切，因此调整老年人的饮食结构，鼓励老年人吃科学、合理的平衡饮食是延缓衰老的重要环节，而且在这一点上完全可由老人自己控制掌握。加拿大学者在对 135，335 名 35～70 岁的个体进行饮食等方面全方位调查 7.4 年，然后在权威医学期刊《柳叶刀》发表论文认为，饮食中过高的碳水化合物摄入与全因死亡率增加有关，总脂肪和各种不同种类脂肪的摄入与全因死亡率降低有关，基于这些发现，他们建议日常生活中老年人应该适当控制碳水化合物的摄入量，增加蛋白质、总脂肪和不同种类型脂肪的摄入量，以降低全因死亡率，在控制碳水化合物摄入的同时，应适量补充糙米和全麦面包等，同时减少动物来源的脂肪和蛋白质的摄入，增加植物来源的脂肪和蛋白质的摄入，如橄榄油、坚果等，再加上适量的膳食纤维（蔬菜、水果等），以促进肠道健康。这些建议值得我们在构建老年平衡饮食时参考。

　　膳食营养是维持机体生命活动的基础，营养是否科学、合理、均衡与健康密切相关，因为它为机体维持各种正常的生理功能提供基础，对衰老的进程起重要影响。随着国民经济的快速发展，我国居民生活水平不断提高，平均寿命不断延长，中国人的饮食模式正从以吃饱为主的高热量、低营养密度的"饱腹模式"向注重各种营养平衡的低热量、高营养密度的"营养模式"转变。为此老年人应该尽量贯彻我国新版膳食指南中大力倡导的平衡饮食，以其为指南，调整优化老年饮食结构。不仅要"吃好"，而且要"吃对"。

　　根据本书前面各章的讨论，总结起来，老年人每天（能量消耗 2000 千卡路里左右）理想的平衡饮食大致应该包括如下内容（总量 / 天）：

　　1. 碳水化合物至少 3 克 / 千克体重，总量在 200 克 / 天左右。如以全谷物为主，除了米饭、面条、馒头外，一定要增加小米、荞麦、玉米、薯类（土豆、红薯）等粗粮。总量里包括全谷和杂豆 50～150 克，薯类 50～100 克。

　　2. 蛋白质 1.0～1.5 克 / 千克体重。总量 60～100 克 / 天左右。包括动物蛋白和植物蛋白。动物性蛋白如动物瘦肉（120～200 克）、畜禽肉（40～70 克）、蛋类（50 克）、水产类（40～75 克）、奶类（300 毫升以上）等，植物性蛋白如各种豆类（大豆、坚果 25～35 克）和豆制品（10 克）。一般以优质动物性蛋白为主，蛋奶、鱼肉，尤其是深海鱼为首选。几种主要蛋白饮食中蛋白质的折算方法如下：100 克白肉含蛋白质约 16～18 克；100 克红肉 20 克；一个鸡蛋 6 克；100 毫升牛奶 3 克）。北京协和医院于康教授总结补充优质蛋白每天最好要做到四个二：二袋牛奶（早晚各 250 毫升 / 袋，二个水煮鸡蛋（一个全蛋，一个蛋白）；二两瘦肉（大约相当于手掌大的肉 2 块），二两豆腐（肥皂大 2 块）。

　　3. 脂肪 0.7 克 / 千克体重，总量约 36～80 克。包括优质食用油 25～30 克（约两汤匙），以及其他含 Omega-3 不饱和脂肪酸丰富的优质脂肪。

　　4. 蔬菜 300 克，水果 200～350 克（2 个拳头大），盐 <5 克，食糖 <25 克，反式脂肪酸 <2 克，水 1500 毫升。不提倡饮酒，如果一定要喝，一天饮用的

酒精量＜15 克。

我们应该耐心地向老年人推荐平衡饮食，平衡饮食的核心内容可以概括为：吃得"杂"、控制"量"。无论是碳水化合物、脂肪还是蛋白质均应该多样化，在控制数量的基础上注意食物搭配，这种搭配既出现在每一餐中，也应该体现在每一天的饮食里。例如：

1.各种营养素应该均匀分配在一日三餐中，每一餐中均有各种营养素的搭配，但是每一餐中又有摄入食物的重点。例如受很多人推崇的一个营养搭配原则即"早吃碳水、中吃蛋白、晚吃维生素"。这并不是说，早上仅吃碳水化合物，它只是表示在食物搭配时，早餐的碳水化合物可以略微多一些。（其他各餐也一样）。

2.蛋白质和碳水化合物的搭配：蛋白质和碳水化合物的搭配可以提供人体所需的大部分营养素，同时还可以增加饱腹感，控制饮食量。例如，鸡胸肉配以糙米饭、豆类配以全麦面包等。

3.维生素 C 和铁的搭配：维生素 C 可以促进铁的吸收，因此在摄入含铁食物（如红肉）的同时，可以同时摄入富含维生素 C 的食物，如绿叶菜柑橘类水果、番茄、红辣椒等。

4.蛋白质和 Omega-3 脂肪酸的搭配：Omega-3 不饱和脂肪酸可以增强蛋白质的吸收和利用，因此在摄入蛋白质的同时，也应该适当搭配富含 Omega-3 脂肪酸的食物，如三文鱼、橄榄油等。这些食物本身也富含优质蛋白。

5.膳食纤维和水的搭配：富含膳食纤维的食物需要搭配充足的水分摄入，以促进食物的消化吸收，避免便秘等问题。例如，食用燕麦需要搭配充足的水分。

与此同时，优化老年饮食结构时还应注意：

1.碳水化合物：每天应该有适量的碳水化合物作为主食，但是数量上应该压缩，在常规食用的细粮总量中增加粗杂粮比例。按中国食品安全网发布的信息，以下九大类食物可供选择作为健康主食，它们依次为燕麦片、紫米、小米、荞麦面、全麦的意大利面、豆类、山药、芋头、薯类和甜玉米。

近年来在饮食的"营养模式"中主食已经不一定是传统的碳水化合物，完全可以被蛋白质等其他营养素替换，如果吃了其他食物已经有饱腹感，那么完全可以少吃碳水化合物，所以所谓"主食"，顾名思义实际上是用餐中的主要食物，并不一定限制为碳水化合物。

2. 优质蛋白质：老年人因咀嚼功能较差、消化吸收减弱，因此摄入的蛋白质应该比年轻人多一些，而且以优质蛋白为首选，如蛋奶类、鱼肉、白肉（瘦肉）等，每餐蛋白质要有一定的丰度（即种类要多），一天蛋白质的总量应该均匀分布于三餐。

3. 优质脂肪（食用油是主要的）多用含不饱和脂肪酸 Omega-3（EPA、DHA）丰富的脂肪如深海鱼等，制备菜肴时最好将多元不饱和脂肪（如茶籽油等）和单元不饱和脂肪（如橄榄油等）轮流换着吃，这样比较能均衡摄取各种优质的必需脂肪酸。

4. 蔬菜水果要新鲜，以当季（少吃反季的）水果蔬菜为主。颜色丰富多彩，多食深绿色或深颜色蔬菜（占蔬菜 2/3）。各种蔬菜水果品种经常轮流食用。保证足够、全面的维生素和膳食纤维的摄入。

5. 坚持饮食中的少盐（＜5 克 / 天）、少糖（＜25 克 / 天）、禁烟、限酒。

6. 每天摄入的食物品种 12 种以上，一周 25 种以上。素菜和荤菜（最好1∶1）的比例适当。肉类里红肉和白肉都有，但以白肉为主。蔬菜每天至少3～5 种，深颜色的蔬菜占 1/2 以上，而且要持之以恒。食物多样性，不仅仅体现在同一类食物的多品种，如蔬菜，应该吃青菜、萝卜、番茄等各种菜；更重要的是应该体现在各种营养素的多样性，它们应该在每餐饮食中有均匀合理的分布。食物的多样性实际上就是增加食物的"丰度"，也就是要吃得"杂"，而且它最好体现在每一次用餐中，特别是蛋白质，因为它是"用完即走"的，这就是说用餐后，蛋白质经过消化变成氨基酸，各种不同的氨基酸合成新的蛋白时，没有被利用的就排出体外，不可能等到下一餐再利用，因此每一餐蛋白质均应该有一定"丰度"，这样不仅使蛋白质的营养供应更全面，而且能更好地提高蛋白质的利用率。

最近，美国哈佛大学医学院在探讨延缓衰老时强烈推荐十大食物，包括：

①莓果，如草莓、蓝莓、黑莓等具有多种颜色的果实，这些颜色主要来自花青素、多酚、维生素 C 等抗氧化物质，具有提高机体免疫力、抗炎、抗衰老等多种作用。②藜麦，它富含 9 种人体必需氨基酸，如果作为主食摄入不仅可以控糖、控脂，而且还能补充维生素 D 和多种矿物质。③核桃，它富含不饱和脂肪酸，并具有抗炎症特性。④十字花科蔬菜，如西兰花、花菜、萝卜等，他们都含有芥子油苷的含硫化合物，不仅能抗氧化，调节机体的免疫功能，还能在预防肿瘤中起一点辅助作用。⑤鱼类，特别是深海鱼，它们含有优质蛋白和优质的不饱和脂肪酸，起抗炎和抗衰老作用，而且机体自己无法产生和合成，一定要靠外界补充。⑥燕麦，一定要是完整的全燕麦而不是速食燕麦，因为后者的升糖指数比前者高。全燕麦含有丰富的膳食纤维，能起控糖、减脂、促进肠道有益菌生长，还含有维生素 B 和多种矿物质。⑦豆类，能促进人体新陈代谢，补充维生素，延缓衰老，每天吃点大豆或一杯无糖豆浆。⑧橄榄油，是最健康的脂肪，含有丰富的天然抗炎物质 Omega-3。⑨茶，富含茶多酚，它是天然的良好抗氧化剂。⑩低糖酸奶，补充钙、益生菌、提高肠道健康，从而提高机体免疫力。这些食物大都取材方便、营养丰富，对提高机体免疫力、延缓衰老有重要作用，值得老年人调整饮食时做参考。

老年饮食中各种营养素占体重的百分比见表 12-1，其重要性及补充的轻重缓急，有人提出可以用"营养规律金字塔"来总结（图 12-1）。

表 12-1　饮食中各种营养素占体重的百分比（引自"知乎"）

人体所需营养素	占体重百分比
蛋白质	15～18%
脂肪	10～15%
糖类	1～2%
维生素	微量
矿物质	3～4%
水	55～67%
膳食纤维	极微量

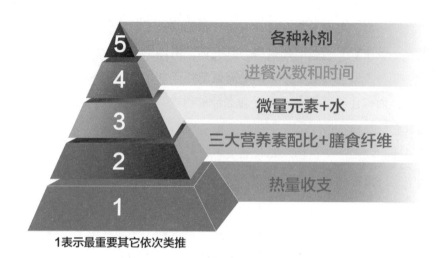

5 各种补剂

4 进餐次数和时间

3 微量元素+水

三大营养素配比+膳食纤维

2

热量收支

1

1表示最重要其它依次类推

图12-1 营养管理金字塔(引自"知乎")

　　围绕优化后的老年饮食结构，还必须认真仔细地抓好老年饮食中的其他环节，在科学合理地调整老年人的平衡饮食的同时，应该有意识地培养老年人养成科学、合理的良好饮食习惯。饮食习惯不当也会加速衰老。老年人应该多吃低热量饮食，每餐吃七分饱。少吃外卖，减少进饭店吃饭的次数。进餐时间有规律。进餐时按照先喝汤，吃点菜(肉)，然后吃主食的顺序，细嚼慢咽。制备给老年人吃的食物温度要适当。进餐前后保持轻松愉快的情绪，不生气，不做影响消化吸收的事情。老年人还应该学会阅读食品标签，以利于自己能主动选择健康的优质食品。应该学会对食物进行科学合理的正确烹饪加工方法。尽量多用蒸煮炖和凉拌，少用煎炸和烧烤。改变烹饪时常规用油炒菜的习惯，为减少反式脂肪酸的产生，如炒菜，使用酱油、味精、鸡精的习惯最好改成关火出锅时再加。改变老年人厨房里的一些不合理做法，如炒完菜立即关闭吸排油烟机；用剩油炒菜，炒完一个菜如不刷锅继续炒菜，以致吸入或摄入有害颗粒和致癌物质。炒菜时菜中的水不沥干以及炒完菜立即用冷水洗刷热油锅，此时锅中的水迅速蒸发也会造成PM2.5值迅速上升，长期大量吸入对机体造成危害。食物烹饪、加工过程中，使用餐具、容器时应该警惕接触有害物质造成污染、如塑料微粒、霉菌等，如随食物摄入，可导致疾病，加速衰老。日常饮食中应该鼓励老年人参与食物制备并陪同老年人进餐，有利于延缓衰老。

从日常饮食中摄取的营养是维持机体生命活动的基础，各种营养成分是否均衡与健康密切相关。随着年龄的增长，身体功能存在不同程度的衰退，因此对于老年人来说，努力做到饮食科学合理、营养充足均衡，饮食习惯良好，这样才能增加机体的抗氧化防御能力和免疫功能，减少疾病的发生，有利于控制慢性病的发展，对于延缓衰老有重要意义。为了延缓衰老，纠正日常生活中的各种不合理的饮食习惯，采用科学合理的平衡饮食，可以从任何时候开始，据著名的《Nature》杂志子刊《Nature Food》报道，老年人即使在 70 岁高龄时开始对不健康饮食模式做出改变，长期坚持，那还是会延长预期寿命，男性和女性的寿命分别可延长 5.4 岁和 5.0 岁。所以为了延缓衰老，争取长寿，只要你愿意调整自己的饮食结构，任何时候开始都不晚！

延缓衰老是一项"系统工程"，要从多方面着手，除了科学、合理的平衡饮食以外，个体化的适量运动、高质量的充足睡眠、愉悦开朗的心情、有规律的慢生活等都很重要，它们可以通过不同的途径对提高老年机体的免疫力起协同作用，从而更好地预防疾病或者协助机体控制和减缓慢性病的进程，达到延年益寿、延缓衰老的目的。本书强调的调整饮食的方法虽然环节不少，但是只要重视起来，每位老人都可以在家里仔细琢磨，逐步实施，只要你开始，任何时候都不晚，它可以帮助我们在增龄过程中不断保持健康，延缓衰老，青春常驻！

老年朋友们，留给我们的时间不多了，立即行动起来，调整我们的日常饮食，通过科学、合理、健康的平衡饮食来延缓衰老。"好好吃，慢慢老"！祝大家晚年生活更加快乐、精彩、幸福！

附录
老年饮食中的若干热点问题

当前，社会上出现许多与老年饮食有关的热点问题，为了使老年人对科学合理健康的"平衡饮食"有正确认识与理解，走出老年饮食中的某些认识"误区"，帮助老年人辨别和选择常见的各种特殊食品，特在本书最后对目前老年饮食中的若干热点问题提出作者的看法和建议，供老年朋友参考。

一、老年饮食要"清谈"和老年人吃肉问题

老年饮食宜"清淡"，但是对"清淡"要有正确的理解。强调老年饮食要"清淡"，主要是指老年饮食要少盐、少油、少糖，帮助机体减轻负担，但是与此同时不应该排斥优质蛋白、优质脂肪、维生素和膳食纤维等的适量摄取。食物烹饪方式应以蒸煮为主，少用煎炒、油炸。清淡饮食同样应该重视各种营养素的合理、平衡的搭配和摄入。简单说，无论什么饮食，"减轻负担"和增加营养必须平衡，必须同时进行，否则机体就缺乏组织和器官系统再生和修复的原材料。民间流传的一句俗语对老年人的合理饮食有一定启发："一把蔬菜一把豆；一个鸡蛋加点肉；五谷杂粮都吃够"。为了饮食"清淡"，老人长期吃素、不吃或少吃肉，这是一种不合理的饮食习惯，也是一种不健康的非平衡饮食。长期吃这种饮食，不仅会引起营养不良，而且对机体造成一定危害：

1.缺乏组织修复再生的原材料：蛋白质是机体各组织器官的构成基础，也是免疫系统修复的原材料，因此如果长期吃"清淡"饮食，缺少优质蛋白的摄入，就会严重地影响机体器官、组织、细胞的修复和再生，促进器官功能障碍，机体免疫力明显下降。同时神经介质合成发生障碍，影响神经传导功能，产生精神情绪障碍，导致智能低下，促进衰老进程。

2.容易出现脂肪肝和胆囊结石：经食物吸收到血液里的脂肪，需要载脂蛋白运输，长期不吃肉，合成载脂蛋白的原料就会缺乏，肝脏里的脂肪运不出去，就会在肝脏里堆积，形成脂肪肝。摄入的油太少，胆汁分泌不通畅，开始时胆囊容易出现结晶，然后有胆囊结石形成。

3.增加糖尿病、癌症发生风险：素食内容是以谷物、豆类、根茎类食物为主，富含碳水化合物，属于高 GI 食物，长期大量摄入形成体内的高糖负荷状态，促使胰岛素大量分泌，时间长了，促进糖尿病形成，还会形成胰岛素抵抗。此外，长期摄入这种高 GI 食物，导致体内"胰岛素样生长因子"（IGF-1）分泌增加，促使体细胞分裂增多，细胞突变、癌变的概率也随之加大。

4.容易出现肌少症和骨折：素食在消化道分解后，虽然形成部分不完全蛋白——植物蛋白，但是其氨基酸结构与人体需要有一定距离，利用率比较低，无法被身体充分利用形成肌肉，因此容易出现或促进老年人的肌少症。长期不吃肉，合成骨骼肌的蛋白质缺乏，骨骼肌合成减少，骨骼缺少肌肉的保护，老年人在走路、锻炼时或不慎摔跤后很容易骨折。

5.可能出现贫血：各种肉类特别是红肉，含有很多蔬菜里没有的维生素 B_{12} 和铁，它是合成血红蛋白的重要原料，如果长期不吃肉，摄入的蛋白和铁均明显减少，血液中红细胞生成的主要成分血红蛋白减少，红细胞生成发生障碍，形成贫血。

6.容易缺锌：老年饮食中如以植物性食物摄入为主（例如长期吃素者），由于植物性食物中含有比较多的植酸，在体内，植酸可与锌结合，影响小肠对锌的吸收，此现象在以植物性食物为主的国家中获得证实，如南美、印度不少素食的居民有锌摄入不足，血清锌浓度仅为正常人的 2/3，并出现贫血等表现，给这些患者补充锌后疗效明显。因此以素食为主者应该注意锌的补充。

总之，老年人不该长期素食，应该适当多吃一些肉。在有些老年人中，一提到吃肉，有人就可能把吃肉与吃脂肪等同起来，这是不对的。因为吃肉主要是补充优质蛋白，当然同时也摄入一些优质脂肪。近年来的调查发现，有些长寿老人都爱吃红烧肉，而且经常吃，但是并没有明显的高血脂和冠心病。红烧肉中不仅有蛋白质和脂肪，还富含 Omega-3 等人体自己不能合成的必需不饱和脂肪酸，它们能降低血液中的"坏"胆固醇 LDL、提升"好"胆固醇 HDL。浙江大学有研究表明，每天摄入适量的肉，对健康没有明显危害。有人提出红烧肉其实是一种比米饭好的食品。甚至有人将其列为健康食品。肥瘦相间的红烧肉，既能摄入 Omega-3 等对机体有益的不饱和脂肪酸，又能补充蛋白质等其他营养物质，只要适当控制肉类食物的摄入数量，对健康的老年人来说它是一种不可多得的美食。

蛋白质是机体营养的重要来源，吃肉是机体补充蛋白质的重要途径。老年人应该经常吃肉，除红烧肉外，白肉中的鱼肉，特别是深海鱼肉，它富含优质蛋白，而且容易吸收，同时还含有丰富的 Omega-3 脂肪酸和维生素、矿物质，对老年人的健康非常有益，其次是鸡肉（特别是去皮的鸡胸肉），它也是高蛋白低脂肪的食物，而且富含维生素 B2、B6、B12。有一组横跨 11 个国家的大型国际合作研究发现，与素食者比较，经常吃肉的老人活得更长，患癌风险更低，因为肉类食物中的营养物质是植物蛋白无法替代的。老年人消化功能减弱，营养吸收减少，所以合理的摄入一定量的肉类是非常必要的。但是老年人还是应该少吃不容易消化吸收的肉类，如猪皮、鸡皮等，也应该适当控制胆固醇含量高的肉类食物地摄入。现将 100克食物胆固醇含量大于 200 毫克的常吃食品，按其含量高低次序列出如下：猪蹄；猪心；鱿鱼；虾皮；蚬；墨鱼等。进食肉类时应以瘦肉为主，控制脂肪含量高的肉类的摄入数量。各种常用肉类食物的脂肪含量见表。

各种肉类食品的脂肪含量

肉类名称	脂肪含量（100 克肉内脂肪 %）
猪肉	29%
羊肉	24%
牛肉	12%
鸭肉	7.5%
鸡肉	6.0%
鱼肉	1.5%
兔肉	0.4%

　　有些老人认为体内脂肪的沉积是由于多吃肥肉造成，其实这是一种误解。体内的脂肪，不管是皮下脂肪或者内脏脂肪，都是由体内代谢过程中没有完全吸收的葡萄糖转化而来的。这些"多余"的葡萄糖进入肝脏转化成脂肪酸进入血液，这就是甘油三酯的来源。这些甘油三酯再以脂肪的形式储存，储存在皮下就是皮下脂肪，在内脏就是内脏脂肪，如脂肪肝等。所以如用餐时摄入高糖、高碳水化合物食品，如精制米面、通心粉、花生酱等同样会从葡萄糖转化为脂肪，起增肥的作用。其实脂肪并不那么可怕，适量的脂肪对机体还是必须需，其沉积并不完全决定于吃什么食物，重要的是进食过量，有剩余的葡萄糖没有利用消耗完，它就会在体内储存为脂肪。其实，红烧肉等食物中有少量的脂肪比其他食物更耐饥、饱腹感强，摄入适量的脂肪还会减少其他食物摄入。另外，脂溶性维生素 A、D、E、K 还一定要在有脂肪的环境下吸收。脂肪还是构建细胞壁和神经保护层的重要原料。因此经常适当摄入一些肥瘦相间的红烧肉、橄榄油、坚果、牛油果等含有优质蛋白和优质脂肪的食物，只要数量适当，饮食中的各种营养素平衡，再加上适当的运动，一般不易引起脂肪堆积和肥胖。

　　二、猪油能够进入老年饮食吗

　　对于猪油，目前存在不同的看法。传统的看法是建议老年人少吃或不吃猪油，因为猪油是从猪的肥肉脂肪里提炼出来的，虽然炒菜的口感相对比较好，但是由于猪油富含饱和脂肪酸和胆固醇，热量较高，所以如果经常吃较多猪油，很可能会导致血压以及血脂偏高，猪油热量较高，也容易诱发肥胖，严重时甚至增加患心脑血管疾病的风险。但是近年来出现不同的看法，认为猪油是一种性能稳定的油，Omega-6 含量低，Omega-3 较高，适量食用对健康没有明显危害甚至有一定好处。有人认为，猪油有害的观点是人们长期受到的欺骗宣传。1984 年美国科学家 Ancel Keys 联合了 7 位科学家在 7 本美国医学杂志上发表论文，提出动物油不健康，多吃容易引起心脑血管疾病，故从 1984 年开始美国人吃猪油、牛油逐渐减少。1996 年该作者又进一步研究提出，动物油对人体的危害不仅仅是升高胆固醇，而且它富含对人体有害的饱和脂肪酸。受此影响中国人也逐渐远离猪油。2006 年 Ancel Keys 逝世后，他的老伴和营养师出于良心发现，在意大利召开记者招待会，揭穿了欺骗大家 30 年的谎言。当年，Ancel Keys 为了帮助厂商推销转基因植物油和调和油，两次接受了美元贿赂，让他联合几位科学家发表假论文，诋毁动物油，大力提倡吃转基因的植物油和调和油。其实这位活了 100 岁的教授自己生前最爱吃动物油黄油煎的培根和牛排，他自己很清楚，但是他冒天下之大不韪用假论文欺骗了全世界人民几十年。从 1996 到 2006 年我国居民虽然猪油摄入少了，但是植物油消耗量增加了 225%，超过了欧盟等发达国家，同期我国糖（容易引起肥胖）的消费量并没有大量增加，但是在这期间我国的肥胖发病率没有因为猪油少吃而降低，相反多吃植物油一样导致肥胖迅速增长。2004 年到 2014 年间，中国的肥胖率增加了 3 倍。猪油主要是由饱和脂肪酸和不饱和脂肪酸组成的，猪油中出现的反式脂肪酸是在加工过程中生成的。猪油中的饱和脂肪酸，主要包括棕榈酸（约 24%）、硬脂酸（约 11%）、油酸（约 38%）和亚油酸（16%），还有少量的花生二烯酸和二十碳四烯酸，这些饱和脂肪酸并不具有严重危害机体的作用。据国家心血管病重点实验室在《科普中国》杂志上发表的文章说，猪油富含的脂肪酸，从脂肪构成上看，其饱和脂肪酸的含量并不特别高，仅介于黄油和橄榄油之间，但是它含有多种维生素和矿物质，一勺猪油中含有 1000 国际单位的维生素 D 和丰富的维生素 A 和 B。适量的摄入对机体是有利的。因此我们认为，对老年人来说，吃一点猪油是并不是绝对禁忌。少量的猪油用于炖煮、炒菜、煎炸或者偶尔吃点含猪油的食品，完全不必有所忌讳。我国青岛大学等单位在《食品》杂志发表论文提出，与单独食用猪油或豆油相比，食用50%猪油+50%豆油的混合油可能有助于预防健康人群发生非酒精性脂肪肝的风险，它有助于降低血压。用猪油炒菜比较香，这是因为猪油属于动物油脂，其脂肪酸中的棕榈酸、硬脂酸和油酸含量比较高，还会产生醛类、呋喃类、酮类、烃类等风味物质，在烹饪过程中会发生某种化学反应，即猪油中的羰基化合物会与氨基酸、蛋白质等发生反应，生成很多有香味的分子，所以用猪油炒菜特别香。不过需要注意的是，虽然猪油本身不含反式脂肪酸，但过多的饱和脂肪酸摄入可能会对健康产生不良影响。因此，在饮食中适量摄入猪油，并搭配其他来源的优质脂肪，保持均衡饮食还是十分重要的。

三、正确认识"反式脂肪酸"

反式脂肪酸是所有含有反式双键的不饱和脂肪酸的总称，它有天然的和人工的两种。天然反式脂肪酸存在于牛奶（含 4.2%～9.0%）、羊奶（3%～5%）和牛羊肉的脂肪（4%～11%）中。人工反式脂肪酸主要是对植物油进行氢化改造过程中产生的一种不饱和脂肪酸（又称其为氢化油），如氢化植物油、起酥油含、硬质黄油等。另外，它还存在于人造奶油、咖啡伴侣、珍珠奶茶、烘焙蛋糕、饼干、炸薯片等零食中。在外面用餐时，饭店，尤其是摊贩，制作煎炸食品时经常使用经过氢化的固体油脂，在反复煎炸使用过程中，脂肪结构一再改变，反式脂肪酸不断增加。我们日常经常摄入的食用油也是反式脂肪酸的来源之一，应该正确使用。

长期大量摄入反式脂肪酸对机体的危害已经在第 7 章进行过详细讨论。总结起来，它对老年人的危害主要可使血液总胆固醇和低密度脂蛋白胆固醇（LDL）增高，并通过增加血黏度、促进血栓形成、降低 HDL 而增加冠心病的发病风险；容易导致肥胖；降低记忆力、促进阿尔茨海默病的形成等。但是，反式脂肪酸对人体的危害是与摄入剂量密切有关。WHO、联合国粮农组织在2003 年版的《膳食营养与慢性疾病》中建议，反式脂肪酸最大摄入量不超过总能量的 1%，折算一下，大约不能超过 2 克 / 每日 / 每人。2003 年中国疾控中心营养食品所对我国居民食品中反式脂肪酸进行监测，结果发现，中国居民饮食中的反式脂肪酸人均摄入量在 0.6 克 / 天左右，远远低于欧美国家报道的水平。卫生部 2011 年颁布的国家标准中有条款规定，"食品配料含有或生产过程中使用了氢化和 / 或部分氢化油脂时，在营养成分表中应该标明反式脂肪（酸）的含量"，另外又规定："每天每人摄入反式脂肪酸不应超过 2.0 克，反式脂肪酸摄入量应该少于每日总能量的 1%。过多摄入有害健康"。对于我国居民饮食中的反式脂肪酸，国家食品安全风险评估委员会曾经开展为期 2 年的研究，结果发现，我国居民饮食中的反式脂肪酸所提供的能量占膳食总能量的百分比仅为 0.16%，北京、广州等大城市居民也仅为 0.34%，远低于 WHO 建议的 1%，也显著低于西方发达国家。目前经过国家多方面努力，我国市场上正规销售的人造奶油、起酥油、代可可脂等基本上不再使用部分氢化油脂作为原料，而且绝大部分精炼植物油的反式脂肪酸含量已经比较低，即反式脂肪酸供能比低于膳食总能量的 1%，因此即使少量摄入含有反式脂肪酸的食品，它对健康的危害也不大。况且并不是所有的反式脂肪酸都对人体有害，例如有一种名为共轭亚油酸的反式脂肪酸，对机体就有一定有益作用，还可能具有一定的抗肿瘤效应。

近年来大家对反式脂肪的危害十分重视。不过由于一些过分夸大的报道，老年人可能对反式脂肪存在一些误解，比如将奶精等使用氢化植物油脂的产品直接等同于反式脂肪，这不完全正确。这里需要明确的是，未完全氢化的植物油才会产生反式脂肪，如果植物油完全氢化后含反式脂肪很少，如今经过技术改良，许多植物油中的反式脂肪含量已大为降低。至于像奶茶、三合一咖啡中常用的奶精或植脂末，也不能全面否定，而是需要根据其成分区别对待。例如由部分氢化的大豆油制作的奶精，就含有大量反式脂肪，不建议经常食用；而采用了椰子油或菜籽油制作的奶精，反式脂肪含量不到 1%，相对健康，当然老年人还是应该少吃。此外，反式脂肪在体内无法代谢的说法也根据不足。中国食品联盟与中国焙烤食品糖制品工业协会曾有过辟谣，因为反式脂肪跟普通脂肪的代谢途径是一样的，没有发现反式脂肪在老年人体内的代谢途径有何特殊不同。有少数研究表明，反式脂肪会干扰其他必需脂肪酸的代谢，但是欧盟认为，只要必需脂肪酸的摄入量适宜就不会受到影响。但是需要注意的是，我国对反式脂肪含量标示的管理标准为：100克或100毫升食物中反式脂肪含量低于0.3克即可标示为"0"，所以即使购买了号称"零反式脂肪""不含反式脂肪""百分百不含反式脂肪"的食品，并不代表它完全没有反式脂肪酸，不能肆无忌惮地大吃。因此为了尽可能避免反式脂肪酸对机体的危害，必要的预防措施还是需要的，为此，建议：

1. 首先要控制好每日烹调时的用油量，按中国居民膳食指南建议，每日食用油量应该控制在25～30克，但是目前我国居民的食用油用量超标很多。

2. 善于识别富含反式脂肪酸的食品。应该注意食品配料表里含有以下成分的食品，少买或不买：带"酥"字的起酥油、人造酥油等；带"黄油"两字的植物黄油、人造黄油等；带"氢化"两字的氢化植物油、氢化脂肪等；其他名称如植脂末、代可可脂、植物奶昔（油）等。

3. 正确地烹饪加工食品，尽量减少制备和少吃油炸、烧烤食品。降低炒菜时的油温，减少食用油的反复使用，改变某些不良的饮食习惯，减少外出用餐的次数，少点外卖。

总之，对于老年饮食中的反式脂肪酸既要重视，又不必过分回避。其实在我们普通的日常饮食中经常在有意或无意之中摄入反式脂肪酸（如食用油、肉类等），只是数量非常少，不会构成对机体的危害。因此我们在鼓励老人减少反式脂肪酸摄入的同时，只要在平衡饮食范围内，偶尔吃一次油炸、烧烤食品或者生日纪念等喜庆日子里尝一小块奶油蛋糕，只要摄入量不大，完全不必过分禁忌，因为从饮食中获取味觉享受也会给老人带来愉悦的心情和欢乐的气氛。毕竟生活还是应该丰富多彩！

四、如何认识预制菜？

目前对于预制菜的概念还不够明确，但是一般可以这样认为：那种隔水加热，倒出来就是整个菜肴的，这是预制菜。八宝粥、方便面、预先做好的馒头、洗好切好的菜等都不属于预制菜。近来预制菜越来越多，逐渐出现在老百姓的餐桌上，对于预制菜的评价不一。虽然预制菜食用方便，口味也不错，最近国家也规定预制菜中不允许使用防腐剂，添加剂要明确标示，让消费者有知情权。不可否认，预制菜中添加剂比较多，如不加控制，对健康有一定危害。例如预制菜中经常应用的羧甲基纤维素，它不但能增加食物的质地，而且可延长食物的保质期，研究发现多吃会改变健康人的肠道环境，扰乱肠道里有益菌和营养素的水平，严重时可能导致结肠炎、结肠癌、代谢综合征等一系列疾病。因此如何加强对预制菜的质量监控，在保证产品的口味和营养的前提下，菜中使用的添加剂让人民群众能安心地乐意接受，这是当前的大问题。日常生活中，上饭店吃饭和购买加工食材时，如要分辨预制菜和现炒菜，以下几点可供参考：

1. 看餐厅的位置：在大商场内的餐厅多为连锁店或快餐店，为了确保菜品的质量和口味一致性，往往采用预制菜的方式。并且由于商场的人流量很大，为了保证安全，很多餐厅要求不使用明火烹饪，所以这些餐厅较少现场烹制菜肴。

2. 看菜品外观：一般现炒菜的食材颜色比较新鲜，肉质纹理明显。预制菜则相反。

3. 看上菜速度：预制菜因为加工简单，因此上菜速度要比一般现做、现烧的菜肴快很多。

4. 看口味能否调整：预制菜口味单一，不同饭店的菜肴均是同一个口味，没有特色，口味无法调整。

5. 观察菜品是否有汤汁渗出：预制菜是经过长时间冷藏或加热后上桌的，汤汁已经凝固，不会像现炒菜那样渗出汤汁。

6. 品尝味道：由于预制菜做好后保存很久，故所有的食材味道会慢慢融合在一起，经过加热以后，主食材和配菜的口感会逐渐趋同。所以如果发现主食材和配菜的味道一样的话，那可能是预制菜。

7. 甚至网上有人介绍，点外卖时如果不想吃预制菜，可以备注"菜中不要放盐"。

五、剩菜剩饭到底能不能吃

隔夜的菜是剩菜，但是严格的说，烧好的菜和饭在空气中暴露 8 小时以上均是剩菜（饭）。WHO 提出的"食品安全五要点"中第四点"保持食物的安全温度"里明确建议：熟食在室温下不得存放 2 小时以上，应该及时冷藏（最好在 5℃以下），不要在冰箱中存放超过 3 天。美国食品药品监督管理局（FDA）提出一个"2 小时法则"，即无论是生还是熟的食物，在室温下放置不要超过 2 小时，如果室温超过 32℃，要缩短到 1 小时。

日常生活中家里总会或多或少地出现一些剩菜剩饭，有些老年人不舍得丢弃，继续食用，偶尔吃一点，问题不大，但是如果长期吃，可能会对身体产生以下危害：

1. 影响营养吸收：饭和菜在烹饪的过程中，其中的营养成分已经遭到了一定的破坏，放置越久，营养流失越多，所以剩菜（饭）剩饭的营养价值是极低的。

2. 导致胃癌的发病率增加：剩菜中的亚硝酸盐的含量会大大增加，亚硝酸盐在人体内转变成致癌的亚硝胺，长期大量摄入有可能会导致胃癌发病增加。

3. 容易引起胃肠道疾病，并有可能造成食物中毒。

上述危害中，最引起大家关心的是亚硝酸盐的问题。剩菜放置过久，亚硝酸盐含量会增加，这是因为在酶和细菌作用下，食物中，特别在有绿色叶子的蔬菜中，原来天然存在的无害的硝酸盐转化成亚硝酸盐。亚硝酸盐对人体有一定危害，它既可能引起急性中毒，又能在我们体内转变成致癌物亚硝胺。WHO 旗下的"添加委员会"认为，如果长期摄入亚硝酸盐，剂量在 0.07 毫克 / 千克体重以下是安全的。对于 60 千克体重者，每天摄入的亚硝酸盐的上限是 4.2 毫克。所以从理论上分析，烹调好冷藏 16 小时的菠菜吃 200 克（4 两）可能就超过此上限了。因此蔬菜一定要吃新鲜的。绿叶菜、凉拌菜和海鲜的剩菜，尽量不吃。特别是色香味已有异样的剩菜，没有及时冷藏、室温下放置 2 小时以上的剩菜或冷藏已超过 2 天的剩菜，应该立即抛弃，决不食用。即使有少量"合格"的剩菜要吃，那么吃之前应该将剩饭菜加热至 100℃，而且至少要保持沸腾 5 分钟以上。而不是微波炉加热一下就吃。剩饭菜加热的次数不应该超过

1 次。

但是也有专家认为，大多数情况下，隔夜菜产生的亚硝酸盐含量并不高，宁波市质检院做了以下科学实验：检测了 32 种原材料制成的 30 种蔬菜和荤菜，分别测定 6 小时、24 小时、48 小时的亚硝酸盐含量。测试结果表明，抽样检测的各种菜品在三个时间段下 4℃冷藏，其亚硝酸盐含量都在安全范围内，并未超标（根据我国国家标准规定，蔬菜和肉制品中亚硝酸盐的残留量均应＜30 毫克/千克）。所以上述专家认为，隔夜菜只要在冷藏条件 4℃下合理贮藏，2 天内亚硝酸盐含量仍然在人体可接受的安全范围，并不用担心吃了会中毒或致癌。不过，储存过程中需要注意卫生，因为微生物和细菌的污染会大大增加亚硝酸盐的含量。据观察，剩菜在温度＞60℃时绝大多数细菌无法存活，＜4℃大多数细菌繁殖速度降低，相对来说比较安全，因此没有吃完的剩菜如要保存，应该烧开后尽快放进冰箱，不要等到凉了再放冰箱，这样比较安全。由此可见，"隔夜菜"的安全性跟储存条件和储存时间是有关的，相对于常温储存，低温储存的"隔夜菜"，其亚硝酸盐含量和菌落总数增加量非常小，因此建议"隔夜菜"需低温储存。相对于其他类别的"隔夜菜"，常温储存的叶菜类和海鲜类"隔夜菜"，其亚硝酸盐含量在放置 12 小时后增加较快，因此建议现做现吃，不宜常温储存。如果在日常生活中有"隔夜菜"需要食用，请大家尽量及时趁早低温储存，食用前充分加热。

剩饭与剩菜一样，在室温下存放不要超过 4 小时，气温高时不超过 2 小时，因为室温 20℃～30℃时细菌繁殖最快，因此烧好的饭菜应该尽快放入冰箱冷藏。如保存确当，放置 24 小时后亚硝酸盐含量远低于国家标准。有人估计，如吃这种剩饭剩菜引起中毒，至少要吃 50 千克以上。这是不可能的，因此只要保存及时、确当，保存前少翻动，吃前彻底加热，一般不必担心食后发生中毒或有致癌风险。有趣的是最近美国哈佛大学专家提出，经研究发现隔夜饭会产生一种"抗性淀粉"。所谓抗性淀粉，主要是指不能被小肠消化的那部分淀粉，它不能被分解为葡萄糖被机体利用，所以它能显著降低热量转化和升糖指数，适合减肥、减重老人食用，并且还有预防肠癌的作用，如果这种效果能进一步研究证实，那就为老人们爱吃用隔夜饭制作的（菜）泡饭以及蛋炒饭等传统平民"佳肴"提供重要有利于健康的的科学根据。

六、转基因食品

转基因食品大多数来自转基因农作物，这些农作物在我国是刚刚开始合法公开种植的。目前转基因食品已比较广泛地出现在食品工业的各个领域中，实际上我们早就开始有意或无意地在吃了。那么，转基因食品到底对人体健康和衰老有什么影响？目前存在争论，没有明确结论。但是国家农业转基因生物安全委员会专家公开宣称，目前市场上市流通的转基因食品，只要是通过科学、全面、严格的食用安全评价和环境安全评价的而且经过批准的转基因产品都是安全的。为保护消费者的知情权和选择权，国家对转基因产品实施强制标识制度，如转基因大豆油、菜籽油，要求标注加工原料是转基因大豆／菜籽油，消费者可根据个人意愿选择。现在日常生活中经常接触的农作物里转基因的和非转基因的都有，我们应该具备一定的知识尽量去分辨它。下面简单分析几种常吃食品的分辨方法：

1. 番茄：有大小番茄之分。大番茄转基因比较多，由于转基因后大番茄的口味比较差，因此大都用它炒菜，而作为水果生吃一般均选择非转基因的小番茄，又称圣女果。

2. 洋葱：个大、体长、圆润，切开以后不辣眼睛，没啥味道的洋葱，大都是转基因的，非转基因洋葱个头比较小，切开以后明显辣眼睛。

3. 大蒜：转基因大蒜的蒜瓣比较松散，个头比较大，而非转基因大蒜的蒜瓣挤得非常紧。

4. 胡萝卜：转基因胡萝卜个头比较大，其头和尾大小差别不大，非转基因胡萝卜一般都是上面大下面小，这种胡萝卜只有秋冬季才有。

5. 土豆：转基因土豆大小均匀，表面光滑，削皮以后颜色没有明显变化，非转基因土豆大小不均匀，外形不好看，削皮后颜色很快变深。

6. 大豆：转基因大豆园，大小均匀，泡在水里不发芽，但是非转基因大豆个头大小不一，放在水里3天就发芽。

7. 玉米：转基因玉米的玉米棒子大小均匀，玉米粒的颜色没有明显变化，非转基因玉米的玉米棒子大小不一，玉米粒的颜色有深有淡。彩色的玉米大都是转基因的。

8. 木瓜：大多数是转基因的。

总之，由于今后世界各国对于粮食和各种副食品需求的增加，再加上自然条件的不断变化，迫切需要寻找各种耐寒、耐旱的植物品种，因此尽管目前对于转基因食品到底对人体是否有危害，存在很多疑问和争论，但是由于客观需要的增加，转基因农作物的种植会逐渐推广，市售转基因食品也会越来越多，农业农村部已规定，转基因食品一定要在包装上明确写明。建议老年人根据自己对转基因食品的认识、饮食习惯和喜好进行选择。2023 年 10 月我国农村部发布了修改《农业转基因生物标识管理办法的决定（征求意见稿）》，里面列举了目前市场上常见转基因产品 6 大类，可供大家参考。

大豆类：大豆、大豆粉、大豆油、大豆蛋白、豆渣、豆粕等。

玉米类：玉米、玉米油、玉米粉、玉米渣、玉米粕等。

油菜籽类：油菜籽、油菜籽油、油菜籽粕等。

棉籽油类：棉籽油、棉籽粕。

苜蓿草。

番木瓜。

七、关于深海鱼油

深海鱼油是指从海洋深处鱼类体内提炼出来的不饱和脂肪酸，其主要功能成分为 DHA 和 EPA，此两种成分均能有效促进人体肠道内的脂质代谢，特别是不饱和脂肪酸的代谢。这些不饱和脂肪酸人体不能自己产生，必须由外界补充。深海鱼类（三文鱼、金枪鱼等）体内 DHA 和 EPA 含量丰富，河鱼体内也有，但是量少。

DHA 和 EPA 虽然都是不饱和脂肪酸，但是 EPA 能降低血液中的总胆固醇和 LDL，升高 HDL，有降低甘油三酯的作用，而 DHA 对大脑发育有重要作用，可以有效增强脑部细胞的正常活动，从而提高记忆力和注意力，预防阿尔茨海默病的发生。因此 EPA 在防治高血脂、动脉硬化、冠心病等方面可能有一定作用，而 DHA 对改善大脑代谢、提高记忆功能等方面可能有好处。而且有研究发现，不同成分的 Omega-3 脂肪酸对心血管病的影响不同。与具有 EPA 及 DHA 复合成分的鱼油相比，单一 EPA 成分的鱼油降低心血管事件的效率更佳。单一成分的 EPA 可以将心血管病死亡降低 18%，将非致死性心肌梗死降低 28%，将冠心病发病降低 27%，不过也有报道认为，EPA 只有在大剂量时才有上述效果。总之，对其确切疗效还有不同的看法。

对于深海鱼油的保健效果，虽然至今一直有争论，但是有以下情况的人可以试用鱼油补充或者多吃深海鱼，如经常在外面吃饭的人，劣质脂肪摄入太多，Omega-6 太多，需要补充 Omega-3。记忆力减退者、焦虑、抑郁、睡不好，则可多吃一些深海鱼，补充 DHA，还有眼睛经常觉得干燥、皮肤干燥、瘙痒的人也可试试。有不少老年人通过口服深海鱼油来获得 Omega-3，并试图通过它降低血脂、防治冠心病或改善记忆力。那么老年人如何正确选择购买鱼油呢？目前一般认为，纯度超过 85% 的鱼油才算得上高纯度的鱼油，只有高纯度的鱼油才有利于甘油三酯的代谢。因此鱼油首先应该看纯度。此外由于 Omega-3 包含 DHA 和 EPA 两种成分，DHA 被称为"脑黄金"，对脑和视觉功能有重要作用，而 EPA 能降低胆固醇、甘油三酯、和血压、预防动脉粥样硬化，故有"血管清道夫"的美誉，它能通过降低血黏度，促进血液循环。所以如该鱼油标明含量大于（或等于）80%，则这种鱼油是质量较高的好鱼油。它有利于降低胆固醇和甘油三酯，还可能降低甘油三酯的不良代谢产物如人乳糜微粒、残余胆固醇、极低密度脂蛋白等。从而轻度降低老年人患心脑血管病的风险。所以必须强调，选择深海鱼油作为降低血脂的辅助用药时，该鱼油必须满足以下两个条件：一是纯度在 80% 左右（鱼油纯度 = Omega-3 脂肪酸含量 / 鱼油估计是）；二是尽量选用鱼油成分以 EPA 为主的。如果主要用于改善大脑代谢、增强记忆、预防阿尔茨海默病，则宜选用 DHA 含量为主的鱼油。但是必须提醒大家，服用鱼油也可能带来一定的健康风险。首先它使房颤发生的可能增加 26%，所以美国心脏协会明确声明，不推荐 Omega-3 用于房颤病人。其次 Omega-3 有抑制血小板聚集作用，使出血风险增加 49%，故服抗凝药者应慎用。还有美国和日本学者不建议老年人长期口服鱼油，因为部分鱼油受重金属汞污染，如长期服用，重金属不易排出而积聚体内，容易造成汞中毒。故购买鱼油，必须买正规、质量有保证的品牌。此外，应该强调一下，鱼油虽然富含 EPA/DHA，但是它含有的必需脂肪酸数量毕竟较少，还需要通过其它多种食物予以补充，而且鱼油是保健品，无法代替药物治疗。

八、塑料微粒污染食品

在老年人的日常生活中，特别在厨房里存放和使用餐具、容器时，特别应该警惕各种塑料制品应用不当对机体造成的危害。目前市面上常用的 PET 塑料瓶如果放置时间较长，瓶子老化，光照后析出有害物质——微塑料颗粒，它可能随着与其接触的食物一起摄入体内，造成危害。此外，塑料饮料瓶还会有金属催化剂"锑"、塑化剂等有害物质，高温（例如装开水）和长时间装置食品会使塑料瓶变得不安全。日常使用的水杯如果是用 PC 材料制成的，则它可能含有对人体有害的双酚 A，装凉水没问题，但是装热水时，温度愈高双酚 A 释放愈多，因此最好不要用此类杯子喝水，特别不宜在这种杯子中放入 80℃以上的热水。还要特别提醒老年朋友，超市里的免费塑料袋大多是 PE 材料制成的，不耐热，低温下容易变脆，因此只能短暂性放食物，如长时间让肉、油脂和这种塑料接触，会析出有害物质。更不要将它包裹食物加热，一旦温度超过塑料熔点，会造成塑料溶解，塑料碎片和微粒黏附在食物上，也不要用它来冻肉，塑料袋冷冻后易碎，然后黏附到肉上，导致误食。只有明确标明"食品级"的保鲜膜和保鲜袋才能接触食品。

近年来发现，体内有血栓形成的病人血栓中发现微小塑料颗粒，大便里也发现有塑料微粒。据 2023 年 7 月《环境科学与技术》杂志报道，塑料容器在不同使用场合下释放微塑料和纳米塑料的情况是不同的，与冷藏或室温下使用比较，微波炉加热（3 分钟）导致微塑料和纳米塑料释放到食品中的数量最高，每平方厘米容器会释放超过 20 亿个纳米塑料和 400 万个微塑料颗粒。研究还发现，如果塑料容器中放的是液体（水、牛奶等），加热后产生的微米塑料数量较多；如果将其放食品或饮料后冷藏，则其释放出来的微塑料少得多。据中国食品网报道，很多人觉得，自己从来不会主动吃塑料，但是在日常生活中无意间接触塑料容器、包装时如果经常不确当地使用这些塑料物品，可以使你每周吃进大约一个瓶盖的塑料（微粒），同样不确当地使用塑料保鲜膜包裹食物（与食物直接接触，放进冰箱），也会摄入有致癌作用的"塑化剂"，有实验证明，用 PVC 保鲜膜直接包裹熟食，放进冰箱冷藏，24 小时后，结果检测出每公斤熟食含有 7.49 毫克塑化剂，对健康产生危害。以塑料容器为例，如果经常使用，一个普通人一年吃进的微塑料颗粒可达 5 万个左右，重达半斤，平均每周摄入约 5 克，这些塑料相当于一张银行卡。在 257 名颈动脉粥样硬化斑块患者中 58% 检测到聚乙烯塑料，与斑块中未见塑料的患者比，斑块中有塑料的患者发生心脏病、中风或全因死亡的风险高 3.53 倍。塑料颗粒一旦入血，就可能成为血栓形成的核心。以上指的是直径小于 5 毫米（1～5 微米）的微塑料颗粒，但是美国还发现更小的"纳米塑料"（指纳米级的微小塑料颗粒），它能进入大脑，与神经元中的蛋白发生作用，增加患帕金森病的风险。有研究发现，微塑料最快 2 小时可入侵大脑，在大脑中增加炎症、神经功能紊乱，出现神经退行性病变，甚至导致阿尔茨海默病或帕金森病。严重的是，塑料用具、食品包装、衣物纤维、少数化妆品等物品中微塑料几乎到处存在，它可以进入环境中的水、土壤和空气中，不仅通过食物链进入人体，甚至还可通过或呼吸和皮肤进入体内，微塑料难以被人体代谢吸收，不能排出的微塑料会在体内积聚，虽然一般情况下它对机体无益无害，但是如果超过一定数量就有可能引起组织、器官和细胞的损伤。还有研究认为，它与脱发有关。总之，微塑料可能会对健康产生各种负面影响。因此老年人最好养成习惯，尽量做到四个少用：少用微波炉加热塑料器皿中的食物；少用塑料制品存放食物；少用一次性塑料杯和塑料吸管；少用一次性塑料餐具和塑料打包盒。如用塑料袋临时装一装蔬菜那问题不大，但是切忌长时间存放，尤其不宜用它装肉（食品级塑料袋除外）放进冰箱，因为非食品级的塑料袋材质和增塑剂在低温环境下有害物质就可能出现在肉中，不宜用它来装麻辣烫、醉虾等食品，这些食物中的油脂和酒可能会溶解部分塑料，更不能放进微波炉加热。因此生鲜食品应该装入食品级保鲜袋后冷藏。此外，错误地使用不粘锅也会对机体造成危害，因为有些不粘锅表面有一层合成塑料聚四氟乙烯（又称"特氟隆"），俗称"塑料王"，是一种耐腐蚀、耐高温的"永不降解的化学物质"，如果摄入人体，会增加甲状腺癌发病风险，因此，一旦不粘锅有划痕就不能继续使用，也不要用钢丝球等坚硬物体清洗这种锅子，减少从不粘锅的涂层上脱落的微粒对老年人健康造成的危害。

九、关于老年人的"隐蔽性营养需求"和"营养第四餐"

"隐蔽性营养需求"又称"隐性饥饿"，他是指由于营养不均衡或者缺少某种/部分营养元素，同时又在其他营养成分上过度摄入，从而产生了所谓"隐蔽性营养需求"。它与饥饿、食品不足或偏食、挑食所致的饥饿和营养不良不同，这是一种"隐性饥饿"。目前全球已经有超过 20 亿人具有"隐性饥饿"，从而产生"隐蔽性营养需求"。近年来中国居民的饮食模式正在从"饱腹模式"往"营养模式"转变，从单纯的吃饱发展到吃好、吃对，但是尽管这样，中国还是受"隐性饥饿"问题严重挑战的国家之一。国内居民特别是老年人群中不少人深受其害。老年人由于牙齿松动、脱落，对食物的咀嚼能力降低，再加上胃肠道收缩蠕动无力，消化酶分泌减少等变化导致老年人对蛋白质、维生素和矿物质的消化吸收发生障碍，因此部分老人出现"隐性饥饿"。评估"隐性饥饿"时老人常常具有以下表现：年龄大于 65 岁；饮食量明显减少；体重减轻；体力活动能力降低。老年人只要具备以上任何一条标准，即有"隐性饥饿"的可能。

最近中国老年医学和中国老年医学学会联合发布了《2023 中老年营养第四餐蓝皮书》。该蓝皮书提出，具有"隐性饥饿"的群体，都有"隐蔽性营养需求"，应该适当补充"营养第四餐"。营养第四餐是指在一天中额外添加的一餐，在晚餐后或午餐占半格晚餐之间的时段进行。它被称为第四餐是因为它在正常的三餐（早餐、午餐和晚餐）之外作的补充。营养第四餐的目的是提供额外的营养和能量，以满足身体在全天日常活动中的需求，并维持稳定的血糖水平。营养第四餐是一类能够促进健康的食品总称，通常是指膳食营养补充类食品，包括保健食品、特殊医学用途配方食品、特殊膳食食品和其他具有一定功能的普通食品。可以选择营养丰富且健康的食物，例如富含优质蛋白、膳食纤维和维生素等食物，包括坚果、牛奶、全谷物、蔬菜、水果等。但是必须注意，营养第四餐要避免过度进食，尽量选择低热量、低脂肪的食物。因此，是否需要营养第四餐应该根据个人的营养需求、饮食习惯、身体状况和健康目标进行调整和决定。如果已经通过正常的三餐摄取到足够的营养，营养第四餐并不是必需的。

《中老年营养第四餐蓝皮书》阐述了全面普及各种营养补充剂的必要性和科学性。但是正常的一日三餐还是最基础的饮食，对于老年人，如确有必要，才考虑营养第四餐，这样才能使它在有效降低老年人患慢性病的风险中发挥作用。所以经评估确定有"隐性饥饿"的老年人，应该在医生和营养师的指导下使用"营养第四餐"的补充。

十、含糖饮料对老人健康的危害

老年人最好尽量远离含糖饮料。2022年中国疾控中心曾在《欧洲公共健康杂志》发表研究表明，从1990～2019年，30年间，我国居民因过量摄入含糖饮料而导致的死亡增加了35%，尤以心血管疾病和糖尿病与其关系最密切。含糖饮料常常含有较高的热量，一杯橙汁的热量接近一碗米饭，一杯可乐的热量超过一碗米饭。研究提示，过量摄入含糖饮料是一种行为危险因素，它与超重、肥胖、"三高"（高血糖、高血脂、高血压）、大量摄入红肉、饮酒、抽烟一样，都随着社会和经济发展变得越来越普遍，它对老年人的危害也越来越大，因此老人应该尽量少喝。建议用白开水和茶代替含糖饮料。此外如果长期大量摄入含糖饮料中的人工添加剂，对机体十分不利。有人认为，老人如果经常喝以下几种饮料，有时危害可能比多吃糖还大，例如碳酸饮料，含糖量很高；奶茶饮料也是高糖饮料，富含反式脂肪酸；水溶维生素饮料常常宣扬可以补充维生素C，但是实际上是酸糖水；益生菌饮料，名字好听，其实它大部分是糖和香精；果汁饮料往往是具有水果味的糖水。几种常用饮料的含糖量请见下表。

几种常用品牌含糖饮料的含糖量（测定值可能随样品不同而变化）

饮料名称	含糖量（克/100毫升）
可口可乐	10.6
冰红茶	9.9
雪碧	8.6
脉动	5.8
统一绿茶	5.1
雀巢丝滑	7.9
芬达	8.0
王老吉	8.4
山楂树下	8.5
加多宝	8.9
阿萨姆奶茶	9.2
水溶C100	9.4
汇源100%桃复合果汁	9.4
美年达	9.6

老年人并非完全不能喝饮料，而是应该少喝，控制饮料的摄入数量，尤其是含糖饮料。白开水是日常最佳饮料，补充水分时应作首选，尽量少喝或完全不喝含糖饮品，老人如果喜欢喝茶或咖啡，则不应加糖而且浓度要淡。另外还应该加强高糖对机体危害的宣传教育，从小养成少吃高糖食品（包括高糖饮料）的习惯。避开含有人造甜味剂的各种饮料和食品。

2022年起，新加坡保健促进局为了限制公民糖类的摄入量，开始实施饮料分级制度，用类似"红绿灯"的标识方式，将全部饮料分为A，B，C，D四个等级，在同等重量下，含有糖（还包括饱和脂肪）越高的饮料等级越低。A级绿色；B级淡绿色；C级橙色；D级红色。C和D是高糖饮料，没有特殊情况，D级饮料不能打广告。具体标准如下：

A级：100毫升饮料含糖小于或等于1克，无代糖添加剂（含饱和脂肪小于或等于0.7克），如水、无糖茶叶、脱脂牛奶、无糖植物奶等。

B 级：100 毫升饮料含糖大于 1 克至 5 克（饱和脂肪大于 0.7 克至 1.2 克），如低脂牛奶、减肥饮料、低糖饮料、低糖低脂三合一饮料等。

C 级：100 毫升饮料含糖大于 5 克至 10 克（含饱和脂肪大于 1.2 克至 2.8 克），如全脂牛奶、调味牛奶、运动等渗饮料、三合一饮料等。

D 级：100 毫升饮料含糖大于 10 克（含饱和脂肪大于 2.8 克）：如汽水、能量饮料、100% 纯果汁、果汁饮料、高脂三合一饮料。

正常成年人每天摄入添加糖的饮料应该控制糖量在 25 克以下。目前国内市售很多饮料均是高糖饮料。建议老人远离这些饮料。

含糖饮料对老年机体有一定危害，其主要表现如下：

1. 促进龋齿：多项调查表明，长期大量摄入含糖饮料和龋齿的产生呈正相关。为了减少龋齿产生的风险，在西方国家中，喝甜饮料常用吸管，这样使甜饮料并不直接接触牙齿。但即便这样，龋齿的风险还是不低，其中还有一个可能就是甜饮料带来体内钙的丢失，从而让牙齿变得更为脆弱。在中国，大多数老年人缺乏这方面的知识，喝含糖饮料时很少使用吸管。

2. 导致肥胖：目前国内的甜饮料，按一瓶 500 毫升来算，平均含糖 50 克左右，而每克糖会带来 4 千卡的热量，这样的甜饮料喝两瓶半所带来的热量就约等于成年女性一顿饭碗的热量！美国的研究也显示，每天一罐含糖饮料，每年体重将增加约 7 公斤，从而导致肥胖。

3. 增加糖尿病发病风险：甜饮料摄入并不是糖尿病的发病原因，但是多喝甜饮料会增加肥胖的风险，而肥胖本身就是 2 型糖尿病的主要诱发因素。在甜饮料中存在的糖都是溶解在饮料中的单糖和双糖，这些糖非常容易被消化吸收，造成血糖的迅速升高，它对血糖的影响比直接吃同样重量的糖块还要严重。此外，这些糖是呈溶解状态的，是藏在甜饮料里面的，使人感觉不到它是高糖食品，例如在德国，近 60% 的食品都是这种高糖食品，结果导致德国体重超标的人占 51%，有人估计，每天喝两罐含糖饮料，糖尿病风险约可增加 50%。美国南卡罗来纳大学等研究人员在著名的《美国医学会杂志》（JAMA）发表论文指出，在近十万人群的研究中发现，与从不喝含糖饮料或每月喝少于

3杯的人比，每天喝1杯（约355毫升）或更多含糖饮料的女性患肝癌的风险升高85%；患慢性肝病的死亡风险高68%，这种变化显然与含糖饮料引起的高糖和肥胖有关。

4. 导致营养不均衡：喝含糖饮料多的人，膳食纤维的摄入量通常会减少，淀粉类主食和蛋白质也吃得较少。这可能是因为喝含糖饮料后使正餐时食欲下降的缘故。还有研究提示，多喝含糖饮料的人，整体上维生素和矿物质都容易摄入不足，导致营养不均衡。

5. 增加某些疾病发病的风险。如有利于肾结石的形成。有关甜饮料和肾结石关系的流行病学研究表明，甜饮料和肾结石及尿道结石风险有显著性的相关。研究者分认为，甜饮料降低了钙和钾的摄入量，增加了糖的摄入量，可能是引起肾结石风险升高的重要因素。甜饮料促进骨质疏松和骨折：喝得越多的人，奶类产品就喝得越少，钙的摄入量也越低。研究表明甜饮料和骨密度降低之间有显著联系，也有研究提示，甜饮料喝得多，会带来骨折风险增加的趋势。更值得注意的是，甜饮料能升高血压。英国血压协会主席曾对全世界发出这样的警告：过多的含糖饮料对健康有明显的危害。如每天喝超过355毫升的甜果汁或碳酸饮料，就会给血管"加压"，在此基础上，每多喝一罐甜饮料，舒张压会高出1.6毫米汞柱，收缩压高出0.8毫米汞柱。